U0233508

Whiplash
A Patient–Centered Approach to Management

挥鞭伤
——以患者为中心的治疗

Whiplash
A Patient–Centered Approach to Management

挥鞭伤
——以患者为中心的治疗

原　著　**Meridel I. Gatterman**

主　译　史亚民

副主译　韦　兴

译者名单（以姓氏汉语拼音为序）

陈秉耀（解放军总医院第一附属医院）

崔全起（中国中医研究院广安门医院）

胡　鸢（解放军总医院第一附属医院）

李　南（解放军总医院第一附属医院）

任　刚（解放军总医院第一附属医院）

史亚民（解放军总医院第一附属医院）

韦　兴（解放军总医院第一附属医院）

张宇鹏（解放军总医院第一附属医院）

北京大学医学出版社

Peking University Medical Press

图书在版编目（CIP）数据

挥鞭伤：以患者为中心的治疗 /（美）加特曼（Gatterman，M.I.）
原著；史亚民译 . —北京：北京大学医学出版社，2013.2
书名原文：Whiplash：A Patient-Centered
Approach to Management
ISBN 978-7-5659-0512-4

Ⅰ.①挥… Ⅱ.①加… ②史… Ⅲ.①颈椎－脊柱损
伤－诊疗 Ⅳ.① R683.2

中国版本图书馆 CIP 数据核字 (2012) 第 310295 号

北京市版权局著作权合同登记号：图字：01-2012-8815

Whiplash：A Patient-Centered Approach to Management
Meridel I.Gatterman
ISBN-13:978-0-323-04583-4
ISBN-10:0-323-04583-4

Elsevier(Singapore) Pte Ltd.
3 Killiney Road, #08-01 Winsland House I, Singapore 239519
Tel: (65)6349-0200, Fax: (65)6733-1817
First Published 2012
2012 年初版

挥鞭伤——以患者为中心的治疗

主　　译：史亚民
出版发行：北京大学医学出版社（电话：010-82802230）
地　　址：(100191) 北京市海淀区学院路 38 号　北京大学医学部院内
网　　址：http://www.pumpress.com.cn
E-mail：booksale@bjmu.edu.cn
印　　刷：北京画中画印刷有限公司
经　　销：新华书店
责任编辑：赵　爽　　责任校对：金彤文　　责任印制：苗　旺
开　　本：787mm×1092mm　1/16　印张：12.5　字数：300 千字
版　　次：2013 年 4 月第 1 版　2013 年 4 月第 1 次印刷
书　　号：ISBN 978-7-5659-0512-4
定　　价：158.00 元

版权所有，违者必究
（凡属质量问题请与本社发行部联系退换）

本书献给患有挥鞭伤相关疾病的患者，他们应该得到必要的治疗从而恢复到受伤前的功能状态。

主译简介

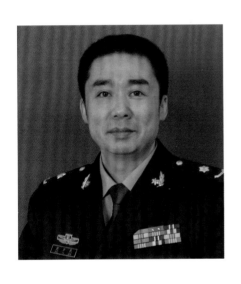

史亚民，男，1961年1月出生，1983年毕业于第四军医大学，硕士研究生导师，解放军总医院第一附属医院（原304医院）骨科主任医师。乐于创新，设计了一系列用于腰椎滑脱、脊柱畸形和脊柱骨折的治疗器械，已在国内广泛地推广应用。倾力临床，从医30年，主刀完成各类脊柱外科手术已超过万例，疗效卓著，特别是脊柱畸形的矫正手术方面，在业内享有盛誉。曾获得多项国家级、军队级医疗成果奖，多项发明专利，发表论著近百篇。

中文版序

挥鞭伤是一种常见的颈椎损伤，特别是在机动车事故日益多发的当今社会。"挥鞭"，顾名思义，是由瞬间外力带来的一种迅速的过度的屈伸运动。对于这类损伤，人们关注更多的是造成颈椎骨折脱位以及伴随的脊髓损伤，如果出现了这些明显的影像及体征异常，往往会考虑外科治疗；否则，可能都会被医患双方所忽略，究其原因，可能是我们对于挥鞭伤的前因后果还缺乏足够的了解，或者说我们的相关知识还很肤浅，Meridel I Gatterman 医生给我们上了很好的一课，她用了 11 个章节，给我们详细地叙述了有关挥鞭伤的解剖学、影像学、病理学等基本知识，让人读后有一种茅塞顿开的感觉，特别是她对一些平时容易被人们忽视的细节的分析，有理有据，显示了著者严谨的治学态度。

有趣的是，原著 Meridel I Gatterman 医生是一位优秀的手法治疗师，而译者史亚民医生是一位优秀的脊柱外科医生，这本中文译本相当于是两位不同领域专家的思想火花的一次碰撞，应该值得期待。

2012 年 12 月

译者前言

我本人以及本书的几位译者，多数是脊柱外科医生。在日常的临床实践中，特别是在门诊，我们会看到大量的颈肩部疼痛的患者，他们的主诉或轻或重，有时伴有头晕、头痛等，但常规的 X 线、MRI 等影像检查却未能发现明显的异常征象，因此我们外科医生往往会感觉到束手无策，只是简单告诉患者"不需要手术"、"吃点止痛药"等等，往往缺乏进一步深究。甚至有些患者出现了一些影像学异常，接受了手术治疗，但症状仍不能缓解。

年初一个偶然机会，我们看到了 Meridel I Gatterman 医生的这本英文专著，很快便被书中的内容所吸引。作者从社会学、心理学、解剖学、生理学、生物力学等多方位对挥鞭伤进行深入浅出的论述，让人耳目一新。译者的体会是：虽然挥鞭伤是对车祸伤中颈椎瞬间过曲 - 过伸损伤的特定称谓，但其致伤及治疗机理可以适用于其他类似的部分颈椎损伤中，如运动伤、坠落伤等。有些慢性损伤的长期积累，也可能造成一些类似于挥鞭伤的病理生理改变。

作者在全文中还特别强调了以患者为中心的治疗模式，提出应重视患者的整体治疗与个体化治疗，具有积极的指导意义。

为了向更多的国内读者介绍 Meridel I Gatterman 医生的这本专著，让更多的医生和患者从中受益，我们尝试翻译了这本书，其中一定有很多不当之处，请批评指正。

感谢原著的作者及出版商，同意我们在中国翻译出版本专著。

感谢北京大学医学出版社及赵爽编辑，给了我们这次翻译机会，以及极大的支持和包容。

感谢所有参与翻译及出版的同仁和朋友。

2012 年 11 月

原著者名单

Michael Haneline, DC, MPH
Professor, Head of Chiropractic
Traditional and Complementary Medicine
International Medical University
Kuala Lumpur, Malaysia

Lisa Hoffman, DC, DACBR
Associate Professor
Diagnostic Imaging
University of Western States
Portland, Oregon

William J. Lauretti, DC
Associate Professor
Department of Chiropractic Clinical Sciences
New York Chiropractic College
Seneca Falls, New York

Sara Mathov, DC, DACBR, ATC
Assistant Professor
Diagnostic Imaging
University of Western States
Portland, Oregon

Bonnie McDowell, RPT, DC
Practicing Chiropractor
Ballad Towne Chiropractic Clinic
Forest Grove, Oregon

Christina Peterson, MD
Medical Director
The Oregon Headache Clinic
Clackamas, Oregon

原 著 序

挥鞭伤由于会导致疼痛及功能障碍，常常被认为是生理学及生物力学方面的问题，而较少地从以患者为中心的、多因素及整体的观点看待这个问题。除了最常见的由于单纯的肌肉骨骼系统损伤造成的问题，挥鞭伤及其造成的结果，有时很难单纯从生物力学或生理学的角度来解释。Gatterman MI 的这本书视角独特，是对这一疾病相关文献的非常有益的补充。

通常"以患者为中心的治疗"被认为在处理患者的非创伤相关或关于生活方式或行为方式的问题时非常有效，因为这种治疗强调自我调整、整体治疗及人文关怀。这种治疗通过医生及患者的共同参与完成，在决定治疗方法时，患者的意见及态度得到充分的尊重。本书指出以患者为中心的治疗同样适用于如挥鞭伤这样的与创伤相关的疾病。

当回顾挥鞭伤目前的治疗时，必须认识到正如 Gatterman 医生所说的那样"总的结果是患者感到不满意甚至是感到受挫且无助。根据目前的研究能够得到的明确的结论是，目前治疗颈部疼痛的临床方法的科学依据，是不完善的甚至常常是自相矛盾的，尤其是当治疗由于挥鞭伤所造成的颈部疼痛时。"她同时进一步指出"目前几乎没有任何的证据可以说明，当患者的急性症状没有缓解并且变为慢性时该如何处理。"就患者经历的痛苦、脱岗时间和治疗花费而言，慢性颈部疼痛带来的损失蔚为可观。

显然我们在治疗这些患者的时候忽略了一些事情，我认为我们没有将每一位患者当作一个独立的个体，没有认真倾听他们的病史，然而每一个个体由于创伤造成的高度复杂的颈椎结构的结果是非常不同的。因此"一刀切"的治疗方法并不适合每一位患者，将很多患者资料集中在一起，尤其是只关注疼痛缓解效果的大规模临床研究，可能并不能真实地反映个体的治疗结果。

本书指出了一种治疗挥鞭伤的非常急需的新的理论，强调及细化了治疗时需要关注、接受及尊重患者，他们并不只是一个受伤的脖子，而是一个整体的独立个体，需要同时关注他们的生理、心理、行为及生物力学的影响因素。本书详尽地描述了挥鞭伤的解剖、生理及生物力学特点，并详述了如何进行恰当的检查。它广泛地介绍了挥鞭伤的治疗，强调保守治疗方法，力争恢复患者乐观的良好功能的生活。本书着重于挥鞭伤所累及的软组织结构，而软组织正是临床医生需要熟练掌握的重要部位。这种以患者为中心的综合治疗仍然有很长的路要走，从而找到更加个体化的治疗挥鞭伤的方法，以便更加有效地帮助挥鞭伤的患者获得最佳的功能。

Cheryl Hawk, DC, PhD, CHES

原著前言

本书的目的是鼓励临床医生在治疗这些不幸遭受挥鞭伤的患者时，采取更多的以患者为中心的治疗方式。越来越多的证据表明，严格地应用病理解剖诊断并不一定能使患者恢复至受伤前的状态。当应用颈部、头部及上肢的病理解剖因素来理解挥鞭伤时，约有80%的患者不能得到明确的解释，如果不能明确认识，这些部位仍然会有功能障碍，从而延长痛苦。以患者为中心治疗挥鞭伤强调除了治疗病理解剖损害外，尽可能恢复患者的功能。技术的进步提高了对于功能因素造成疼痛的认识，影像学的进步（并不总是必要的）可以在最初的治疗效果不佳的患者中，发现功能性病变。

在机动车碰撞事故中，颈椎结构是最容易受伤的部位，同时挥鞭伤的患者常常会感到非常虚弱，因为在病理解剖诊断之外有额外的功能丧失。如果忽略这种功能性病变会导致增加不必要的痛苦，如果认识不足常常产生高额的医疗费用。本书包括了治疗挥鞭伤的传统方法，更重要的是介绍了替代疗法，包括在拉伤的肌肉中从痛点缓解疼痛（第5章）及对受限的关节进行推拿从而获得更好的功能（第8章）。第7章介绍了挥鞭伤相关头痛的机制及更加传统的治疗方法。挥鞭伤的流行病学调查（第9章）介绍了发病率、危险因素、经济因素及社会因素。第10章重点关注不同治疗方法的安全性及并发症。第11章则讨论了预后良好的相关因素，及可能会导致慢性症状的原因。

本书介绍了挥鞭伤相关疾病的多模式治疗方法，强调首先重视患者的需求，而不是仅关注病理解剖病变的医生以及受利益驱使的医疗保险，这两者并不是总能够从患者的利益出发。

Meridel I Gatterman, MA, DC, Med

目　录

第1章

概　述

Meridel I.Gatterman

陈秉耀 译

可能没有其他的疾病能像挥鞭伤那样更需要以患者为中心的治疗模式。对与机动车事故相关的颈部挥鞭动作，个体的反应不同，并随之发生争论、更多无谓的伤害，许多情况下还产生不必要的诉讼。这方面的工作包括了那些明显主张患者权益的人所著的书，包括一本由著名的原告代理人作序的书[1]，以及最后由保险公司提供支持进行的研究[2]。挥鞭伤的患者经常被误解成是为了得到更多的赔偿而装病[3]。除了常见的颈部及头部疼痛，还可能会有一些不典型的症状，如视物不清、耳鸣、头晕、恶心、皮肤感觉异常、麻木、背部疼痛等[4]。在以患者为中心的治疗模式下，理解那些医学知识无法解释的症状就相对容易[5]。给患者需要的治疗让他们避免不必要的功能障碍，与因为没有有效治疗导致功能障碍而后再去为他们争取物质补偿，这两者有巨大的区别。作为医生，在伦理上有责任通过自己的治疗让患者尽可能恢复到受伤前的状态。

挥鞭概念的提出

1923 年，美国骨科医生 Crowe H.E. 使用"挥鞭"（whiplash）一词来形容颈部及上部躯干受到突然加减速后所产生的效果[6]。到 20 世纪 30 年代中期，与机动车追尾事故相关的挥鞭伤逐渐得到认识，因为越来越多的伤者表现为颈部损伤[7]。1945 年，Davis 描述了机动车正面相撞后伤者颈部突然强力屈曲然后又反冲式后伸的机制[7]。到 20 世纪 50 年代，挥鞭伤的诊断越来越多。1953 年，Gay 和 Abbott 在一篇文章中提出"颈部的挥鞭伤"概念[9]。1974 年，在一项跟踪调查研究中 Hohl 报告了在机动车事故中影响颈部软组织损伤预后的因素[10]。

尽管汽车制造商通过持续的努力提高了车祸中机动车的安全性，但乘坐者仍会受伤。这些安全措施包括头枕及高靠背座椅、安全带、能量吸收装置及空气气囊的引入。尽管如此，机动车乘坐者仍会受伤，导致各种各样的症状，有时可不伴客观的体征。

什么是挥鞭

　　"挥鞭"一词通常描述颈部像鞭子一样先向一个方向挥出然后又向相反的方向弹回，它既不是一个诊断名称也不能说明在这一过程中哪些结构会受伤。曾有人试图用其他名称代替挥鞭伤，比如"加/减速综合征"[11]，但挥鞭这一词仍沿用至今。对这一类损伤，还有一些其他称谓，如颈椎牵伸扭伤[7]、挥鞭相关疾病（WADS）[2]和颈部软组织损伤[10]等。在本书中，挥鞭一词将统一用于指代受伤机制而不是诊断名称，由其导致的组织及结构损伤将专门定义。放弃这一名称并不会消除围绕其产生的问题，只有直接地面对这些问题，才能够解决围绕这一机制导致损伤的很多争论。

挥鞭伤的流行病学

　　挥鞭伤的流行病学特征目前研究还不充分，迄今为止的一些研究报告也往往充满分歧（详见第9章）。为了进一步了解该损伤的流行病学，完善的基于人群的包括发生率、危险因素、临床表现及预后等内容的研究很有必要[4]。目前，从交通事故赔偿信息中得到的挥鞭伤人群发生率，不同的国家或地区间存在差异。这种差异可能和交通事故发生率、人口特征、机动车类型、道路密度及驾驶距离有关，也可能由汽车构造、索赔及补偿行政管理法规及司法裁定制度的不同引起[4]。依照急诊科资料的研究有可能低估挥鞭伤的发生率，因为挥鞭伤相关的体征及症状有可能在伤后一定时间才表现出来[4]。而如果是主干道长途旅行通过的农村或小镇医院，根据其急诊科数据有可能高估发生率。与个人相关的危险因素包括年龄和性别，20岁前后发生挥鞭伤的概率最高。头部大小差不多的男性颈部肌肉相比女性更有力，损伤的概率会低一些。

以患者为中心的治疗

　　健康管理模式正在从以疾病或病情为中心的模式向以患者为中心的模式转变[12]。这种以患者为中心的医疗模式可以追溯到人本主义心理学和心理治疗师 Carl Rogers 发展起来的以患者为中心的疗法[13]。20世纪80年代，加拿大安大略省西安大略大学家庭医学系从哲学及伦理学角度考虑，将患者为中心的医疗模式转变成家庭医疗模式[14]。1995年，一种基于传统患者治疗的以患者为中心的模式被确定为整脊教育与研究的最佳范例。2001年，医学研究所卫生保健质量委员会在一份报告中提出，以患者为中心的医疗模式是21世纪卫生保健系统的目标之一。

　　这种以患者为中心的医疗模式不只限于个别国家[3,17-19]，也不只涉及单一学科和专业[14-15]。前述的整脊教育与研究最佳范例与1篇英国文献中介绍的以患者为中心的医疗模式高度相似[19]（表1-1）。基于患者为中心的多学科治疗方法有助于避免挥鞭伤后不必要的痛苦及功能障碍，也可以降低治疗费用[20]。

以患者为中心的治疗特征

　　该模式强调自我治疗、整体治疗和医患关系中的人文关怀。以患者为中心意味着医生要把患者当作主动的合作伙伴，要采用创伤最小、最适宜的治疗方法。医生的治疗要尊重患者的感受和需要，并据此作出调整，要保证整个治疗过程体现患者的意愿[15]。在该模式中，医生的专业知识、执业范围及经验都是决定性的因素。

强调身体的自我修复能力

　　医生应向患者强调，他们的身体具有内在的自我愈合的能力，如果懂得调节就会修复身体疾患[15]。挥鞭伤的患者常常担心自己无法康复到伤前状态，其实只有很少的人才会遗留后遗症，绝大多数患者只要治疗正确

表 1-1

以患者为中心治疗的特点

以患者为中心的医疗模式的特征*	以患者为中心模式的范畴†	整体医学的特征‡
识别并激发患者内在的愈合能力，强调微创治疗	减少对药物的依赖，只有25%的患者需要处方药	理解身体愈合的内在机制和补偿与替代医学策略
认识到理想的治疗应将患者作为整体	了解患者的整体状况	强调将患者作为整体
了解并尊重患者的价值观、信念、意愿和健康保健需求	了解疾病的过程及患者对此的感受和想法	治疗过程中重视和注意患者的精神和情感需求
培养主动健康意识，积极鼓励患者为自己的健康负责	健康激励及增进，控制风险，早期发现疾病	教会患者掌握提升健康的方法
在医疗过程中建立合作伙伴式的医患关系	找到共同点（合作），分享治疗权力，建立优先权及治疗的目标	在治疗中将患者作为积极的合作者

* Gatterman MI: A patient-centered paradigm: a model for chiropractic education and research *J Altern Complement Med* 1995; 1:371-386.

† Little P, et al: Preferences of patients for patient centred approach to consultation in primary care: observational study, *BMJ* 2001; 322:1-7, 2001.

‡ Snyderman R, Weil AT: Integrative medicine: bringing medicine back to its roots, *Arch Intern Med 2002*; 162:395-397, 2002.

都能完全康复。信心和对疾病的理解是内在的和重要的自我治疗[18]。创伤不仅导致身体的疼痛和其他相关症状，也伴随情绪及精神方面的表现[16]。以患者为中心的治疗应关注患者伴随创伤产生的焦虑及由此带来的迷茫和对疼痛、残疾及毁容等的恐惧情绪[16]。挥鞭伤的患者会表现得脆弱，他们总是担心颈椎受伤会导致永久的残疾。这时候，要让患者理解身体的生命力和适应性会让自己康复[21]。当生活习惯和环境因素被提出时，强调自我治疗的以患者为中心的治疗方法提升了患者的依从性[17]

对患者的整体治疗

人是复杂的有机体，挥鞭伤往往不单单是简单的颈部屈曲与牵伸。整体治疗就是要认识到机体的不同部分是相联系的，任何部分的损伤或功能障碍都不应该脱离整个身体而孤立看待，单一部位的功能障碍可能会扩展到其他部位。医生要把患者作为一个整体进行治疗，有时候还要和患者互动。以患者为中心的模式已经脱离了治疗单一身体部分的狭窄视野。即便是专科医生也不能不把患者作为一个整体来治疗，专科医师并不意味着就可以只管"治病"而不管疾病会给患者的生活带来什么影响[17]。

将患者作为整体看待有助于医生理解为什么有时候患者的伤情和表现出的痛苦不一致，而有的患者没能按设想的时间康复[15]。关心患者全部的需求就要求医生应考虑患者因病情而引起的所有问题，这不仅包括传统的生理障碍，也包括心理及社会问题。这种疗法还强调患者家人及朋友的参与，这有助于患者病情及心理状态的恢复[14]。

以人为本的态度

医护人员了解和尊重患者的价值观、信念及期望是很重要的。与患者的身体接触有助于缓解其恐惧、增加舒适感并建立治疗的纽带。在现实的和希望的方法之间找到某种联系非常重要[15]。以患者为中心就应该对其需求和想法给予真正的关心和同情，并切实予以解决[14]。高度个体化及结合文化能力使得患者看到希望，常常是更为宽泛的概念模式的一部分。这种概念模式是通过患者了解他们自身的情况来实现的[21]。但需要强调的是，如果患者的的症状和行为可以用很明确的生理或心理问题来解释，就不要再归因于患者的"文化"[22]。

以患者为中心要求治疗者和患者交流时能充分付出真诚和给予尊重，并设身处地的为其着想[15]。赞同患者对自己病情的感受有助于了解发病过程并使患者有安全感和受重视[2,23]。Cassell 提出为什么科技思想一定要和人文主义并驾齐驱（事实上前者往往压倒后者）呢[24]？他强调二者应该相互包容[24]。

把患者当作伙伴

以患者为中心的医疗模式最重视的是医患关系，可以说合理的医患关系是该模式的基础。与传统的医患关系不同，这一模式强调医患双方应分享治疗决定权[17]。患者有机会对针对自己的治疗决策行使选择权。医生应包容患者意愿的差异性，并鼓励其参与医疗决策，而不是让其被动接受[17]。这需要医生学会倾听，并用一种商量的态度和患者沟通。患者想知道他们到底得了什么病（诊断）？这将会对自己有哪些影响（预后）？应该如何去治疗？他们需要医生用通俗的语言告诉他们答案[24]。医生的病情说明不仅要保证专业上的正确性，还必须考虑到患者受伤后的感受[24]。

就医学伦理而言，患者有权知道各种治疗选择各有哪些益处和危险，以及各自涉及的医疗费用[25]。以患者为中心的医患沟通不仅是伦理学要求，也会带来更好的治疗效果[25,26]和更低的医疗费用[20]。找到共同点并增进医患联系是医疗活动要优先考虑

的问题，应努力形成以人为本、日趋良好的医患关系[27]。

患者参与医疗决策

以患者为中心的医疗模式的目的是推行针对每个患者特定需求和具体情况的个体化医疗——让治疗适应患者，而不是患者适应治疗[16]。让患者参与医疗决策会增加其依从性及满意度。在这一模式下，医生更愿意采用保守治疗[15]。不是所有的患者都愿意使用处方药[19]，虽然在挥鞭伤急性期应用非甾体类抗炎药（NSAIDs）对缓解疼痛和功能恢复是有效的[28]，但其副作用使部分患者更愿意应用手法治疗[29]。在挥鞭伤急性期早期活动[30]和手法治疗[2,31]被证明是有效的，但对其风险必须和治疗的获益一起进行评估。无论如何，患者最关心的是如何以最小的风险尽早恢复功能性活动。在以患者为中心的医疗模式下，挥鞭伤的治疗更重视那些安全、有效、经济、符合循证医学的方法。

整体治疗

整体治疗是一种新的医疗模式，通常是指将主流医学（对抗疗法）和补充及替代医学（complementary and alternative medicine，CAM）中的最佳方法进行融合[32]。它强调医患双方的互动[33]。在字典中，"integrate"的词条解释是"联合别的事物"，而"integration"的意思是"对等的个体合并入社会"[34]。然而，毫无疑问，主流医学和 CAM 医学在融合的过程中各自的影响力和受重视的程度是不一样的。具有政治优势的强大一方（指西方社会的传统医学）会将自己的价值、文化和概念框架施加给弱小一方（CAM 医学）以同化对方，一旦某种 CAM 疗法被证实是有效的（通过生物医学方法），就可以并入目前的主流疗法[32]。但在目前占优势地位的建

立在药物医学基础上的主流医疗模式是无法同化建立在其他理论基础上的 CAM 疗法的。

范式概念

科学在一种能够提供学科基质，即能够将学科整合在一定的范式内进行[35]。对于学科实践中解决问题来说，范式与研究这门学科同样重要。它提供了一种认识实证调查结果的框架或方法。范式提供了一种基于习惯及信仰的观察世界的手段。

冲突的范式

目前医学模式的争论主要来自简化论及整体论的冲突[15]。这种冲突最早可追溯到古希腊时代，那是希波克拉底领导的 Coan 学派坚持整体观，将患者看作一个整体；相反，Cnidian 学派认为疾病只是局部器官或者系统的问题[36]。Coan 派认为疾病有一个自然基础，是机体内部机能失衡的结果。其治疗原则以人为出发点，强调结构和功能的统一。提倡通过饮食、锻炼和规律的生活来提升健康。而 Cnidian 派将疾病看作区别于机体的独立存在[36]。目前由专科医生主导的生物医学模式是 Cnidian 学派的延续[37]。以患者为中心的认识论来自希波克拉底 Coan 学派，对挥鞭伤的治疗是最合适的。

主流认识论的影响是巨大的，而健康观与固有的世界观相关。今天的医学研究和治疗实践被简化论所主导，这限制了对整体论模式的认识和推广。占统治地位的简化论医学观无法包容以患者为中心的认识论中的整体观。

每种认识论都提供一系列科学和形而上学的定理和一个科学理论可以被检验、评价和应用的理论框架。

什么是整体治疗

整体治疗代表一种更高顺序的医疗系统，

强调整个人的健康和良好状态的恢复（生物 - 心理 - 社会 - 精神四位一体）。整体治疗模式由 Snyderman 和 Weil 提出，其基本特征与患者为中心治疗及患者为中心范畴模式相同[38]（见表 1-1）。他们强调在整体治疗中医生不能只接受医学培训，同时还要具有开放思维及相关知识以能认识到人体健康的本质。他们特别提出有必要重新恢复将患者看做一个有机整体的理念并将积极有效的医患沟通放在首要地位。他们同时强调应将患者作为治疗过程的积极参与者，指出单纯的科学和技术并不能形成理想的医学实践。

以患者为中心的整体治疗将患者的需求和意愿放到优先考虑的地位，保证患者的价值观指导所有的治疗决策[15]。它强调平等地将替代、补充疗法和主流医学结合起来。以患者为中心的治疗在形成和实施治疗计划时依赖患者的积极参与。接受功能性整体治疗的患者可以获得至少一名治疗团队成员的支持性治疗帮助，而节约其他团队成员的时间，从而获得更加有效的及实际的治疗。

合乎伦理的整体治疗应满足：

- 对可供选择的治疗方法的安全性和有效性收集可靠的循证医学信息
- 做出医疗决定时应用常识判断风险和收益
- 在衡量风险和收益时强调综合考虑多种因素，包括患者的信仰、文化价值观、习惯、该疗法的目的和患者受伤的类型及严重程度
- 符合伦理原则：自主（授权）、不伤害（不引起损害）、有益（促进患者权益）及公平（平等、公正的治疗）
- 向患者提供与治疗决定相关的任何信息

当通盘考虑后，患者会强烈选择能综合考虑他们需求的以患者为中心的治疗。

循证医学

将研究导入疾病的病理生理基础的简化

范式，无法充分认识挥鞭伤时以患者为中心的治疗方案[15]。当范式模式决定方法论时，必须应用承认不同世界观的方法[39]。观察研究方法内在性地包含了患者为中心的实践及在治疗过程中注重精神 - 情绪 - 心理变化的多因素研究的发展及适应的多因素本质。补充和替代医学的整体体系研究超越了随机对照试验的局限和不足[40]。整体体系是复杂的，因而单一方法不足以搞清这些干预手段的含义、过程和疗效[40]。循证医学只接受随机对照研究结果，不重视患者的个体特征，将临床实践的焦点由单个人转向人群，使可靠的临床判断的复杂性受到忽视[41]。虽然随机对照研究可以通过增强的固有效力提供可靠的因果关系，但它牺牲了普遍性[32]。对整体治疗的结果评价应包括整个干预措施[32]，相关人员的偏好和观念会影响对评价指标及其权重的选择。

　　整体治疗和以患者为中心的医疗都坚持将患者置于最受关注的地位。和主流的医疗体系比，患者享有更高的优先权[32]。Sackett 指出，在对患者个体作出治疗选择时，循证医学考虑使用现有的最好证据，是将医生的临床经验和通过系统研究得出的证据进行结合[42]。以患者为中心的治疗在评估患者的具体病情和意愿后，选择最有效的干预措施，使其身体状态和生活质量能恢复到最大程度[42]。如果按照 Sackett 构成证据的最初概念，循证医学和以患者为中心的治疗没有冲突。但当把证据严格定义在随机对照研究的基础上时，二者的冲突便产生了。以患者为中心的认识论基础上的循证医学使本书能提供按患者利益治疗挥鞭伤的最好方法。

参考文献

1. Frigard LT: *847.0: The whiplash injury*, Richmond Hill, NY, 1970, Richmond Hall.
2. Spitzer WO, et al: Scientific monograph of the Quebec Task Force on Whiplash-Associated Disorders: redefining "whiplash" and its management, *Spine* 20(8S):1S-73S, 1995.
3. Ferrari R: *The whiplash encyclopedia: the facts and myths of whiplash*, Gaithersburg, MA, 1999, Aspen Pub.
4. Skovron ML: Epidemiology of whiplash. In Gunzburg R, Szpalski M, editors: *Whiplash injuries: current concepts in prevention, diagnosis, and treatment of the cervical whiplash syndrome*, Baltimore, 1998, Lippincott Williams & Wilkins, pp 175-181.
5. Malterud K: Understanding the patient with medically unexplained disorders—a patient-centered approach, *New Zealand Fam Pract* 29(06):374-379, 2002.
6. Crowe H: *Injuries to the cervical spine.* Paper presented at the meeting of the Western Orthopaedic Association, San Francisco, 1928.
7. Jackson R: *The cervical syndrome*, ed 4, Springfield, IL, 1977, Charles C Thomas.
8. Davis AG: Injuries of the cervical spine, *JAMA* 127:149-156, 936, 1945.
9. Gay JR, Abbott KH: Common whiplash injuries of the neck, *J Am Med Assoc* 152:1698-1704, 1953.
10. Hohl M: Soft-tissue injuries of the neck in automobile accidents: factors influencing prognosis, *J Bone Joint Surg Am* 56A:1675-1682, 1974.
11. Foreman SM, Croft AC: *Whiplash injuries: the cervical acceleration/deceleration syndrome*, ed 3, Baltimore, 2002, Lippincott Williams & Wilkins.
12. Expanding Patient-centered care to empower patients and assist providers, AHRQ Publication No. 02-0024, May, 2002, U.S. Department of Health and Human Services. http://www.ahrq.gov/qual/ptcareie.htm
13. Meador B, Rogers CR: Person-centered therapy. In Corsini RJ, editor: *Current psychotherapies*, ed 2, Itasca, IL, 1979, FE Peacock Pub, pp 131-184.
14. McCracken EC, et al: Patient-centred care: the family practice model, *Can Fam Physician* 29: 2313-2316, 1983.
15. Gatterman MI: A patient-centered paradigm: a model for chiropractic education and research, *J Altern Complement Med* 1:371-386, 1995.
16. Committee on Quality of Health Care, Institute of Medicine: *Crossing the quality chasm: a new health system for the 21st century*, Washington, DC, 2001, National Academy Press.
17. Stewart M, et al: *Patient-centered medicine: transforming the clinical method*, London, 1995, Sage.
18. Meland E: *Patient centered method and self directed behaviour change*, Universitetet i Bergen Institutt for samfunnsmedisinske fag. http://www.uib.no/isf/people/paticent.htm. Accessed March 26, 2006.
19. Little P, et al: Preferences of patients for patient centred approach to consultation in primary care: observational study, *BMJ* 322:1-7, 2001.

20. Epstein RM, et al: Patient-centered communication and diagnostic testing, *Ann Fam Med* 3:415-421, 2005.

21. Fulder S: The impact of non-orthodox medicine on our concepts of health. In Lafaille R, Fulder S, editors: *Towards a new science of health*, London, 1993, Routledge, pp 105-117.

22. Helman CG: *Culture, health and illness*, ed 3, Oxford, 1997, Butterworth-Heinemann.

23. Coulehan J: Chiropractic and the clinical art, *Social Sci Med* 21:383-390, 1985.

24. Cassell EJ: *The healer's art*, Cambridge, MA, 1995, RMIT Press, pp 98-99.

25. Council on Ethical and Judicial Affairs: *Code of medical ethics*, 1998-1999, American Medical Association.

26. Ethical Force Program: *Patient-centered communication*, 2005, American Medical Association.

27. Stewart M, et al: The impact of patient-centered care on outcomes, *J Fam Pract* 49:805-807, 2000.

28. Szpalski M, et al: Pharmocologic interventions in whiplash-associated disorders. In Gunzburg R, Szpalski M, editors: *Whiplash injuries: current concepts in prevention, diagnosis, and treatment of the cervical whiplash syndrome*, Baltimore, 1998, Lippincott Williams & Wilkins, pp 175-181.

29. Dabbs V, Lauretti WJ: A risk assessment of cervical manipulation vs. NSAIDs for the treatment of neck pain, *J Manipulative Physiol Ther* 18(8):530-536, 1995.

30. Mealy K, Brennen H, Fenelen GCG: Early mobilisation of acute whiplash injuries, *Br Med J* 8:656-657, 1986.

31. Cassidy JD, Lopes AA, Yong-Hing K: The immediate effect of manipulation versus mobilization on pain and range of motion in the cervical spine: a randomized controlled trial, *J Manipulative Physiol Ther* 15:570-575, 1992.

32. Bell I, et al: Integrative medicine and systemic outcomes research: issues in the emergence of a new model for primary health care, *Arch Intern Med* 162:133-140, 2002.

33. Maizes V, et al: Integrative medical education: development and implementation of a comprehensive curriculum at the University of Arizona, *Acad Med* 77(9):851-852, 2002.

34. Mish FC, editor: *Merriam-Webster Collegiate Dictionary*, ed 10, Springfield, MA, 1993, Merriam-Webster Inc.

35. Kuhn TS: *The structure of scientific revolutions*, ed 2, Chicago, 1970, University of Chicago Press.

36. Phillips TJ: Disciplines, specialties and paradigms, *J Fam Pract* 27:139-141, 1988.

37. Jamison JR: Chiropractic philosophy versus a philosophy of chiropractic: the sociological implications of differing perspectives, *Chiro J Austral* 21:153-159, 1991.

38. Snyderman RS, Weil AT: Integrative medicine: bringing medicine back to its roots, *Arch Intern Med* 162:395-397, 2002.

39. Cassidy CM: Unraveling the ball of string: reality, paradigms, and the study of alternative medicine, *Advances: J Mind-Body Health* 10:5-31, 1994.

40. Verhoef MJ, et al: Complementary and alternative medicine whole systems research: beyond identification of inadequacies of the RCT, *Complement Ther Med* 13:206-212, 2005.

41. Tonelli MR: The philosophical limits of evidence-based medicine, *Acad Med* 73:1234-1240, 1998.

42. Sackett DL: Evidence-based medicine, *Spine* 10:1085-1086, 1998.

第2章

颈椎的功能解剖

Meridel I. Gatterman

陈秉耀　任刚　译

　　脊柱是一个多连接的力学系统，这和其复杂的运动功能和动力需求相适应。

　　与脊柱的其他区域一样，颈椎的正常运动取决于脊柱运动节段[1]（表2-1）。在下颈椎，运动节段和其他区域比并无特殊，但上位 3 个颈椎的运动节段是独特的[2]。典型的脊柱运动节段由上下两个椎体、椎间盘、两个后部的小关节、侧隐窝和椎间孔内的神经结构，再加上支持或限制椎间运动的所有韧带和肌肉组织构成（图2-1，表2-2）。虽然没有椎间盘分割前部的椎体部分，但上颈椎两个运动节段可以提供更大范围的活动（图 2-2、2-3、2-4）。寰枕关节枕骨两侧的髁部与寰椎两侧的凹状关节面相适应（图 2-3A），寰枢节段寰椎椎体前方被木栓状的枢椎齿状突替代（见图 2-3B，2-3C、2-4），齿状突前方为寰椎前弓，后方为横十字韧带。虽然不像其他标准的脊柱运动节段有椎间盘存在——椎间盘可允许 6 个方向的运动，寰枕

及寰枢关节可允许上颈椎进行相当大范围的活动（表 2-1）。寰枕关节允许颈椎前屈后伸活动，而寰枢关节可提供颈椎旋转活动度的 50%。但颈椎对活动度的高要求是以牺牲强度为代价的，与腰椎相比，颈椎所能承受的屈曲及压缩力量只有腰椎的 20% 及 45%，因此颈椎更容易发生屈曲损伤[3]。Luschka 关节（钩关节）和椎动脉走行的横突孔是颈椎特有的。

颈椎运动节段的胚胎发育

　　间充质顺序发生软骨化及骨化，最终产生椎体[4]。骨骼体轴发育主要经历 4 个主要阶段：未分节体轴（脊索）、分节中胚层（体节）、软骨化、骨化（框 2-1）。胚胎发育中，脊柱及附属结构的发育涉及体节的重组，从而允许脊柱节段运动（图 2-5 A ～ D）。

表 2-1

颈椎各运动节段活动范围 (°)

	C0-C1	C1-C2	C2-C3	C4-C5	C5-C6	C6-C7	C7-T1
屈伸 *	15§	15	12	17	21	23	21
侧屈 †	3§	—	14	14	14	14	14
旋转 ‡	—	83	6	13	13	14	11

Modified from Adams M: Biomechanics of the cervical spine. In Gunzburg R, Szpalski M, editors：*Whiplash injuries:current concepts in prevention, diagnosis, and treatment of the cervical whiplash syndrome*. Baltimore, 1998, LippincottWilliams & Wilkins, pp. 13-20.

§ 数据来自 Kapandji IA: Th e physiology of the joints, vol 3, Th e trunk and the vertebral column, London 1974,Churchill Livingstone.

* 数据来自 Dvorak J, et al: Spine 13:748-755, 1988.

† 数据来自 Penning L: Normal movement of the cervical spine, Am J Roentgenol 130:317-326, 1978.

‡ 数据来自 Dvorak J, et al: Spine 12:197-205, 1987.

表 2-2

下颈椎各运动节段各组分基本功能

椎体	支持脊柱、保护脊髓
椎间盘	连接椎体、缓解振荡
关节突关节	引导和限制活动
前、后纵韧带	连接椎体、支持脊柱
黄韧带	连接椎板、保护脊髓
小关节关节囊	加强小（关节突）关节
横突间、棘上和棘间韧带	增加脊柱稳定性
横突棘突肌	节段姿势传感器
短的节段肌	节段姿势传感器
钩关节	限制侧屈

框 2-1　骨骼体轴的 4 个发育节段

未分节体轴（脊索）
分节中胚层（体节，生骨节）
软骨化椎体结构
骨化脊柱

脊柱发育的第一个节段是不分节的脊索的形成，脊索是一个由间充质细胞形成的柔软的杆状结构，包绕在薄层的膜质鞘内，围绕脊索发育形成脊柱。缩合体（condensation）是上皮和间充质相互作用由细胞形成的第一个结构，这些缩合体是发育过程中形态

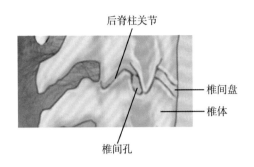

图 2-1 典型的脊柱运动节段由上、下两个椎体、椎间盘、两个后部的小关节、侧隐窝和椎间孔内的神经结构，再加上支持或限制椎间运动的所有韧带和肌肉组织构成。

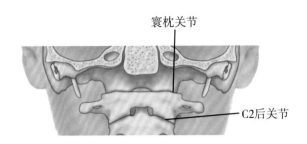

图 2-2 虽然没有椎间盘分割前部的椎体部分，但上颈椎两个运动节段可以提供更大范围的活动。

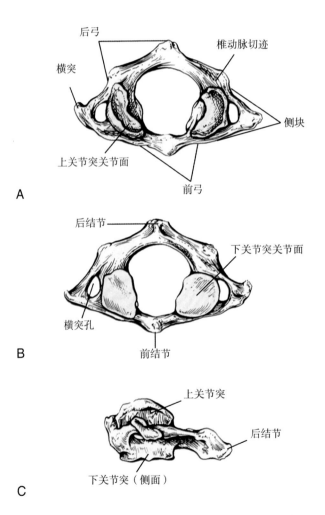

图 2-3 第一个颈椎——寰椎的上面观（A）、下面观（B）及侧面观（C）。

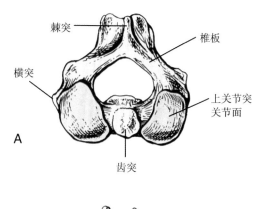

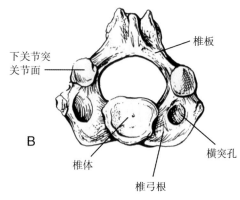

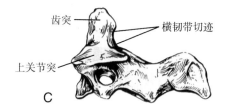

图 2-4　第二个颈椎——枢椎的上面观（A）、下面观（B）及侧面观（C）。

构建的基本单元。5 个发育学的标准可以定义缩合体：

- 干细胞数量
- 缩合体发生的时间
- 有丝分裂指数
- 细胞分裂速度
- 细胞死亡速度 [4]

体节形成

　　约从宫内发育第 3 周开始，体节开始形成，最初是由间充质细胞分裂、由头端向尾端扩展而形成一个个分离的细胞束，这个阶段被称为"压实（compaction）"。单个的体节有 6 个面，像正方体，每个面的最终归宿会有一些轻微的差别。此外，在胚胎的位置不同可能会改变体节的发育结局。在此阶段，间充质细胞快速增殖，包绕脊索腹内侧形成生骨节（见图 2-4A），最终产生脊柱的骨、关节和韧带。骨节细胞之后围绕脊髓向背侧迁移，形成神经弓。在脊柱发育的第三阶段，间充质细胞产生软骨性脊柱。当保持圆形轮廓时，表示间充质细胞分化为软骨母细胞。在脊柱发育第四阶段，软骨性脊柱的骨化出现 [4]。

　　成熟脊柱的分节特征来源于早期胚胎的间充质体节。在胚胎第 4 周，每个体节的腹内侧壁分隔成分散的细胞团，形成骨节，这

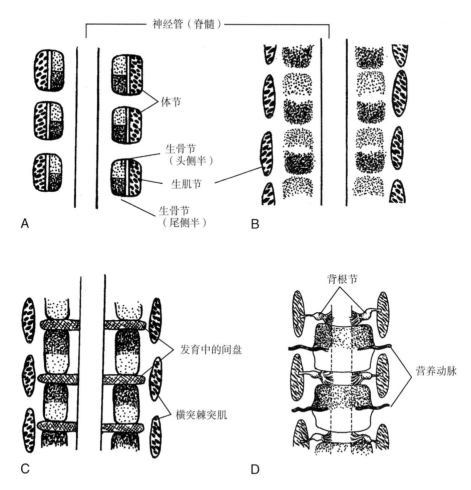

图 2-5　A 和 B，骨节横行劈裂，形成骨节裂隙，开始重组；C，骨节尾端致密部分与尾侧相邻骨节头端疏松部分组合，重组骨节间的空隙由间充质细胞填充，变成椎间盘的前身；D，相应肌节不随骨节发生劈裂，因此，节段肌肉可桥接发育中的椎体。这种桥接为横突棘突肌提供了机械联系，使其可活动或稳定单个脊柱运动节段。

是脊椎的雏形[4]。体节的背外侧细胞构成皮肌节，皮节（皮肤板）扩展形成皮肤，而肌节（肌肉板）是横纹肌的起源。这种差异最终会形成骨节及皮节疼痛模式的临床差异，就其根源，与神经根发育时正对应于相应体节一致。

每对体节的骨节细胞在尾侧区域致密，在头侧区域疏松（见图 2-4A），随发育进展，这两个区域间出现骨节裂隙（见图 2-4B），各自与相邻骨节以新的联接融合，致密的尾侧半加入尾侧相邻体节的疏松半（见图2-4C）。这种重组形成脊椎的雏形，围绕脊索相互融合形成椎体。尾侧致密块的头端远离

血液的营养供应，密度增加形成椎间盘的前体。成年后，椎间盘的血供完全消失，其营养供应由淋巴液的弥散来提供。

原始生骨节头尾部之间的间充质细胞增生填充两个前 - 软骨性椎体之间的空隙，形成椎间盘的前体[4]。同时，骨节间充质形成椎体逐渐取代其围绕的脊索，残留脊索内的细胞和基质在局部聚集扩展形成椎间盘的髓核，脊索经历黏液变性形成髓核的非细胞基质，脊索组织会在 10 ~ 20 岁之间完全消失。在胚胎 10 周以后，由纤维母细胞发生的环状纤维围绕髓核，形成板层状的纤维结构——纤维环。髓核和纤维环一起构成椎间盘，所

以椎间盘的来源有两部分：髓核来自脊索，纤维环来自椎体内的纤维母细胞增殖。

骨骼肌由体节的背外侧（肌节部分）发育而来。当骨节重组形成椎体时，相应肌节不发生这种重组，因而跨越相邻椎体间隙。因此，由肌节来源的肌肉可发挥活动或稳定相邻椎体的作用（见图 2-5）。这种机械关系构成脊柱运动节段的要素，脊柱运动节段被定义为相邻两个椎体及其间的连接组织[5]。随着骨节的重组，最初位于骨节间的节段间血管最终长入椎体中间（见图 2-5）。

腹侧根纤维来自位于神经灰角前方和侧方的神经母细胞，支配肌皮体节的肌节。这些纤维构成腹侧神经根，为躯体及内脏运动传出纤维。神经背根由组成脊髓背根节的神经嵴细胞发育而来，背根节正好位于原始体节的内侧、脊髓的背外侧。脊神经最终进入并传出椎间孔。

在发育中的椎体的背侧和外侧，骨节中细胞稀疏的部分形成软骨前神经弓和横突，而细胞致密的部分发育成椎间韧带[4]。分节似乎是脊索牵拉的结果，脊索主导了椎体的分节，而神经嵴细胞发育成背根节并主导了椎弓的分节。

下颈椎运动节段的组成

脊椎

下位颈椎有三部分与运动有关：前方（腹侧）的椎体、中间的椎弓椎板、两侧的横突及后方（背侧）的棘突（图 2-6A 和 B）。三部分结构除了共同的作用外，各自功能不同。前方结构主要作为压力的分散器，中间结构通过关节突关节面的形态、大小及方向起到引导和限制椎间活动的作用。前方及中间结构一起为脊髓、脊膜及供应血管提供了必要的保护。侧方的横突和后方的棘突作为很多肌肉及韧带的止点，在脊柱伸展活动中起类似杠杆的作用。横突孔供椎动

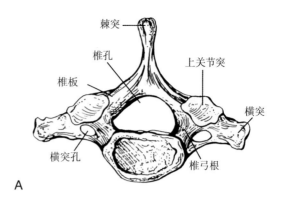

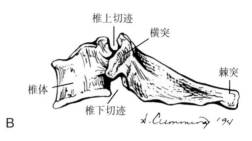

图 2-6　第 7 颈椎顶面（A）及侧面观（B）。

脉通过。

三部分结构相互协调保证脊柱正常活动。

椎体与间盘连接构成坚强而有弹性的人体中轴。椎间盘作为椎体间的连接，可提供椎间稳定，同时通过自身弹性变允许椎间有一定的活动度。毗邻的椎弓根在与椎体的移行区形成椎间孔，供脊神经、局部神经分支、血管及淋巴管通过[6]。

椎体前弓后凹，后方形成椎孔。椎弓腹侧为狭窄的椎弓根，背侧为宽阔的椎板。当三关节复合体（间盘和两侧的关节突关节）形成时，相邻的椎体切迹组成椎间孔[6]。从 C2 到 C7 脊椎的直径不断增大，以便承受更大的重力。椎体前缘可增生形成骨赘，在 20% ~ 30% 的人群中存在无症状的骨赘，但当发生颈椎外伤时有可能引起临床症状。肿胀可压迫前方的食管及气管，引起吞咽及发声困难。椎体上下缘可被描述为马鞍形，因为椎体侧唇向两边抬高、上缘在左右位是凹形的，而由于椎体前缘是斜坡状的，椎体上缘前后位是凸形的。

椎间盘

椎间盘占颈椎高度的 20%，其存在为颈椎提供了更大范围的活动。从 C2-C3 一直到 C7-T1，相邻椎体间存在椎间盘，所有间盘的厚度占从 C2 到 C7 部分颈椎的 40%。C2-C3 间盘是有可能引起脊神经（C3 神经根）病变的最头端的间盘[7]。

椎间盘是形成椎体间连接的纤维软骨性盘状结构。椎间盘既起连接相邻椎体的作用，又通过中央髓核的流体静力学压力使椎体保持分离。髓核拥有相当大的弹性回力使其可在释放压力后维持初始的物理性状。最近，有人研究了间盘中弹性蛋白的含量。椎间盘中，无论外侧纤维环还是内侧纤维环，都含有大约 2% 的弹性蛋白，髓核中弹性蛋白的含量大致相当。虽然在健康间盘中，弹性蛋白的确切作用尚不清楚，但退变间盘中弹性蛋白的含量显著增加，特别是内侧纤维环。弹性蛋白含量的增加被认为是对纤维环遭受突然压力后板层结构变形继之分层的反应[8]。

从骺环出现开始，在青春期，外层纤维环便锚定在骺环上。年轻成人，内层纤维环与软骨终板板层结构相连，使髓核形成完整的软骨包裹。纤维环外层与连接多个椎体的纵向韧带分界并不清楚，纵向韧带的内层纤维会附着于椎体边缘。纤维环组织切片显示相邻板层中胶原纤维的排列方向不同，从而使整个纤维环中胶原纤维的排布呈编织状，这样可以增加强度，并限制活动，特别是旋转。

Mercer 和 Bogduk[9] 指出颈椎纤维环结构与腰椎不同。在颈椎，纤维环不是对称的同心圆结构，而是前方较厚，向两侧逐渐变细形成钩状，侧后方及后方缺如，只有薄层纤维覆盖，整个表现为新月形（图 2-7）。对此，Mercer 和 Bogduk[9] 认为颈椎纤维环更像是椎体间的韧带结构而不是包裹髓核的纤维软骨环。这种结构上的区别有助于解释颈椎与胸腰椎生物力学上的不同。

骺软骨板形成坚硬的骨性外环，而中央

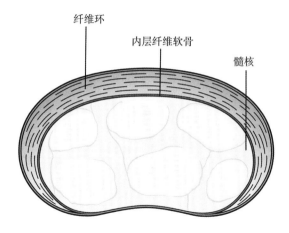

图 2-7　颈椎间盘顶面观，显示纤维环新月形外观

大部分是透明软骨，这些透明软骨在成年人时仍存在，可包裹髓核。在软骨板，纤维环板层纤维与软骨成分紧密相连。在骨性终板与软骨板之间存在空隙允许 10% 的血管间隙，椎体内的骨髓可以进入并与软骨板接触，这成为由富含血管的松质骨向间盘中央供应营养的重要通道。

成年后髓核中胶原成分比例增加而细胞成分减少，稀疏的细胞伴随血管的减少，但仍继续产生蛋白多糖。髓核周边包含少量小血管。正常成人间盘有很高水平的水合能力从而可以很容易地吸收水分，特别是髓核。周围的软骨包裹可以防止间盘不断吸水而过度膨胀。在中央部分，髓核仅以薄薄的软骨板与椎体间隔，而此处正是最初脊索渗透软骨板的部位，因而相对薄弱，脊柱的突然轴向压力可能导致年轻患者含水肿胀的髓核突入椎体松质骨内。这种软骨终板的压缩被称为 Schmorl's 结节，常见于儿童及超过 1/3 的成年人。这对于椎间盘的功能的负面作用是微乎其微的[10]。

椎间盘同时有血管舒缩及感觉神经纤维支配[11]。血管舒缩神经纤维支配位于纤维环周边的小血管，这些感觉神经纤维包括疼痛感觉（痛觉敏感）和本体感觉。Mendel[12] 等发现在颈椎整个纤维环都有感觉神经纤维支配，而在中间 1/3（头尾方向）最多，这与痛

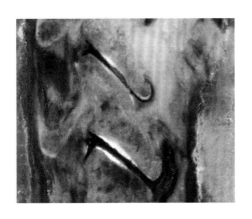

图 2-8 下颈椎后脊柱关节（关节突关节）侧面观

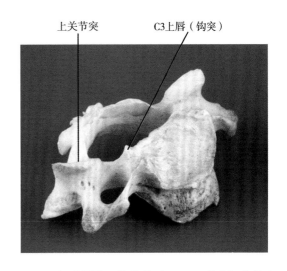

图 2-9 在下颈椎，钩关节（Luschka 关节）由钩突与上一个椎体下缘的小的凹陷构成。

觉传导一致。此外，还发现在纤维环后外侧存在环层小体和 Golgi 腱器官。间盘后方还接受局部脊膜神经的支配。纤维环侧后方同时接受前方固有分支及交感神经链灰交通支的支配。纤维环前方及侧方接受灰交通支及交感神经链的神经支配。在髓核还没有发现神经支配[12]。

除了作为椎体的连接及间隔，间盘还适应特定脊柱运动节段的运动特点。通常情况下，前柱是脊柱的承重部分，会经受很多压缩应力。运动应力会放大有害的轴向压力，使椎间盘分担的轴向压力增大，并增加扭转应力。

随年龄增加会出现间盘变性并表现为复杂的变化过程。在 10 岁之前，髓核中的脊索细胞会逐渐消失，随着细胞成分、水分及细胞外基质中蛋白多糖含量的降低，髓核胶冻样结构会发生改变。提供机械强度的纤维环也可以发生形状改变[13]。

随年龄增长发生的变性会改变间盘的机械性能，无疑会大大影响脊柱运动。这时会发生恶性循环，间盘的营养供应来自对周围组织的吸收，而脊柱运动状态的改变会影响这些组织正常的组织液分布。关节活动受限会对间盘健康产生有害影响，成为间盘变性发生的一个因素。

后脊柱关节（关节突关节）

后脊柱关节，主要指关节突关节，是典型的双滑动关节（图 2-8）。它有关节软骨、内衬滑膜的松弛关节囊，强有力的韧带和相应的肌肉。他们分布在下颈椎运动节段后方两侧，引导并限制椎间运动。在不同的节段，小关节的大小和方向不同。每个上下关节突构成关节的部分被称为关节面，相邻椎体同一侧上下关节面构成关节突关节（zygapophyseal joint，Z 关节），因此，在每对椎体间有左右两个 Z 关节[14]。关节面表面覆盖厚约 1 ~ 3mm 的透明软骨，其厚度随年龄增长变薄[14]。随脊柱节段不同，Z 关节方向不同，可不同程度参与身体负重。根据脊柱位置及姿势改变，Z 关节参与负重时前方和后方结构轴向压力分布可发生变化。

钩关节（Luschka 关节）

如果从颈椎的前外侧看过去，椎体上缘的唇样突起会很明显，这些突起与椎体上表面侧后方边缘相连，称为钩突（图 2-9）。正常情况下，钩突允许椎体的屈伸活动而限制侧向屈曲。此外，钩突可作为阻止椎间盘向侧后方突出的屏障。当下一椎体的钩突与上一椎体下缘对应部位的锯齿状缺口形成关节，就称为钩关节或 Luschka 关节。这些小的滑膜关节内侧与椎间盘相邻，外侧有关节囊韧

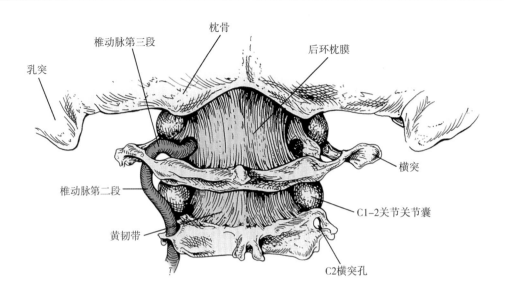

图 2-10 上颈椎的后方韧带

带结构加固。钩关节可随年龄增长发生退变，其骨关节病的程度与椎间盘高度的丢失一致。钩关节增生的骨赘可以压迫相邻的脊神经根并影响椎动脉的走行[7]。1965 年，Hall 描述了该关节退变的 3 个阶段[15]。

脊柱韧带

关节囊

Z 关节关节囊薄而松弛，附着于关节突关节面的周围[7]（图 2-10）。与胸腰椎相比，颈椎相对活动范围更大，该部位关节囊相对更长更松弛。关节囊由 3 层结构组成，外层为致密结缔组织，中间层富含血管，由网状结构和疏松结缔组织构成，内层为滑膜[7]。Z 关节关节囊的前侧和内侧由黄韧带构成，滑膜贴附于关节囊，包括由黄韧带构成的部分[7]。

滑膜向关节腔内延伸形成滑膜皱襞，覆盖部分关节软骨[16,17]，存在于颈椎各个节段的 Z 关节[18]。Yu 等[18]通过磁共振确定了 4 种类型的 Z 关节新月体（滑膜皱襞），从小的薄边状到厚的长突起（图 2-11）。

脊柱韧带的排列方式可允许以最小的能量消耗维持脊柱姿势，并允许充足的椎间活动[2]。同时，韧带也可限制椎间过度活动，以保护神经不受损害。韧带还可抵抗牵伸力，并参与维持正常的脊柱生理弯曲。脊柱韧带分为长的全脊柱韧带和短的节段间韧带，前者连接整个脊柱，后者仅连接相邻椎体。

长的脊柱韧带

长的脊柱韧带包括前后纵韧带和棘上韧带。前纵韧带附着于椎体前缘，起自骶骨前上部，止于 C2 椎体前方、C1 前弓及枕骨基底，形成宽而坚韧的束带。在间盘水平，前纵韧带宽度减小并附着于纤维环。前纵韧带分为几层，最浅层的纤维最长，可延伸超过 3 ～ 4 个椎体，中间层纤维可延伸 2 ～ 3 个椎体，而最深层纤维仅分布在相邻椎体，横行的短纤维连接相邻椎体[6]。前纵韧带在寰椎与枕骨间明显变细并最终与环枕膜融合（图 2-12）。前纵韧带限制颈椎和腰椎后伸及过度前屈，经常在颈椎和腰椎过伸伤中受损[7,19]。

与前纵韧带不同，后纵韧带是在椎间盘水平更宽，并与纤维环纤维编织在一起（图 2-13）。它走行于椎管内，起自骶骨，止于枢椎，分布在椎体的前上及前下缘。后纵韧带头端移行为覆膜，并形成宽而坚韧的束带附

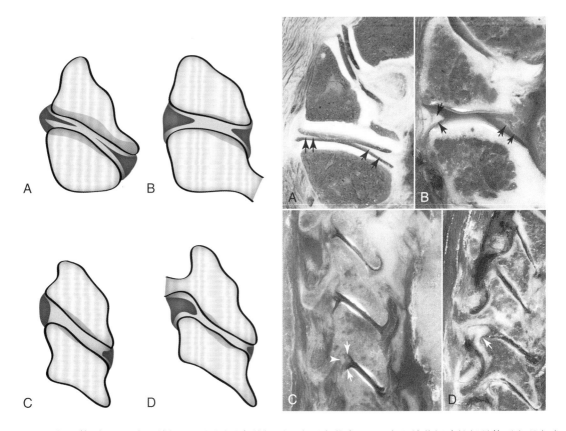

图 2-11 新月体（menisci）图例。A，垫圈型半月板可以出现在儿童。B，突入关节间隙的新月体可出现在成年人侧方寰枢关节。C，成年人 C2-3 ～ C6-7 关节，新月体并不突入关节间隙。D，有报道指出，退化的 Z 关节可以发现由胶原、脂肪和软骨组成的新月体突入关节间隙。

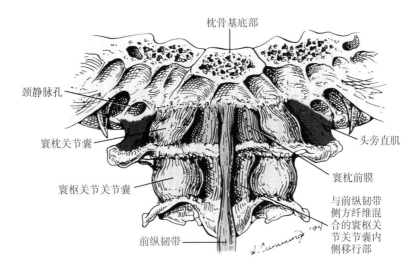

图 2-12 枕骨、寰椎和相关韧带前面观。寰椎和枕骨间狭长的前纵韧带与寰枕前膜混合。寰枕关节囊和侧方寰枢关节在图中清晰可见。

着于枕骨基底[6]（图2-14）。在颈椎，后纵韧带为宽的束带状，附着于椎间盘及周围椎体，下降到腰椎，后纵韧带变窄形成锯齿状，限制椎间盘向后突出的作用也变弱[20]。浅层纤维可跨越3～4个椎体，深层纤维仅连接相邻椎体并与椎间盘融合[6]。在最深层纤维前方还发现存在一层椎旁膜并附着于椎弓[20]。

后纵韧带增强了脊柱的稳定性。

棘上韧带起自骶骨，附着于棘突顶端，止于枕骨，从C7向上被称为项韧带（图2-15）。项韧带是肥厚的片状结构，浅层纤维可跨越3～4个椎体，中间层延伸长度在2～3个椎体间，最深层连接相邻椎体。在过度前屈时，棘上韧带是第一个断裂的结构[7]。从机械性能上，当椎体间发生分离时，这些韧带会产生形变。此外，当椎间盘突出时，前后纵韧带在局部会被拉长。对这些韧带附着点的过度牵拉会导致骨刺形成，这在 X 线片上可以看到。

节段韧带

连接相邻椎体的节段韧带包括黄韧带、棘间韧带、横突间韧带及关节囊韧带。

黄韧带由椎板的前上缘延伸到上一椎板的前下缘（图2-16），桥接椎管的后方结构[6]。这些桥接点从椎骨关节突延伸至椎板与椎骨附着处。他们的后缘附着处部分相连，为椎内和椎后外静脉丛通过提供间隙[6]。黄韧带可作为椎板间的弹性垫并对椎板间的运动起缓冲作用[6]。

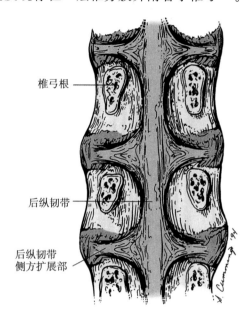

图 2-13　沿腰椎椎管前方走行的后纵韧带

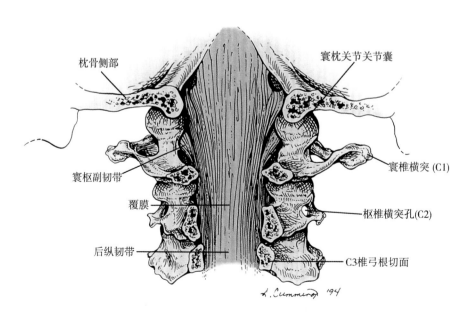

图 2-14　枕骨、寰椎后弓、椎板和C2～C3棘突后面观；神经成分和脑脊膜已被移除，以显示颈椎管上方前面的韧带和枕骨大孔。

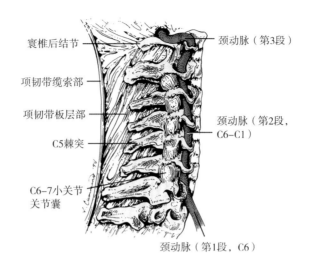

寰椎后结节 — 颈动脉（第3段）

项韧带缆索部

项韧带板层部 — 颈动脉（第2段，C6–C1）

C5棘突

C6–7小关节关节囊

颈动脉（第1段，C6）

图 2-15 棘上韧带在颈椎延伸为项韧带

　　黄韧带的弹性有助于脊柱由屈伸状态回复中立位。此外，也可保护脊髓免受周围硬组织的冲击。由胶原蛋白构成的韧带可以很好地对抗屈曲，但本身不会短缩，除非折叠。黄韧带对椎间盘也有保护作用[6]。黄韧带构成关节囊韧带的内侧和前侧。由于黄韧带在运动中的高弹性，脊柱后方关节的活动度更大，也容易发生运动失调。脊柱运动时黄韧带的伸长与短缩会产生小的、高频率、重复性的震动，这可能有助于关节软骨、神经丛、间盘软骨板的营养供应，而行关节融合后这一作用会消失或减弱。

　　棘间韧带很薄，几乎呈膜状。它连接相邻棘突，附着点从棘突根部一直到顶点。背侧邻接棘上韧带，前方邻接黄韧带。在颈椎，棘间韧带只是项韧带的一部分[6]。棘间韧带限制脊柱过度前屈，从而增加其稳定性[6]。同棘上韧带一样，棘间韧带也是脊柱极度屈曲时最先断裂的结构[7]。

　　横突间韧带连接相邻椎体的两侧横突，在颈椎主要被横突间肌肉替代，仅由稀疏的纤维组成。横突间韧带可限制脊柱向对侧过度侧屈[21]。

　　关节囊韧带正好附着于关节突关节面边缘与关节突交界区（图 2-12）。如前所述，小关节关节囊的内侧和前侧由黄韧带侧方延续

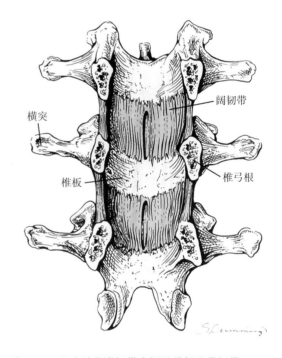

横突 — 阔韧带

椎板 — 椎弓根

图 2-16 组成关节囊韧带内侧及前侧的黄韧带

构成，而后方相对薄而松弛。小关节关节囊除了内侧及前方纤维的弹性，后方及下方关节囊松弛，使小关节在各个方向可有相当范围的活动度。间盘变性可导致后方关节负重增加，从而使关节软骨受损，最终导致关节面的塌陷及不平。

上颈椎韧带

上颈椎韧带是指那些连接颅骨、寰椎、枢椎前方及侧方结构的韧带。

后寰枕膜

后寰枕韧带呈薄膜状，附着于寰椎后弓及枕骨大孔后缘间，覆盖两侧寰椎侧块。寰枕膜两侧形成拱形槽，以便椎动脉、椎静脉及枕下神经通过（见图 2-10）。该韧带骨化会形成一个后方的骨桥，并有约 1/3 的人会形成一弓形孔[6]。通过这一骨性开口的结构组成需要进一步研究。

覆膜

覆膜是后纵韧带在头端的延续，覆盖 C2 椎体后部，跨过齿状突，止于枕骨大孔前缘（见图 2-14）。它可限制寰枕间的屈伸活动[7]。最近的研究提示，由于其中大量弹力纤维的存在，覆膜可协同翼状韧带及横韧带限制后伸，特别是前屈活动。覆膜中央部分的弹力纤维在屈曲活动时可以牵拉齿状突（类似于吊床），防止其向后侵入椎管。覆膜对侧向屈曲没有影响。

寰枢副韧带

双侧寰枢副韧带起自齿状突基底部止于同侧枢椎侧块下内面（图 2-17）。该韧带可加强寰枢关节侧方关节囊[7]。

十字韧带

十字韧带由横行和纵行部分组成，对脊髓形成坚强的韧带保护结构。横行部分横跨枢椎两侧侧块，其前份连有一薄层软骨，与齿状突形成双滑动关节。横韧带可维持枢椎的正常位置，避免头颈部屈曲时脊髓出现压缩（见图 2-17）。从功能上讲，它允许寰椎沿枢椎转动。横韧带强度超过齿突，后者往往在韧带断裂前即出现骨折[6]。十字韧带上纵束起自横韧带，止于枕骨大孔前唇，位于前

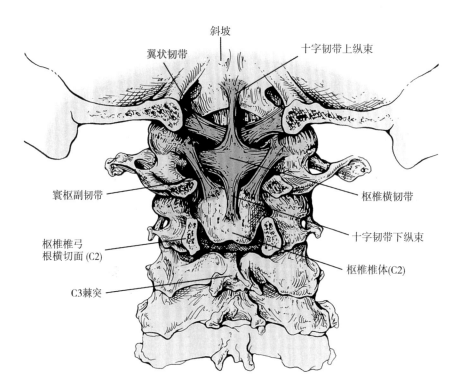

图 2-17 上颈椎椎管及枕骨大孔前方后面观。覆膜去除后，上颈椎很多韧带可见。注意中央是十字韧带，包括窄的上下纵行束及肥大的横韧带；翼状韧带及寰枢副韧带也可见到。

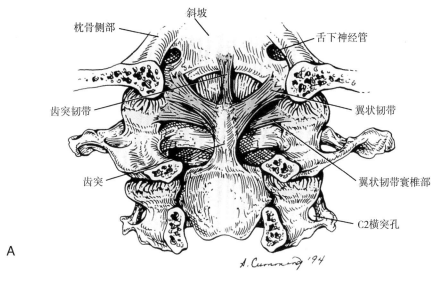

枕骨侧部　斜坡　舌下神经管

齿突韧带　翼状韧带

齿突　翼状韧带寰椎部

C2横突孔

A

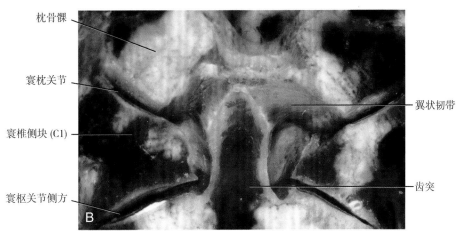

枕骨髁

寰枕关节

寰椎侧块 (C1)

寰枢关节侧方

翼状韧带

齿突

B

图 2-18　齿突韧带翼部和尖部。十字韧带和环枕膜已被移除。

方的齿突舌状韧带和后方覆膜之间。下纵带起自横韧带，止于枢椎椎体。十字韧带纵向带可维持横韧带的正常位置，有助于维持寰椎及齿突间的稳定性[7]。

翼状韧带

　　强大的左右翼状韧带起自齿突侧后方，止于同侧枕骨髁（见图 2-17）。翼状韧带限制寰枢间侧向旋转，向右侧旋转时左侧翼状韧带拉紧，反之亦然。在旋转时枢椎轻微的向上滑动可缓解翼状韧带、外侧寰枕关节关节囊及副韧带的张力，从而允许更大范围的活动[6]。在寰枢椎旋转时翼状韧带还帮助制止侧向屈

曲，因而又被称为制止韧带（check ligaments）[7]。如果覆膜和十字韧带已经断裂，翼状韧带还可限制上颈椎的屈曲。当枢椎极度旋转屈曲时翼状韧带最容易损伤，这种情况可在交通追尾事故中当伤者正在看后视镜时发生[23]。

齿状突舌状韧带

　　在两侧翼状韧带之间，由齿突到枕骨大孔前缘有薄的舌状韧带呈扇形分布，差不多有 1 英寸长（图 2-18），其与十字韧带上纵带深层纤维融合。舌状韧带被认为可阻止枕骨部分垂直翻转及前向剪切[24]。

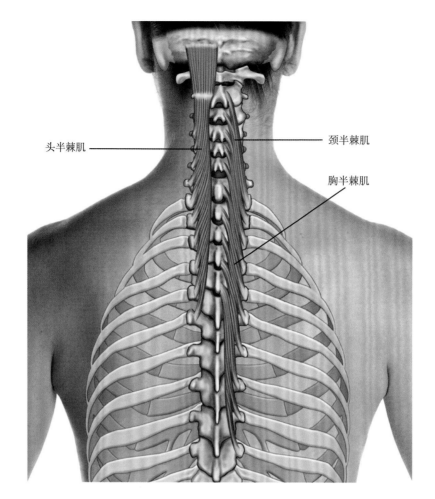

头半棘肌　　　　　　　颈半棘肌

胸半棘肌

图 2-19　半棘肌后面观：右边显示的是颈半棘肌和胸半棘肌，左边显示的是头半棘肌。

寰枕前膜

在舌状韧带的前方，从寰椎前弓上缘到枕骨大孔前缘分布着寰枕膜（见图 2-12）。这个宽的膜状韧带外侧与寰枕关节关节囊韧带融合。寰枕膜的作用是限制枕骨相对于 C1 过度后伸。延续至前纵韧带的部分纤维可加强寰枕膜，在寰枕前结节之间形成坚韧的中央约束带[7]。

脊柱深部肌肉

横突棘突肌

横突棘突肌起自横突，向内上走行，止于相邻或远隔棘突。这些深部肌肉作为"动力韧带结构"可调整脊柱的微小活动以维持姿势，保证表浅的长肌充分发挥作用。有研究显示这些肌肉中富含肌梭，作为长度传感器，可能对位置改变做出反应。这些肌肉非常纤细，只能产生几牛顿的力量，而且由于力臂很短，在脊柱轴向旋转及弯曲扭转中的作用很小[25]。脊柱是由一节节椎体按一定顺序组成的，这样一种结构如果没有稳定机制将可能由于压力作用而坍塌。

横突棘突肌群由以下部分组成：头、颈、胸三组半棘肌；多裂肌；颈、胸、腰三组回旋肌。它们由浅向深排列，长度越来越短。

胸半棘肌

胸半棘肌两端是长的肌腱，中间是薄而相对较宽的肌纤维束。其尾端起自第 6～10 胸椎的横突，头端止于上 4 个胸椎及下端两个颈椎的棘突[21]（图 2-19）。

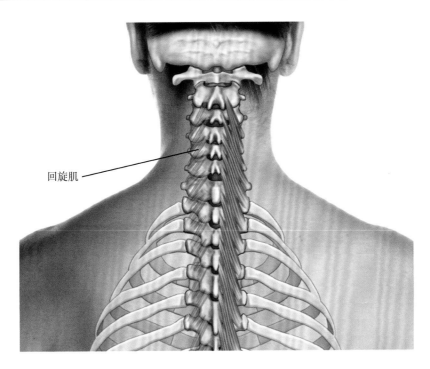

回旋肌

图 2-20 右侧多裂肌后面观，左侧为回旋肌模式图

颈半棘肌

颈半棘肌相对较厚，以腱性或肌纤维起自上段 5 个或者 6 个胸椎横突，向上止于第 5～2 颈椎椎体，其中第 2 颈椎止点处最粗大且主要由肌肉组成（见图 2-19）。

头半棘肌

头半棘肌粗大而有力，是所有半棘肌中发育最好的。它以一系列肌腱起于上段 6～7 胸椎、第 7 颈椎横突（译者注：原文为棘突尖）及第 4、5、6 颈椎关节突。止于上下枕颈线间区的内侧半（见图 2-19）。半棘肌的作用是伸展及侧屈头颈部，并向对侧旋转颈部。

多裂肌

多裂肌只有最深层肌纤维才被认为连接相邻椎体。在颈椎水平，该肌起自关节突，斜向上行，止于上位椎体整个棘突全长（图 2-20）。各层纤维长度不同：最浅层连接低位椎体和上位第 3 或第 4 椎体；中间层止于上位第 2 或第 3 椎体；最深层连接相邻椎体。从骶骨到枢椎，多裂肌占满棘突侧面的沟槽[26]。

回旋肌

回旋肌位于多裂肌深面，在胸椎发育最好，连接椎骨横突的上部和后部与上位椎骨椎板的下缘和侧面（图 2-21）。首节回旋肌出现在第 1、2 胸椎之间，末节出现在第 11、12 胸椎之间。在腰部和颈部，腰回旋肌和颈回旋肌不规则并且多变，附着点与胸回旋肌类似[26]。

棘间肌

棘间肌是位于相邻椎体棘突之间的短而成对的肌纤维束，在棘间韧带两侧各有一束[6]。棘间肌在整个颈部表现为小而明显的肌束，起于 C2 棘突并延伸至 T1 棘突。偶尔，颈棘间肌的跨度范围超过两个椎骨[26]（图 2-22）。

横突间肌

横突间肌是穿行于椎骨横突之间的小肌肉。横突间肌在颈部发育最好，在颈部脊神经的腹侧支将横突间肌分为前后两束[21]（图 2-23）。理论上，横突间肌可引起背伸（多裂肌和横突间肌）和旋转（多裂肌和回旋肌），

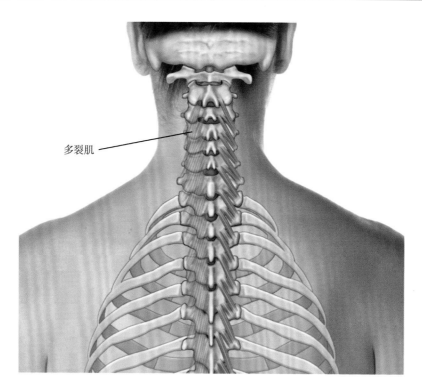

多裂肌

图 2-21　右侧回旋肌后面观。左侧虚化的是多裂肌。

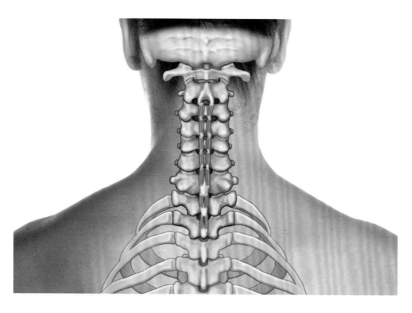

图 2-22　左右两侧棘突间肌后面观。

但是它可能更多地提供脊柱稳定性而不是运动的初始动力。

活动头颈部的肌肉

　　头颈部肌肉是防护颈椎挥鞭伤的第一道防线。

　　脊柱活动节段活动度丧失可能是由不伴其他异常的单纯原发性肌肉痉挛引起，也可能是由试图稳定过度活动的继发性代偿机制引起。这种肌肉的异常活动可反映在深部肌

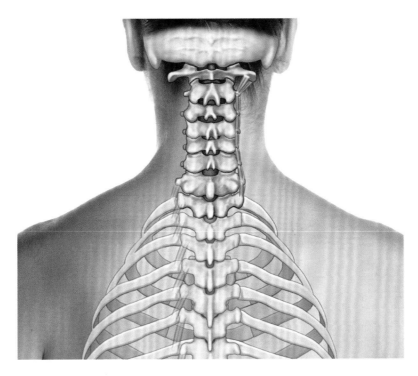

图 2-23 横突间肌的后面观 。

肉肌电图的异常上。临床评估需待对复杂排布的肌肉作用于众多同样复杂的关节做进一步研究后再作出[7]。

活动颈椎的肌肉

浅层和侧面的颈部肌肉

斜方肌 斜方肌是覆盖颈部和上胸部背面的扁平三角形肌肉。成对的两块斜方肌组成一块菱形的肌肉，起于中间的上项线、枕外隆凸、项韧带和 C7-T12 的棘突顶点与棘上韧带，止于两侧的锁骨外 1/3、肩峰和肩胛冈（图 2-24）。斜方肌首先对肩胛骨起稳定作用，但是由于上面和低位于枕骨下面和低位于颈椎，患有挥鞭伤患者的斜方肌也会受到影响[27]。斜方肌上部和胸锁乳突肌协同参与一些头颈部的运动。

胸锁乳突肌 顾名思义，胸锁乳突肌（sternocleidomastoid muscle, SCM）起于胸骨和锁骨，止于枕骨的乳突（图 2-25）。单侧胸锁乳突肌收缩使头向同侧肩部倾斜，同时旋转头部使脸转向对侧。双侧同时从下方收缩可使头向前，协助颈长肌屈曲颈椎[26]。在挥鞭伤中经常受伤[27]。

活动颈椎的中层肌肉

头夹肌 头夹肌起于项韧带下部和 C3（或 C4）-C7 的棘突，止于乳突、颞骨和枕骨。头夹肌向上并从侧面穿过胸锁乳突肌的深面（图 2-26）。两侧同时收缩，使头后仰。单侧收缩，可以使头转向同侧[26]。

颈夹肌 颈夹肌起于 T3-T6 的棘突，止于 C1-C3（或 C4）的横突。双侧同时收缩可使颈部背伸。单侧收缩使脸转向同侧。因此，每侧的颈夹肌和对侧的胸锁乳突肌有协同作用。头夹肌和颈夹肌容易在汽车追尾引起的外伤中受到损伤，尤其是如果在碰撞时头颈有一定程度的旋转，更容易引起损伤[27]。

最长肌

最长肌是竖脊肌肌群中最长的一组肌肉。整个最长肌肌群起于骶骨，止于枕骨的乳突

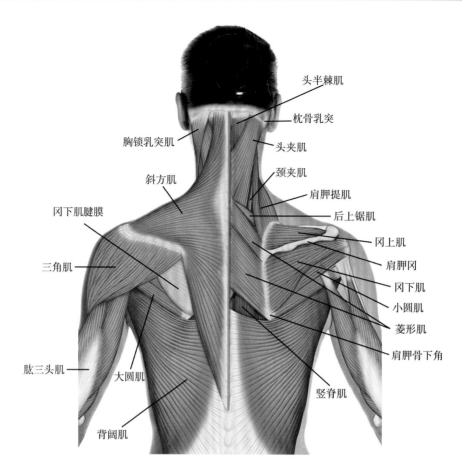

图 2-24 颈胸部肌肉后面观。左侧为浅层肌肉，右侧为深层肌肉（三角肌、斜方肌、胸锁乳突肌和冈下肌筋膜已经移除）。

（图 2-28）。在颈胸段，最长肌由头最长肌和颈最长肌组成。

头长肌

头长肌起于上胸椎的横突和 C4-C7 的关节突，止于乳突（见图 2-28）。单侧收缩，使头转向同侧。双侧收缩，使头背伸[7]。

颈长肌

颈长肌起于上 5 个胸椎的横突，止于 C2-C6 的横突（见图 2-28）。双侧同时收缩引起头颈部背伸。

头棘肌

头棘肌（图 2-28）起于 C7-T6（或 T7）横突、C4-C6 的关节突，有时还包括 C7-T1

的棘突，肌纤维与头半棘肌纤维混合并随其止于枕骨。双侧收缩时，可引起头背伸。单侧收缩，可引起同侧的头颈部弯曲，并转向对侧[7]。

颈棘肌

颈棘肌起于胸椎棘突，止于 C2 棘突，偶尔止于 C3 和 C4 棘突（见图 2-28）。这块小肌肉的作用是引起颈部背伸[7]。

颈半棘肌

颈半棘肌是一块起于上 5 或 6 个胸椎横突的肥厚的肌肉，也有可能起于下 4 个颈椎的关节突，止于 C3-5 的棘突（图 2-29）。颈半棘肌背伸颈部[7]。

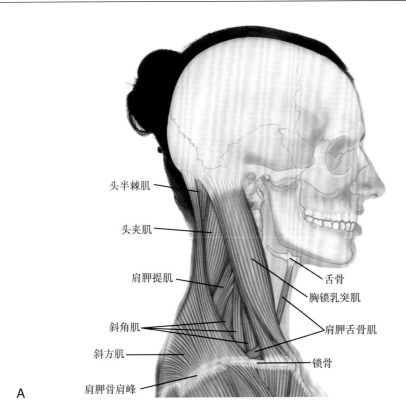

头半棘肌

头夹肌

肩胛提肌

斜角肌

斜方肌

肩胛骨肩峰

A

舌骨

胸锁乳突肌

肩胛舌骨肌

锁骨

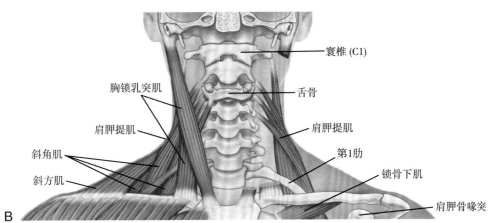

胸锁乳突肌

肩胛提肌

斜角肌

斜方肌

B

寰椎 (C1)

舌骨

肩胛提肌

第1肋

锁骨下肌

肩胛骨喙突

图 2-25 A，颈部浅表和侧方肌肉的侧面观；B，颈部浅表和侧方肌肉的前面观。

头半棘肌

头半棘肌厚且有力量，起自 C7-T6 的横突和 C4-C6 的关节突，直至枕骨下（图 2-29）。协同作用下，肌肉伸展胸椎和颈椎。单独作用时肌肉可使椎体旋至对侧[7]。

枕骨下肌

枕骨下肌由 4 块小肌肉组成，是位于枕骨下方和后颈部最上部的一组肌肉，为此区域最深层肌肉，位于斜方肌、头夹肌和头半棘肌深面[7]。

头后大直肌

头后大直肌起于 C2 棘突，上升中逐渐变宽，止于枕骨（图 2-30）。双侧同时收缩，可以引起头部的背伸。单侧收缩可旋转头部使

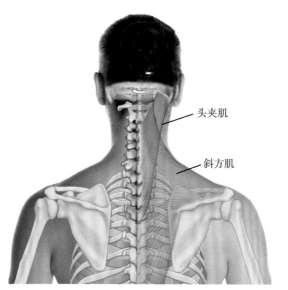

图 2-26 右侧头夹肌后面观。斜方肌已被虚化。

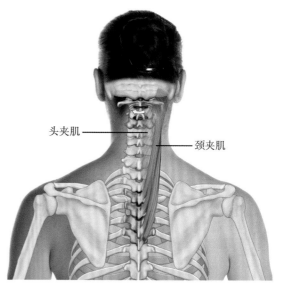

图 2-27 右侧颈夹肌后面观。头夹肌已被虚化。

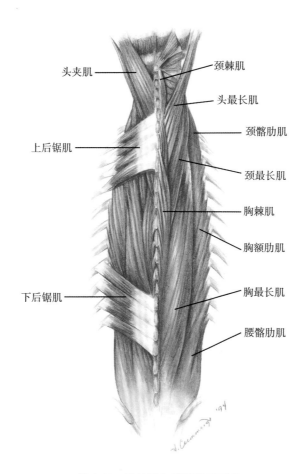

图 2-28 最长肌和棘肌的后面观。

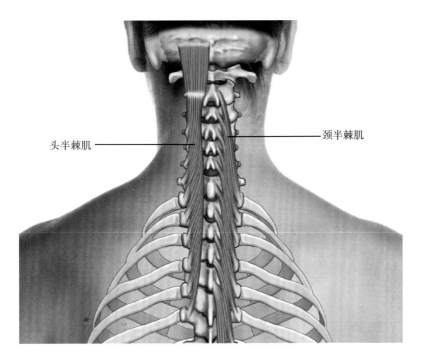

图 2-29 头半棘肌和颈半棘肌的后面观。

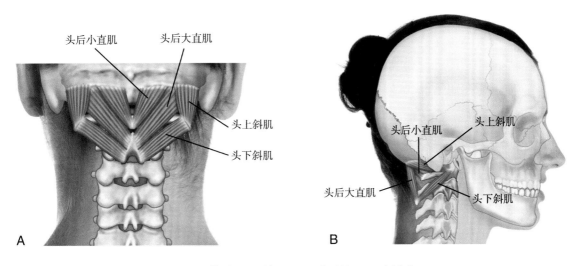

图 2-30 枕骨下肌图解。A，后面观；B，右侧观。

面部转向同侧[7]。

头后小直肌

头后小直肌（RCP minor）位于头后大直肌内侧，部分位于头后大直肌深面，起于寰椎后结节的下方，上升中逐渐变宽，止于枕骨，由内侧部和深部组成[28]（见图 2-30）。研究发现，头后小直肌通过后方的寰枕间隙附着于硬脊膜的后方[29]。尤其是，头后小直肌的深部和内侧部向前下方延伸并通过筋膜和腱纤维附着于硬脊膜[28]。该肌收缩可以引起头部的背伸[7]。

头上斜肌

头上斜肌起于寰椎横突，向上并向后延伸过程中逐渐变宽，止于枕骨上头半棘肌的外侧，覆盖头后大直肌的止点（见图 2-30）。双侧收缩可引起头背伸，单侧收缩可引起头向同侧屈曲。头上斜肌和头后大小直肌主要起姿势稳定的作用，而不是产生动作[7]。

头下斜肌

头下斜肌是两块斜肌中较大的一块，起于 C2 的棘突，向外侧和浅层传出止于 C1 的横突（见图 2-30）。头下斜肌旋转寰椎，使面部转向同侧[7]。寰椎横突的长度为头下斜肌提供了很大的机械性优势。

最近，Elliott 等[30] 研究发现在磁共振成像上，挥鞭伤患者（WAD II）颈后部肌肉（枕骨下肌及其他脊柱背伸肌肉）比对照组有不同数量的脂肪浸润。这种变化在 C3 水平的头后大、小肌和多裂肌表现最为明显。目前还不清楚，该变化是由结构性损伤、神经损伤还是一般的废用性萎缩引起。需要进一步的工作来帮助搞清引起这一现象的潜在机制及是否需要治疗。

颈前部肌群

颈椎前部肌群负责颈枕部的屈曲活动，在颈部的过伸损伤中可能会累及。

颈长肌

左右两侧的颈长肌位于颈椎椎体的正前侧。颈长肌垂直部分起于 C5-T4，止于 C2-C4 的椎体。下斜部分起于 T1-T3 椎体，向上、外穿行，止于 C5 和 C6 横突的前结节。上斜部起于 C3-C5 横突前结节，向上通过一条窄的肌腱止于寰椎的前结节（图 2-31），该肌腱在颈部过伸损伤中有可能被撕脱。这三部分的共同作用是屈曲颈部。上斜部和下斜部可以协助做侧方屈曲运动。下斜部还可以使颈部转向对侧[7]。

头长肌

头长肌位于颈长肌的前侧和稍外侧，通过细的肌腱起于 C3-C6 横突的前结节。这些肌腱融合成肌束前行，止于枕骨的枕骨大孔前方（图 2-32）。头长肌起屈曲头部的作用[7]。

最新研究表明，颈部疼痛的患者，特别是由挥鞭伤引起的，表现为颈深部屈肌功能受损（头长肌和颈长肌）。功能受损包括肌力减弱、疲劳、异常激活模式，并引起 SCM 等更大浅层肌肉的代偿性激活[31-35]。颈部疼痛和挥鞭伤患者的治疗应包括肌力、耐力以及协调性训练以克服颈深部屈肌的功能障碍。

头前直肌

头前直肌是位于头长肌止点纤维深面的小块肌肉，起于寰椎侧块的前部和横突最中间部分，在枕骨髁前方止于枕骨（图 2-33）。头前直肌起屈曲头部的作用[7]。

头外侧肌

头外侧直肌是一起于寰椎横突前面的小块肌肉，止于枕骨的颈静脉结节（图 2-34）。头外直肌使枕部产生相对于寰椎的侧屈[7]。

侧颈部肌肉

侧颈部肌肉（前、中、后斜角肌）在颈椎横突和上两块肋骨之间斜行走行。侧颈部肌肉在挥鞭伤患者中经常受伤，而前斜角肌紧邻臂丛下束、锁骨下动静脉，可引起神经卡压综合征，从而影响同侧上肢[7]。

前斜角肌

前斜角肌在颈部的两侧，位于胸锁乳突肌的深部，起于 C3-C6 横突前结节上方，几乎垂直下行并通过细小肌腱附着于第 1 肋（图 2-35）。双侧收缩，可使颈部屈曲，单侧收缩，可使颈部屈曲并转向对侧[26]。

中斜角肌

中斜角肌是最大并且最长的斜角肌，上端起于 C2-C7 颈椎的横突，下端止于第 1 肋的上表面（见图 2-35）。单侧收缩，中斜角肌可使颈椎向同侧屈曲[26]。

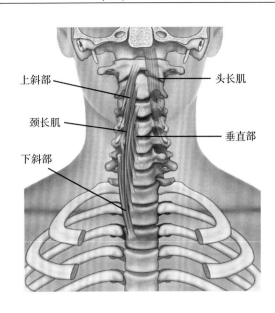

图 2-31 右侧颈长肌前面观。右侧的头长肌已被虚化。

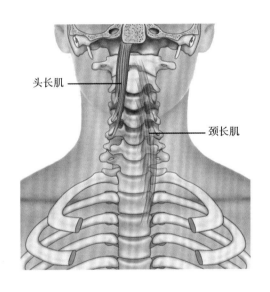

图 2-32 右头长肌前面观。右侧颈长肌已经虚化。

后斜角肌

后斜角肌是最小并且位置最深的斜角肌，起于 C4-C6 颈椎横突，止于第 2 肋的外表面（见图 2-35）。后斜角肌收缩可引起下颈椎向同侧弯曲[26]。

椎间孔

椎间孔（intervertebral foramen，IVF）是短而呈椭圆形的管道，作为相应节段脊神经出口及支配椎管内组织的血管和神经分支的

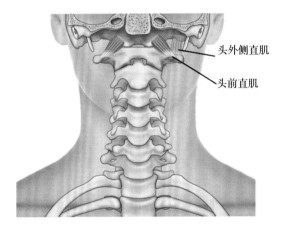

图 2-33 头前直肌前面观。右侧头外侧直肌已经虚化。

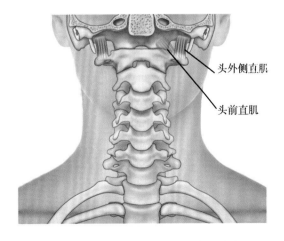

图 2-34 双侧头外侧直肌前面观。右侧头前直肌已经虚化。

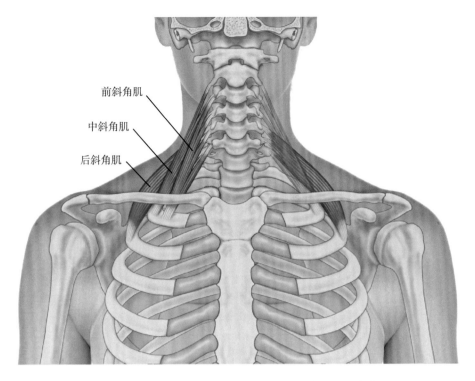

前斜角肌

中斜角肌

后斜角肌

图 2-35　前斜角肌前面观。左侧居中的后斜角肌已经虚化。

入口（图 2-36）。其上下界由各个相邻的椎弓根组成，其前部由覆盖着后纵韧带的椎间盘背部组成，后关节的关节囊和黄韧带组成椎间孔的后界。在正常脊柱，椎间孔管径较所有结构要宽大，从而提供了安全范围，剩余的间隙填充疏松结缔组织和脂肪，能允许椎间孔内结构有一定范围的相对运动。

尽管椎间孔的管径足够宽大，但容易受到异常病理或力学结构改变的影响。异常发育主要包括侧隐窝狭窄的形成和经椎间孔韧带的存在。影响椎间孔大小的病理改变包括椎间盘退变性疾病，最严重的情况是椎间盘突出和小关节骨性关节炎骨质增生。力学结构改变可能继发于椎间盘高度的丢失，而后者可能还伴随小关节关节面重叠、半脱位 [36,37] 或小关节紊乱导致的移位。

以上任一情况都可能导致椎间孔的缩小，并进而影响正常的神经功能。与脊柱特殊区域以及局部脊柱动力学特性相关的问题将在以后进一步讨论。

神经成分

保护脊髓是脊柱最基本和最重要的功能之一。椎管提供对脊髓的保护，并且容纳脊髓、脑脊膜和相关的血管。各椎体运动节段相连组成一条由前方椎体和后方椎弓（由椎弓根和椎板组成）组合而成的中空而且柔韧的支柱。脊髓起于脑干，纵行穿过椎管，止于脊髓圆锥。脊髓外被覆脊膜（硬脑膜、蛛网膜和软脑膜），脊膜外被脂肪组织和静脉丛包绕。

Hack 等在 1995 年 [29] 发现头后小直肌经后方的寰枕间隙附着于后方的硬脑膜，从而揭示了颈源性疼痛的另一种可能的发病机制。1998 年，Mitchell、Humphreys 和 O'Sullivan[38] 发现在 C1-C2 之间，有其他结缔组织经寰枢椎间隙附着于后方的硬脑膜。2003 年，Humphreys[39] 等发现附着于硬脊膜的头后小直肌和前述结缔组织通过一结缔组织复合体相连。

Nash 等 [28] 在 2005 年的进一步研究中发现有组织经寰枕间隙附着于硬脑膜。当前认为，头后小直肌的内侧和深层肌纤维经筋膜

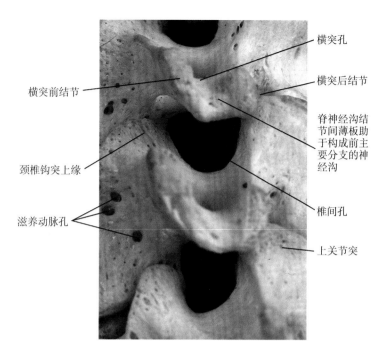

图 2-36　颈椎间孔的斜面观。在典型颈椎，椎体的上方钩突构成椎间孔前部的一部分。

和腱性纤维附着于硬脑膜，并且后方的寰枕膜是头后小直肌筋膜和肌腱的一部分。

有假说认为这种硬脊膜后方的连接在生理性运动和外伤（特别是在挥鞭伤早期头部过度屈曲和向后平移活动时）中起防止脊髓受到过度挤压和碰撞的生物力学作用。在这一过程中，有可能导致硬脊膜过度牵拉，在临床上可引起颈源性头疼和颈部疼痛。

透过透明的软脊膜，附着在脊髓上的腹侧和背侧神经根清晰可见。这些神经根将脊髓划分为相应的脊髓节段。腹侧和背侧神经根联合在一起形成一包括感觉神经和运动神经的混合脊神经[7]。脊神经根是极其精细和脆弱的，当发生粘连时，会引起不可逆损伤[7]。一旦进入椎间孔，由于复合了运动和感觉神经元以及背根节的出现，脊神经会明显变粗。进入脊髓的感觉传入纤维的胞体位于背根节，这些纤维包括：（1）脊神经前支（腹侧分支）；（2）脊神经后支（背侧分支）；（3）脊膜支；（4）与交感神经系统伴行的感觉神经纤维（包括伴行的交感干和灰色交通支神经纤维）[6]。由背侧和腹侧神经根混合组成的脊神经从相应节段的椎间孔穿出，由硬膜包裹保护。脊神经根穿出椎间孔时分成两部分：脊神经后支（背侧支）和脊神经前支（腹侧支）（图2-37）。脊神经后支进一步分为两个分支：内侧支和外侧支。其中，内侧支支配关节突关节和背部深层肌肉的横棘肌群，外侧支支配背部深层肌肉的骶棘肌群[6]。脊神经前支支配躯干腹外侧和四肢。经椎间孔返回椎管的窦椎神经，内含脊神经节的感觉纤维和交感神经节后神经根。窦椎神经支配椎管内椎管周围关节的结缔组织（图2-38）。窦椎神经起源于背根神经节末端，并在此处与灰交通支的自主神经纤维汇合，然后弯曲向上绕过椎弓根基底部并分为上下两个分支，神经纤维分布于骨膜、后纵韧带、硬脑膜和硬脑膜外血管丛。窦椎神经分支和和节段感觉神经分布会产生重叠和汇合，这提示单一节段盘源性疼痛可涉及一个节段以上的脊神经分支。

脊神经后支不仅支配小关节和肌肉，还支配关节囊、黄韧带和棘间韧带。每个椎间关节有两个节段脊神经支配，并且正是这些神经支配了活动关节的各个肌肉。这是因为

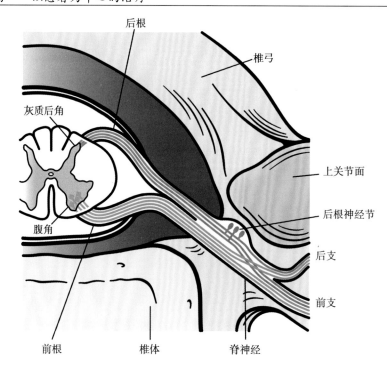

图 2-37 典型的脊神经的组成和分支。脊神经前后根在椎间孔内汇合成脊神经。脊神经根分成前支和后支。每一分支包含运动和感觉神经纤维。注意：交感神经纤维未显示。

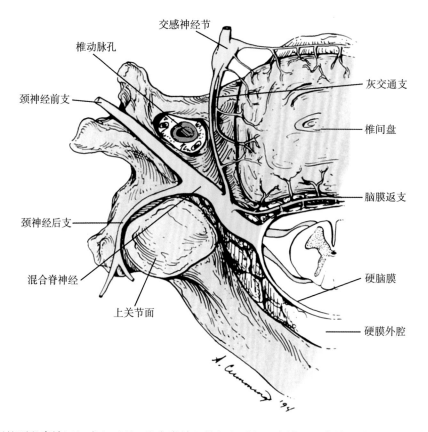

图 2-38 典型的颈段脊神经组成上面观。注意脊神经前根和后根、脊神经和脊神经前、后支。脊神经后支分为内侧支和外侧支。可以看到脊膜回旋支（即窦椎神经）进入椎间孔。可见源于颈中交感神经节的神经纤维和灰交通支。注意这些神经纤维支配椎间盘的前面和侧面、椎体和前纵韧带。

其胚胎发育来源于两个椎体（骨节）节段，这也与希尔顿法则（Hilton's law）相吻合。

研究表明，小关节关节囊由与疼痛和本体感觉相关的神经纤维支配，这些神经纤维对牵拉非常敏感。McLain[40]证实颈椎小关节存在Ⅰ型、Ⅱ型和Ⅲ型机械性感受器。最近，Chen等[41]的研究表明颈椎小关节关节囊有A-δ纤维和C-纤维感受器存在。A-δ纤维是一种细的有髓鞘神经纤维，主要传导快痛觉，而C纤维是无髓鞘神经纤维，主要传导慢性或钝性疼痛。机械性感受器和痛觉纤维的存在表明中枢神经系统调控小关节的活动，同时也表明感觉信号传入对颈椎的功能是很重要的。

包含神经肽P物质和降钙素基因相关肽的感觉神经存在于小关节，从而进一步证实小关节在痛觉产生和本体感觉形成中的作用。已提出的小关节损伤机制有不少，包括小关节撞击、滑膜皱襞皱缩和小关节关节囊牵拉[43]。Lu等[42]和Cavanaugh等[43]的研究表明小关节关节囊所受牵拉和感觉纤维放电之间存在联系，关节囊受高强度牵拉会引起痛觉纤维放电而低强度牵拉会激活本体感觉机械感受器，这支持关节囊牵拉损伤模式。

颈部脊神经

C1脊神经从椎管发出后走行于寰椎后弓的上方，立即分成背侧支和腹侧支。背侧支（枕下神经）走行于寰枢后弓和椎动脉之间，它的作用是支配枕下肌肉的运动。C2脊神经在寰枢关节后方分成背侧和腹侧两支。背侧支越过头下斜肌的边缘，然后分为中间支、侧支、上交通支以及下交通支和头下斜肌分支。C2背侧支的侧支辅助支配头最长肌、头夹肌和头半棘肌的运动。C2背侧支的中间支是巨大的，我们通常认为其为枕大神经，它向上走行，主要支配大范围头皮的感觉功能。上颈椎疾病，包括枕大神经和C2神经节受到刺激，已被证明会引起头

痛[37,44-46]。对神经或神经节的刺激包括枕后部的直接创伤以及因颈部肌肉（特别是半棘肌）损伤和（或）水肿压迫神经[7]。

C3脊神经是通过椎间孔的最大的神经。它在椎间孔的侧面分成背侧和腹侧支。C3的背侧支后来在C2和C3横突孔的之间通过，并分成深支和浅中央支、侧支以及与C2背侧支的交通支。背侧支的浅中央支就是通常所说的第3枕神经。因为它与第2～3颈椎椎间孔的密切关系，第3枕神经通常被认为是颈椎骨关节炎导致头痛的原因之一[47]。在一项研究中，对连续10名被怀疑为颈椎源性头痛的患者实施了第3枕神经局部封闭术，其枕部及枕后部的疼痛得到缓解[48]。

C4-C8脊神经通过各自相应的椎间孔穿出。背侧支支配的颈部区域均会导致颈部的疼痛。颈神经的腹侧分支以及臂丛主要支配前颈部以及上肢。这些结构损伤会导致各种各样的体征和症状。

自主神经系统

通常认为自主神经系统的主要作用是调节机体的内环境。它分为交感神经和副交感神经。自主神经系统不是一个独立的系统，而是与躯体及内脏的周围神经系统和中枢神经系统不可分割的一部分。副交感神经在颈部通过动眼神经、面神经、舌咽神经和迷走神经与中枢神经系统相连。临床上，挥鞭伤导致的颈痛患者已经证实其动眼神经的功能受到了损伤。Treleaven、Jull和LowChoy在2005年及2006年[49,50]证实慢性挥鞭伤的患者，无论是否合并头晕，当行旋颈试验（smooth pursuit neck torsion test）中凝视时眼球运动功能出现障碍。现在认为由颈部挥鞭伤导致的眼球运动功能的障碍似乎与颈神经传入功能的损伤有关。交感神经起源于C4-C8脊髓基底前角的中外侧灰质。交感神经在颈部走行在头

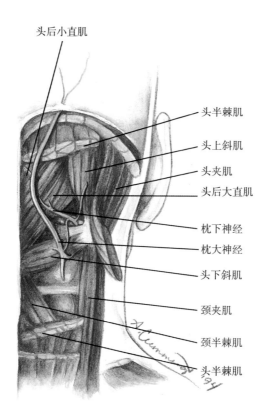

图 2-39　显示与周围肌肉相关的枕大神经和枕下神经的分析图。

长肌的前部，它是由上、中、下三个神经节组成的（图 2-39）。最大的神经节是上神经节，它走行于枕部的后方和 C2 与 C3 横突孔的前方。颈部过伸损伤，特别是旋转过伸，会压迫位于寰枢后弓和枢椎椎板之间的 C2 神经节[7]。

颈中神经节并不是所有人都存在。当存在时，它走行于 C6 横突的前方。下神经节经常与胸神经节合并形成颈胸神经节，位于 C7 横突的下方。颈部前方肌肉的肿胀通常会刺激走行于横突与肌肉之间的颈神经节。

血管组成

椎外静脉丛

椎外静脉丛是围绕在脊柱外面的静脉网，与脊柱前后两部分都有关联，可以分为围绕椎体的前丛和椎弓的后丛。这些静脉丛与贯穿脊柱的各节段静脉相通，比如颈深静脉、肋间静脉、腰静脉、腰升静脉以及椎管内的椎静脉丛。椎内、外静脉丛通过椎间孔，也可以直接通过椎体交通。穿过椎间孔的静脉连接两个静脉丛，包绕脊神经出口处并形成包绕神经的静脉袖[7]。

椎内静脉丛

椎内静脉丛在构成椎间孔的各骨性结构（椎板、棘突、椎弓根和椎体）的下方，嵌在硬脑膜外的一层疏松结缔组织中。椎内静脉丛由许多相互关联的纵行静脉组成，一些静脉沿椎管的前后面走行。椎内静脉丛的静脉没有静脉瓣，因此，血液的流动主要依靠体位和呼吸。

脊柱的动脉供应

脊柱外面的动脉血供来源于局部深动脉的分支，内面的动脉供应来源于脊髓节段动脉穿入椎间孔的分支。脊柱节段动脉进入椎

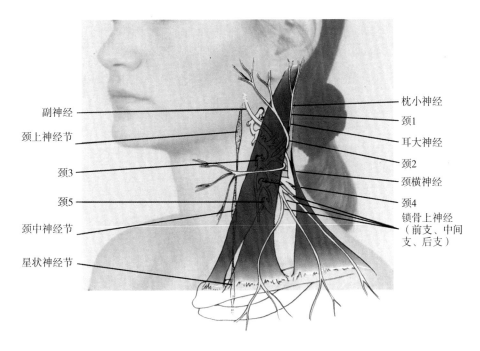

左侧标注（从上到下）：
副神经
颈上神经节
颈3
颈5
颈中神经节
星状神经节

右侧标注（从上到下）：
枕小神经
颈1
耳大神经
颈2
颈横神经
颈4
锁骨上神经（前支、中间支、后支）

图 2-40　椎动脉和颈交感神经节神经组成

间孔的同时分成三个分支，一支向后延伸供应相邻椎体后弓；前支供应后纵韧带、椎体的后面和周围组织；另一只是神经分支，供应脊神经。

在脊髓，动脉分支组成脊髓前外和后动脉，这和脊髓广泛而丰富的血供相关[7]。

椎动脉

椎动脉由于与颈神经、颈椎和来自交感链的神经丛关系密切而显得尤为重要。在颈部，椎动脉从第6颈椎开始，沿着钩椎关节经横突孔上行，而钩关节是退行性骨关节病发生的常见部位，椎动脉最终越过寰椎后弓进入枕骨大孔（图2-40）。围绕椎动脉的交感神经丛分布极为复杂，有时也被称为脊椎神经丛或脊椎神经（见图2-39）。该深部神经丛来自于脊神经节、星状神经节、颈中神经节以及颈腹支的细小分支（见图2-39）。这些纤维形成支配血管的分支，并围绕椎动脉形成密集的神经丛。椎动脉可导致疼痛，其本体感觉的传入神经与自主神经伴行。上颈椎关

节突关节或钩椎关节骨刺形成可导致头痛[7]。

结论

脊柱运动障碍的功能恢复治疗需要深入理解椎体运动节段的概念和结构[1]。对于脊柱的功能来说，椎体运动节段间的相对运动和相互作用非常重要。上颈椎运动节段不典型，不像下颈椎运动节段那样具有椎间盘，但活动度却相当大（见表2-1）。下颈椎相邻椎体间的正常运动是有限的，但整个下颈椎的累积效应可以增大其活动度（见表2-1）。椎间盘提供稳定性（连接椎体）和运动（通过其弹性变形）。椎间盘能够承受椎体间的扭转和压缩。脊柱传递的应力由椎间盘吸收。依赖于具有健康的椎间盘，每个运动节段都展现出一种内在平衡。某一运动节段单一组件的异常运动会影响该节段的其他运动组件，同时还会影响邻近节段。还必须同时考虑软组织病理变化情况，因为这有可能伴随于脊柱的运动功能障碍。颈椎过度屈曲损伤后，

恢复颈椎每个节段的正常运动具有重要的意义（见第8章）。

参考文献

1. Schmorl G, Junghanns H: *The human spine in health and disease*, ed 2, translated by Beseman EF. New York, 1971, Grune & Stratton, p 35.

2. Gatterman MI: *Chiropractic management of spine related disorders*, ed 2, Baltimore, 2002, Lippincott Williams & Wilkins.

3. Przybyla AS, et al: Strength of the cervical spine in compression and bending, *Spine* 32(15):1612-1620, 2007.

4. Collins P: Embryology and development. In Williams PL, editor: *Gray's anatomy*, ed 38, British. Philadelphia, 1995, Churchill Livingstone, pp 264-270.

5. Gatterman MI, Hansen D: Development of chiropractic nomenclature through consensus, *J Manipulative Physiol Ther* 17:302-309, 1994.

6. Soames RW: Skeletal system. In Williams PL, editor: *Gray's anatomy*, ed 38, British. Philadelphia, 1995, Churchill Livingstone, pp 510-546.

7. Cramer GD, Darby SA: *Basic and clinical anatomy of the spine, spinal cord and ANS*, St Louis, 1995, Mosby.

8. Cloyd JM, Elliott DM: Elastin content correlates with human disc degeneration in the anulus fibrosus and nucleus pulposus, *Spine* 32(17):1826-1831, 2007.

9. Mercer S, Bogduk N: The ligaments and annulus fibrosus of human adult cervical intervertebral discs, *Spine* 24(7):619-626, 1999.

10. Taylor JR, Giles LGF: Lumbar intervertebral discs. In Giles LGF, Singer KP, editors: *The clinical anatomy and management of back pain series, vol 1, Clinical anatomy and management of low back pain*, Oxford, 1997, Butterworth-Heinemann, pp 49-71.

11. Bogduk N, Tynan W, Wilson A: The nerve supply to the human lumbar intervertebral discs, *J Anat* 132:39-56, 1981.

12. Mendel T, et al: Neural elements in human cervical intervertebral discs, *Spine* 17:132-135, 1992.

13. Hoogendoorn RJ, et al: Experimental intervertebral disc degeneration induced by chondroitinase ABC in the goat, *Spine* 32(17):1816-1818, 2007.

14. Cramer GD, Gudavalli R, Skogsbergh D: Functional anatomy of the cervical spine. In Herzog W, editor: *Clinical biomechanics of spinal manipulation*, New York, 2000, Mosby, pp 50-91.

15. Hall MC: *Luschka's joint*, Springfield, IL, 1965, Charles C Thomas.

16. Giles LG, Taylor JR: Human zygapophyseal joint capsule and synovial fold innervation, *Br J Reumatol* 26:93-98, 1987.

17. Xu G, et al: Normal variations of the lumbar facet joint capsules, *Clin Anat* 4:117-122, 1991.

18. Yu S, Sether L, Haughton VM: Facet joint menisci of the cervical spine: correlative MR imaging and cryomicrotomy study, *Radiology* 164:79-82, 1987.

19. Bogduk N: The anatomy and pathophysiology of whiplash, *Clin Biomech* 1:92-101, 1986.

20. Loughenbury PR, Wadhwani S, Soames RW: The posterior longitudinal ligament and peridural (epidural) membrane, *Clin Anat* 19(6):487-492, 2006.

21. Neumann DA: Axial skeleton: osteology and arthrology. In *Kinesiology of the musculoskeletal system: foundations for physical rehabilitation*, St Louis, 2010, Mosby, pp 251-310.

22. Tubbs RS, et al: The tectoral membrane: anatomical, biomechanical, and histological analysis, *Clin Anat* 20(4): 382-386, 2007.

23. Foreman SM, Croft AC: *Whiplash injuries: the cervical acceleration/deceleration syndrome*, ed 3, Baltimore, 2002, Lippincott Williams & Wilkins.

24. White AA, Panjabi MM: *Clinical biomechanics of the spine*, Philadelphia, 1990, JB Lippincott.

25. McGill SM: Functional anatomy of the lumbar and thoracic spine. In Herzog W, editor: *Clinical biomechanics of spinal manipulation*, New York, 2000, Churchill Livingstone, pp 26-49.

26. Salmons S: Muscle. In Williams, PL, editor: *Gray's anatomy*, ed 38, British. Philadelphia, 1995, Churchill Livingstone, pp 737-900.

27. Travell JG, Simons DG: *Myofascial pain and dysfunction: the trigger point manual, vol 1, Upper half of body*, Baltimore, 1983, Williams & Wilkins.

28. Nash L, et al: Configuration of the connective tissue in the posterior atlanto-occipital interspace: a sheet plastination and confocal microscopy study, *Spine* 30(12):1359-1366, 2005.

29. Hack GD, et al: Anatomic relation between the rectus capitis posterior minor muscle and the dura mater, *Spine* 20: 2484-2486, 1995.

30. Elliott J, et al: Fatty infiltration in the cervical extensor muscles in persistent whiplash-associated disorders, *Spine* 31(22):E847-E855, 2006.

31. Barton PM, Hayes KC: Neck flexor muscle strength, efficiency, and relaxation times in normal subjects and subjects with unilateral neck pain and headache, *Arch Phys Med Rehabil* 77:680-687 1996.

32. Falla D: Unraveling the complexity of muscle impairment in chronic neck pain, *Man Ther* 9:125-133, 2004.

33. Falla D, Jull G, Hodges PW: Feed forward activity of the cervical flexor muscles during voluntary arm movements is delayed in chronic neck pain, *Exp Brain Res* 157:43-48, 2004.

34. Falla D, et al: Neck flexor muscle fatigue is side specific in patients with unilateral neck pain, *Eur J Pain* 8:71-77, 2004.

35. Jull G, Kristjansson E, Dall'Alba P: Impairment in the cervical flexors: a comparison of whiplash and insidious onset neck pain patients, *Man Ther* 9:89-94, 2004.

36. Keim HA, Kirkaldy-Willis WH: Clinical symposia: low back pain, *Ciba-Geigy* 39:2-32, 1987.

37. Edmeads J: Headaches and head pains associated with diseases of the cervical spine, *Med Clin North Am* 62: 533-544, 1978.

38. Mitchell BS, Humphreys BK, O'Sullivan E: Attachments of the ligamentum nuchae to cervical posterior spinal dura and the lateral part of the occipital bone, *J Manipulative Physiol Ther* 21:145-148, 1998.

39. Humphreys BK, et al: Investigation of connective tissue attachments to the cervical spinal dura mater, *Clin Anat* 16:152-159, 2003.

40. McLain RF: Mechanoreceptor endings in human cervical facet joints, *Spine* 19:495-501, 1994.

41. Chen C, et al: Distribution of A-delta and C-fiber receptors in the cervical facet joint capsule and their response to stretch, *J Bone Joint Surg Am* 88(8):1807-1816, 2006.

42. Lu Y, et al: Neural response of cervical facet joint capsule to stretch: a study of whiplash pain mechanism, *Stapp Car Crash J* 49:49-65, 2005.

43. Cavanaugh JM, et al: Pain generation in lumbar and cervical facet joints, *J Bone Joint Surg Am* 88(Suppl 2):63-67, 2006.

44. Bogduk N, et al: Cervical headache, *Med J Aust* 143:202-207, 1985.

45. Bogduk N: An anatomical basis for the neck-tongue syndrome, *J Neurol Neurosurg Psychiatry* 44:202-208, 1989.

46. Boguk N: Headaches and the cervical spine (editorial), *Cephalalgia* 4:7-8, 1986.

47. Trevor-Jones R: Osteo-arthritis of the paravertebral joints of the second and third cervical vertebrae as a cause of occipital headaches, *S Afr Med J* 392-394, 1964; May.

48. Bogduk N, Marsland A: On the concept of third occipital headache, *J Neurol Neurosurg Psychiatry* 49:775-780, 1986.

49. Treleaven J, Jull G, LowChoy N: Smooth pursuit neck torsion test in whiplash-associated disorders: relationship to self-reports of neck pain and disability, dizziness and anxiety, *J Rehabil Med* 37(4):219-223, 2005.

50. Treleaven J, Jull G, LowChoy N: The relationship of cervical joint position error to balance and eye movement disturbances in persistent whiplash, *Man Ther* 11(2):99-106, 2006.

第3章

病史和受伤机制

Meridel I. Gatterman

胡 鸢 译

正确询问挥鞭伤患者的病史，对于明确其受伤机制极其重要。外力的作用方向、患者的姿势、头颅和脊柱的位置关系，以及受伤时颈部肌肉的紧张程度都有助于确定损伤的性质[1]。最重要的一点是患者受伤时的姿势[2]。无防备的情况下受伤通常更严重[1]。位于副驾驶的患者通常更易受伤，因为其比驾驶员更缺乏防备[2]。如果在撞击时驾驶员正扭头看后视镜，其受伤机制将不同于面朝前方时。头部转动或倾斜时受伤可能更重[1]。

评价矢状位和其他平面上的受力范围非常重要。受伤时颈部过度后伸过程中，不对称的扭转力可由于安全带限制了一侧肩部运动同时允许另一侧肩部向前运动所致。车祸时系安全带的患者，颈肩带扭伤是一个常见的临床现象。如果扭转力太强，还可以导致固定侧肩部的对侧胸腰段、腰骶结合部和骶髂关节损伤。受撞击时，如果患者正在扭头看后视镜或伸开胳膊保护车内乘客，就会导致不同的损伤。颈部旋转45°时，颈椎的生

理后伸范围减少一半，后方关节会因为活动超出生理范围而导致损伤或绞锁。如果此时头颅过度后伸，就会造成严重损伤。如果受到的是侧方撞击，受伤机制和后方撞击时挥鞭伤类似，颈部会先甩向受撞击的一侧，再甩向对侧。由于头部会撞到肩部或车内侧壁，侧方的屈曲范围有限。

挥鞭伤的受伤机制

被追尾时，最初患者头颈部保持相对静止，躯干向后方移动，而车向前移动。随后由于胸椎后凸变直，导致躯干猛然向上移动，使头部获得垂直方向的加速并使颈椎变直和受压[2]。然后颈椎发生一系列的异常变形。首先是上颈椎屈曲，接着是下颈椎后伸，形成整个颈椎的"S"形变形，最后是所有颈椎节段后伸[2,3,5-6]。Yang 和 King[7]还发现大范围的后方关节囊牵伸伴有明显的后方结构剪切变形。他们认为这是导致疼痛的主要原因。在

后伸相过后，头部甩向前方，颈部屈曲，同时棘突扇形张开[8]。

挥鞭伤 4 个时相中的结构损伤

当车辆被从后方撞击时，乘客的躯干向前加速，而未受固定的头颈部相对滞后[8]。当头颈部被向后伸时，颈椎前方的肌肉会收缩以限制过度后伸，同时这些肌肉也被拉伸。在此时相中最常见的是"前方条状肌肉损伤"，包括胸锁乳突肌和斜角肌[2]。头夹肌也常受伤，特别是当撞击时头颈部处于旋转的姿势时。撞击时头部旋转会增加受伤风险[8]。

后方撞击所致挥鞭伤的第 2 时相中，易受伤的是那些承受剪切应力的结构。Penning[9]推测挥鞭伤的首要受伤机制实际上是头部的过度后移。他认为上段颈椎的韧带受到过度牵拉，特别是寰枢椎节段（包括翼状韧带），导致本体感觉信号紊乱。当韧带和关节囊受到牵伸时，轴向的拉力使关节分离，而随后的挤压力又导致关节被挤压和排列紊乱[2]。在当颈部肌肉被牵拉到需要韧带来维持颈椎稳定的程度时，韧带就会损伤。当韧带被牵拉时，椎间盘和关节囊的损伤也可能随之发生。椎间盘的损伤通常是纤维环的撕裂，影像学上椎间隙前窄后宽，通常伴有因后方结构破坏导致的椎体前方过度活动和半脱位[8]。在第 3 时相中，加速度减弱，头部和躯干向前甩动，牵拉颈椎后方的浅表肌肉，包括斜方肌上部。在第 4 时相中，如果躯干被安全带固定，头部会继续向前移动导致其撞到胸部或其他物体。在此时相中，上段颈椎的后方肌肉和整个颈椎的韧带，包括枕下肌群容易受伤。Croft 认为上段颈椎由于在剧烈的挥鞭样动作中处于生物力学的枢纽位置，因此最容易受伤[8]。

挥鞭伤导致的生物力学损伤呈现出特定的模式。C4-C5 至 C5-C6 节段的韧带损伤所致的过度活动可能会导致中段颈椎的退行性改变，这是临床上常见的挥鞭伤后遗症。后

方撞击导致的过伸伤常常拉伤前方的条状肌肉（斜角肌和胸锁乳突肌）。如果头部旋转或倾向一侧，扭力会导致一侧颈部损伤大于另一侧。强力的过伸伤会牵拉前纵韧带，拉伤连接椎间盘的部分纤维。一小块骨会从椎体下缘撕下形成撕脱骨折[10]。前纵韧带下方的纤维环可被撕裂，伴随髓核的移位[11]。作用于后方结构的压缩力挤压椎板间韧带并可能撕裂关节囊韧带，同时由于挤压后方关节导致其关节软骨受损[12]。后伸合并压缩和旋转力可导致颈椎后方结构破碎。

后方撞击所致的过屈损伤可撕裂或牵拉项韧带、钩椎关节关节囊韧带、后方小关节、棘间韧带和其他颈椎后方的韧带。

颈椎后方小关节脱位可能会伴有脊髓损伤，严重时，牵张性损伤可能导致椎骨后方结构的骨折。椎体可发生压缩骨折，这在伤后早期影像学可能不易察觉，当压缩程度较大以及愈合后才能发现[6]。

挥鞭伤导致的神经系统的损伤包括脑挫伤和脊髓挫伤[13]。由于脑组织撞击对侧的颅骨内板，可导致大脑皮质和小脑的损伤，同时同侧的颅骨下脑组织可能受损。脊髓损伤是过伸暴力和向后的剪切暴力共同所致。水肿和横切损伤也会损伤脊髓。如果受撞击时处于转头的姿势，剪切暴力可导致椎板或后方小关节骨折[6]。寰椎和枢椎的侧块可能出现压缩骨折，而头颅转向一侧的横突可能发生骨折，对侧的韧带会被撕裂，导致寰枢椎脱位[6]。更常见的是寰枢椎半脱位。1956 年，Jacobson 和 Adler[14]将其描述为病理性的固定于正常活动范围内的某个位置，Coutts[15]在 1934 年对此有详细的描述。Wortzman 和 Dewar[16]报道这种旋转性固定是较为常见的，发生于后方撞击所致的屈曲—伸展损伤中（见第 8 章）。常用的影像学检查采用普通颈椎 X 线片或 CT 以显示脱位、半脱位和骨折[17]。磁共振成像（MRI）越来越常用于评价挥鞭伤所致的不同类型的颈部软组织损伤。动态 MRI 可以显示颈部功能性的异常。前屈

后伸成像、高分辨率静态 MRI 以及特别是动态 MRI 保证了其更为广泛的应用 [18]（见第 5 章）。

侧方向撞击可导致颈部侧方肌肉的拉伤以及寰枢椎韧带、翼状韧带和上方关节囊的撕裂。严重时，椎体侧方及相邻的侧块会产生楔形变 [19]。

直接作用于神经根的创伤除了引起神经根病，还可以引起神经根袖和周围组织的炎症，导致纤维化 [26]。神经根袖和邻近组织的粘连会阻碍神经根的正常活动。颈交感神经受刺激会引发一系列的症状 [21]。脊髓交感干和交感纤维的损伤是导致这些症状的原因。反射性刺激和直接损伤可以导致颈交感神经兴奋。由于距椎动脉近，颈交感神经特别容易受伤。位于横突孔内的椎动脉以及包绕其的颈交感神经，在被推向其后方的骨组织时，或当其周围骨组织出现半脱位、骨折，以及周围软组织受创伤时，容易受损。

Grieve[22] 将挥鞭伤比喻为颈部的多个踝关节扭伤，伴有额外的神经根和臂丛并发症、脑激惹、韧带和肌肉的撕裂，以及血管和淋巴管损伤。他强调挥鞭伤总的效应是导致感觉器官和精细平衡功能的紊乱。

烈地撞击也可以导致挥鞭伤。另一种严重的挥鞭伤就是"晃动婴儿"或"挥鞭 - 晃动婴儿"综合征损伤，发生在成人前后方向反复晃动婴儿时。这可以导致严重的损伤，包括神经系统识别功能障碍，甚至致命 [8]。

尽可能多收集损伤机制的信息是非常重要的，特别是车祸导致损伤的时候。暴力的方向、头的位置、头和脊柱的关系、以及当时颈部肌肉的张力都有助于确定应力的位置。应该关注患者受伤时的姿势。是正看着前方，还是扭头或转身？是否正在开车？胳膊有无伸开？头部或身体其余部分有无撞到其他物体？有没有被车内其他物体撞到？患者有没有系安全带（是只固定骨盆的还是固定骨盆和肩部），头部有没有支撑？伤后有无意识丧失或神智错乱？患者有没有被甩出车外？事故车辆的各自尺寸，车辆的构成，以及被撞车辆的悬挂类型？撞击时的大致速度？患者的脚是使劲踩着刹车还是车地板？座位有无松动？靠背是否脱落？之前患者颈椎有无外伤或陈旧性损伤？弄清这些问题将有助于评估损伤的程度，并且提示哪些结构可能受累（见框 3-1）。

病史

挥鞭伤患者最常有的是轻度至中重度的车祸追尾外伤史，以及其他类型的车祸，如车头撞击和侧方撞击外伤史 [22]。偶尔患者会诉坠落导致挥鞭伤。侧方向跌落时撞到伸开的胳膊会对颈椎造成侧方挥鞭伤。被物体猛

车祸相关的记录

保险研究委员会提供了基于 42 000 份车祸伤索赔的信息 [23]。警方的报告通常会指明当事人在车内的位置（驾驶员还是乘客），以及在现场是否有可见和明显的损伤。其他可用的信息包括意识丧失、安全带的状态、

框 3-1 有助于评估损伤的程度以及提示哪些结构可能受累的相关问题

- 患者是正看着前方，还是扭头或转身？是否正在开车？
- 胳膊有无伸开？
- 头部或身体其余部分有无撞到其他物体？有没有被车内其他物体撞到？
- 患者有没有系安全带（是只固定骨盆的还是固定骨盆和肩的），头部有没有支撑？
- 伤后有无意识丧失或神智错乱？患者有没有被甩出车外？
- 事故车辆的各自尺寸，车辆的构成，以及被撞车辆的悬挂类型？
- 撞击时的大致速度？患者的脚是使劲踩着刹车还是车地板？
- 座位有无松动？靠背是否脱落？患者颈椎之前有无外伤或陈旧性损伤？

以及是否甩出车外。如果患者是被救护车送来的，需要有所记录，救护车的医学记录应该包括患者的体格和神经学检查。神智情况、擦伤、骨折、撕裂伤，以及头、胸、腹部损伤，还有所有脊柱的情况，包括颈托或夹板，都应该被记录。

急诊科记录

43%～50%的挥鞭伤患者在急诊科就诊而不必住院。急诊记录会显示生命体征、神经功能状态和物理性损伤。如果拍了 X 线片，还会有放射学报告。如果患者有意识，很可能还有当时的疼痛评分报告。仅仅简单的一个"挥鞭伤"或"颈部外伤"的诊断对于描述损伤是远远不够的。

记载症状的病史

记载患者的最初症状以及是否改善、加重或恢复到伤前状态是非常重要的。要记录疼痛导致的活动受限或引起疼痛加重的动作。明确并记录误工时间或不能从事的工作。了解相同的部位先前是否有损伤是很重要的。要记录何时受伤、疼痛性质、治疗的程度、影像学和其他检查的结果，以及前次损伤是否治愈。要评估所有导致患者容易受伤的骨骼肌肉状况，如风湿性关节炎、其他关节的疼痛、椎间盘突出和做过脊柱或关节的手术。

参考文献

1. Sturzenegger M, et al: Presenting symptoms and signs after whiplash injury: the influence of accident mechanisms, *Neurology* 44(4):688-693, 1994.
2. Gatterman MI, Hyland JK: Whiplash. In Gatterman MI, editor: *Foundations of chiropractic: subluxation*, 2nd ed, St Louis, 2005, Mosby, pp 429-447.
3. Grauer JN, et al: Whiplash produces an S-shaped curvature of the neck with hyperextension at the lower levels, *Spine* 22:2489-2494, 1997.
4. Kaneoka K, et al: Motion analysis of cervical vertebrae during whiplash loading, *Spine* 24:763-769, 1999.
5. Panjabi MM, et al: Mechanism of whiplash injury, *Clin Biomech* 13:29-49, 1998.
6. Eck J, Hodges SD, Humphreys SC: Whiplash: a review of a commonly misunderstood injury, *Am J Med* 110(8):651-656, 2001.
7. Yang KH, King AI: Neck kinematics in rear-end impacts, *Pain Res Manag* 8:9-85, 2003.
8. Foreman SM, Croft AC: *Whiplash injuries: the cervical acceleration/deceleration syndrome*, 3rd ed, Baltimore, 2002, Lippincott Williams & Wilkins.
9. Penning L: Backward hypertranslation of the head: participation in the whiplash injury mechanism of the cervical spine? *Orthopade* 23:268-274, 1994.
10. Hohl M: Soft tissue neck injuries. In Bailey RW, editor: *The cervical spine*, Philadelphia, 1983, JB Lippincott, pp 282-287.
11. Barnsley L, Bogduk N: The pathophysiology of whiplash, *Spine State Art Rev* 7:329-353, 1993.
12. Kirpalani D, Mitra R: Cervical facet joint dysfunction: a review, *Arch Phys Med Rehabil* 89(4):770-774, 2008.
13. Martin DH: The acute traumatic central cord syndrome. In Gunzburg R, Szpalaski M, editors: *Whiplash injuries: current concepts in prevention, diagnosis, and treatment of the cervical whiplash syndrome*, Philadelphia, 1998, Lippincott Williams and Wilkins, pp 129-134.
14. Jacobson G, Adler DC: Examination of the atlanto-axial joint following injuries with particular emphasis on rotational subluxation, *Am J Roentgenol* 76:1081-1094, 1956.
15. Coutts MB: Atlanto-epistropheal subluxations, *Arch Surg* 29:297-311, 1934.
16. Wortzman G, Dewar FP: Rotary fixation of the atlantoaxial subluxation, *Radiology* 90:479-487, 1968.
17. Bagley LJ: Imaging of spinal trauma, *Radiol Clin North Am* 44(1):1-2, 2006.
18. Van Goethem JWM, et al: Whiplash injuries: is there a role for imaging, *Eur J Radiol* 22:30-37, 1996.
19. Whitly JE, Forsyth HF: The classification of cervical spine injuries, *Am J Roentgenol* 83:633-644, 1960.
20. Davidson J, Larson IL, Risling M: Effects of pressure gradients on dorsal root ganglions—a possible whiplash injury mechanism, *J Biomech* 39(suppl 1):S148, 2006.
21. Fitz Ritson D: Cervicogenic sympathetic syndromes. In Gatterman MI, editor: *Foundations of chiropractic: subluxation*, St Louis, 2005, Mosby, pp 398-416.
22. Grieve GP: *Common vertebral joint problems*, New York, 1981, Churchill Livingstone.
23. Insurance Research Council: Auto injury insurance claims: countrywide patterns in treatment, cost, and compensation. ircweb.org/ircproducts/abstract.htm#20080213.

第4章

体格检查

Meridel I. Gatterman

胡 鸢 译

本章将概述常用的体格检查和测试，这些方法有助于对挥鞭伤患者最常见状况的鉴别诊断。后续章节（第5～8章）将介绍特殊的挥鞭伤相关疾病的详细检查。如果查体前做过影像学检查，如在急诊室拍过片，查体前应该再次阅读一遍。如果临床判断建议进一步影像学检查，或者之前未拍X线片，就需要进行影像学检查。和其他创伤一样，对挥鞭伤患者要留意其症状常常在伤后第二天加重。对于骨折患者，有时前几天的影像学检查可能没有显示骨折线，因此要进一步复查，如果患者的病情明显加重，必须要排除骨折（见第5章）。如果怀疑颈椎不稳，应立即拍摄颈椎动态位片。

临床评估，包括体格检查，是一个包括评价、干预、再评价和反馈的连续过程。在问病史后（第3章），要进行主观和客观检查。有一点很关键，在疾病的早期检查中要牢记受到身心双重伤害的患者是非常脆弱的。Grieve强调挥鞭伤患者很容易受到粗暴检查

手法的伤害。他认为这类患者和单纯外周关节损伤的患者截然不同。

如果伤势严重的挥鞭伤患者受到粗暴的检查和不细心的搬动，症状就会恶化，出现剧烈头痛、异乎寻常的视觉紊乱、心情痛苦以及令人惊恐的颈痛[2]。

接诊挥鞭伤患者的医生要谨记以上告诫。

倾听患者

患者主诉反映的信息可以指导物理诊断。重要的是细心倾听，这有助于作出更精确的诊断。没有标明受累的结构，而仅仅简单地用"肌肉劳损"或"韧带扭伤"来诊断是远远不够的。物理诊断的格式要包括肌肉损伤和疼痛症状（第6章）、关节和韧带结构（第8章）以及神经系统（第7章）导致的功能障碍。熟练地提取有用的信息需要仔细、耐心和开放的思维。取得患者的信任不仅对其是一种安慰，而且有利于其配合后续

的治疗。以患者为中心的医疗强调在检查评估颈痛患者过程中，要考虑到患者的个体差异。

疼痛图

为了阐明诊断，以及指明生理和心理问题，第一步要作疼痛图，这很有帮助。Ransford、Cairns 和 Mooney 将其用于心理学筛查 [3]，对于歇斯底里和癔症程度的判断，疼痛图和明尼苏达多项人格测试的一致性超过 80%。疼痛图还有助于指导体格检查。如果疼痛图和解剖分布模式一致，就没有必要进行心理异常的评估。如果疼痛位于身体边界以外，呈现非解剖学分布，或覆盖整个身体，位于双侧上肢和下肢，或者双侧均缺乏查体阳性发现，就需要进行心理评估。每一个异常的疼痛生理模式在疼痛图上记作 1 分。分数超过 3 分，如果不进行心理干预，治疗难以取得良效。

研究表明受伤时心理正常的患者，如果症状超过 3 个月，心理也会出现异常 [4]。如果每次就诊都作疼痛图，后几次图可能会提示疼痛导致的心理改变。必须留意存在纤维肌痛症症状和体征的患者会常常出现双侧上肢和下肢的疼痛。用轻微的力量仔细地触诊标准位置上的压痛点，就可以鉴别诊断纤维肌痛症（见第 6 章）。

疼痛图对于指导体格检查以明确受损的结构极有帮助，应该首先完成。患者不仅可以指明疼痛的部位，而且不同的疼痛类型可以用不同的标识来表示（图 4-1）。Travell 和 Simons[5] 已经勾勒出肌肉中扳机点牵涉痛的模式图，参考这些模式图，可以较容易地通过触诊明确挥鞭伤导致了哪些肌肉损伤（见第 6 章）。

主诉和大体评价

记录患者的主诉以指导急诊患者的治疗，以及必要时为判断长期治疗的预后提供一个出发点。表 4-1 列出了最常见的挥鞭伤症状。由于强效镇痛药可以掩盖症状，任何用药都要被记录。体格检查是针对主诉进行的总体评价。其包括血压、体温、心率和其他生命体征。要观察患者的移动能力、步态以及站姿和坐姿。静态姿势的个体差异很大，因此判断患者的姿势与症状和体征之间是否相关是有难度的。动态的姿势分析常可以提供更多的信息。观察患者坐位时颈部是否活动自如就更有帮助。如果出现肌卫，就应该关注肌肉控制的策略。如果怀疑上肢受伤，就必须评价肩带的活动，有时还必须检查腰部和下肢是否有问题。

分析颈椎的活动

测量和评估颈椎的主动活动度，包括对疼痛的反应，是检查挥鞭伤患者的基本要素。颈椎活动度缺陷可以用来区分颈痛患者和无症状者 [6-9]。使用倾斜计可以量化颈椎的活动度（图 4-2 ~ 4-4）。观察患者的颈椎活动度测试，可以定性测量患者的疼痛反应以及运动的控制模式。

颈椎的节段性活动

标准的颈椎椎体其宽度大于高度，具有相对较大的椎间孔。C2-C7 的颈椎全长中 40% 由椎间盘构成，因此颈椎作为活动度最大的一段脊柱就不足为奇了。然而，稳定性也因此降低了，使得颈椎极易受伤。颈椎每个节段通常具有 6° 的活动度（表 4-2）。C1 在 C2 的齿状突上有 80° 的旋转角度。头颅可以做轻微的屈伸运动，以及更小幅度的侧屈运动（见表 4-2）。节段性的活动受限，虽然对于整个颈椎的活动度影响不大，但如果不治疗就会导致明显的疼痛和功能障碍（见第 8 章）。

通过徒手检查来评估颈椎的节段活动要

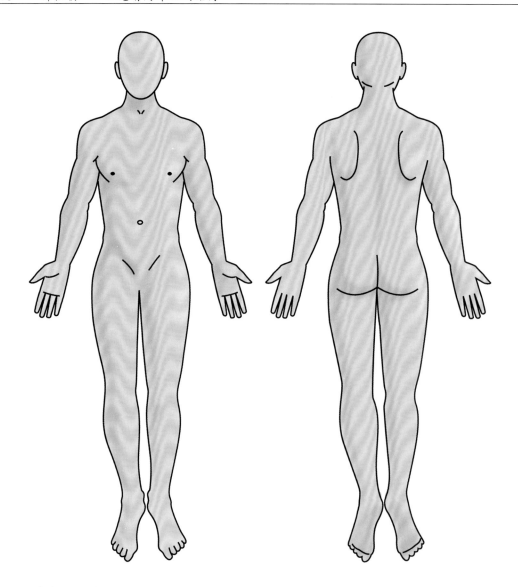

图 4-1 疼痛图可以提示生理和心理的问题。不同的符号代表不同的症状：麻木（·），针刺感（o），烧灼感（x），酸痛（*），刺痛（/）。

包括静态和动态的触诊[11]。在颈椎的大体活动度评估（图 4-2 ～ 4-4）之后，要触诊节段的对称性和活动度（见第 8 章）。还要触诊组织的张力、质地和温度[11]。医生如果对触诊不是很精通，可能需要请教这方面的专家，如整脊医师。触诊痛点时患者躲闪表明局部有压痛，也可以通过患者的呻吟来体现。表 4-3 列出了肌肉力量、压痛、痉挛性劳损和扭伤频率的标准化分级，以及改良的挥鞭伤相关紊乱的分级系统。

神经学评价

神经学评价要检查感觉、运动和反射功能。

感觉检查可分为疼痛觉、温度觉、振动觉以及位置觉。周围神经病变时症状主要位于局部：病变越靠近近端，痛觉减退或运动障碍分布范围越大。评估大脑功能障碍要留意患者的特殊习惯以及对时间、空间及身体各部位的定向能力。深入评价大脑功能需要

表 4-1

挥鞭伤的常见症状

症状	症状来源
头痛	枕下肌群、后方小关节、肌筋膜扳机点、三叉神经复合体
颈部疼痛和僵硬	颈部肌肉、后方小关节、颈神经根、颈椎间盘
肩痛	肩关节、肩袖、肩胛肌肉
上肢麻木	斜角肌、后方小关节、颈神经根、臂丛神经
定向障碍、刺激征	脑
视觉障碍	椎基底动脉网络、脑干、颈脊髓
记忆缺失和无法集中精力	脑
眩晕	颈交感神经、椎动脉、内耳
吞咽困难	咽部
耳鸣	颞下颌关节、基底动脉、颈交感链、内耳
恶心	迷走神经
头晕、轻度头痛	颈交感神经、脑、内耳
姿势和平衡不良	椎旁肌肉、本体感觉紊乱、后方小关节、颈神经根

改编自 Evans RC: Illustrated orthopedic *physical assessment*, 3rd ed, St Louis, 2009 Mosby.

进一步的影像学和电诊断检查。大脑病变的特征性改变是患者睁眼时出现重复的齿轮样肌肉动作。脊髓后柱病变时，患者睁眼时重复肌肉运动是平顺的，但闭眼时则无法做到。检查脑神经以明确脑干功能障碍（表4-4）。

感觉测试

振动觉是通过脊髓后柱传导的。其测试是将振动的音叉由远及近地放置在身体的骨性突起上。大部分人能感觉到每个足趾第一个关节上的振动或蜂鸣声。有时需要测试近端的较大关节，如从足趾测到踝关节。各种因素，如年龄、之前的外伤或疾病都会导致远端的感觉减弱。双侧肢体振动觉对称通常被认为是"正常"或无临床意义。因为感觉传导束在大脑低位的髓质而不是在脊髓内交叉，单侧感觉改变意味着该侧的周围神经或脊髓损伤。位置觉经由脊髓后柱的内侧丘系传导。测定位置觉的方法是紧握患者的拇指或第一足趾，并使其上下活动。患者必须闭眼以排除视觉的影响，然后告知检查者手指（足趾）何时以及向何方向运动。双侧是否对称很重要。因为其传导纤维在低位脑髓质交叉，单侧的阳性发现提示该侧脊髓病变。双侧的位置觉缺失和共济失调（肌肉的协调性降低和步态不良）有关。

使用针或纸夹可以方便地检查患者的痛觉。通过轻刺患者的皮肤，检查者可以确定患者是否有周围神经、皮节、肌节、脊髓或脑部的病变。痛觉和温度觉通过脊髓丘脑侧束传导。神经纤维在进入脊髓的水平左右交叉，因此，脊髓内的病变可以影响对侧的感觉。

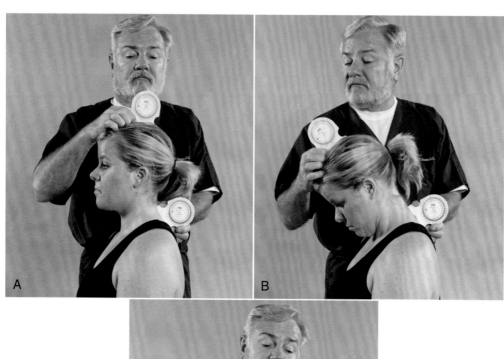

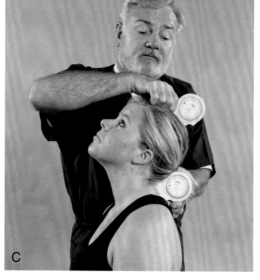

图 4-2　使用倾斜计测量颈椎的屈伸角度。患者坐位，颈部处于中立位。A，检查者将一个倾斜计矢状位方向放在患者第 1 胸椎棘突上。第二个倾斜计也是在矢状位方向，放于枕部上方或患者头顶。两个倾斜计这时均为零度。B，患者前屈头颈部。检查者记录两个倾斜计的角度。头部的倾斜计角度减去胸部的倾斜计角度就是颈椎的屈曲角度。从中立位算起的屈曲角度应该 ≥ 60°。测量颈椎后伸角度的起始位也同图 A。C，检查者将一个倾斜计矢状位方向放在 T1 棘突，稍微旁开一点的位置。第二个倾斜计也是矢状位方向，放于枕部上方或患者头顶。两个倾斜计这时均为零度。患者后伸头颈部。检查者记录两个倾斜计的角度。头部的倾斜计角度减去 T1 的倾斜计角度就是颈椎的后伸角度。从中立位算起的后伸角度应该 ≥ 75°。

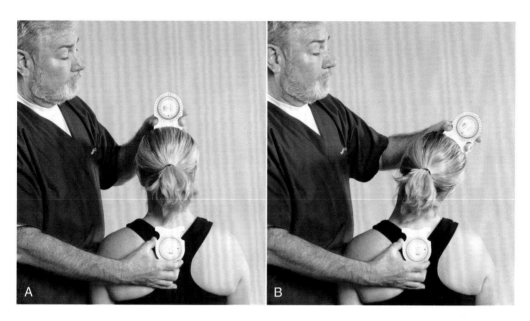

图 4-3　患者坐位，颈椎处于中立位，用倾斜计测量侧屈活动度。A，检查者将一个倾斜计在冠状位方向放于第 1 胸椎棘突位置。第二个倾斜计也是在冠状位方向，放于枕部上方或患者头顶。两个倾斜计这时均为零度。B，患者将头颈部侧屈。检查者记录两个倾斜计的角度。头部的倾斜计角度减去 T1 的倾斜计角度就是颈椎的侧屈角度。从中立位算起的侧屈角度应该至少为 45°。用同样的方法测量另一侧的侧屈角度。

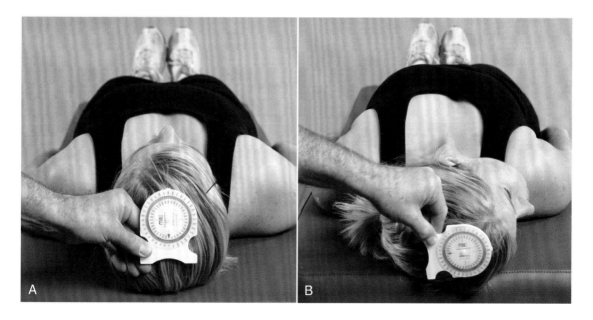

图 4-4　患者仰卧位，用倾斜计测量旋转角度。A，检查者将倾斜计在患者水平位方向上放于头顶。此时刻度为零。B，患者向一侧旋转颈部，检查者记录倾斜计的角度作为旋转角度。用同样的方法测量另一侧的旋转角度。从中立位算起的旋转角度应该 ≥ 80°。

表 4-2

颈椎各节段的活动度（单位：°）

	C0-C1	C1-C2	C2-C3	C3-C4	C5-C6	C6-C7	C7-T1
屈和伸 *	15[§]	15	12	17	21	23	21
侧屈 [†]	3[§]	—	14	14	14	14	14
轴向旋转 [‡]	—	83	6	13	13	14	11

改编自 Adams M: Biomechanics of the cervical spine. In Gunzburg R, Szpalski M, editors: *Whiplash injuries: current concepts in prevention, diagnosis, and treatment of the cervical whiplash syndrome*, Baltimore, 1998, Lippincott Williams & Wilkins pp 13-20.

* 数据源于 Dvořák J, et al: Functional radiographic diagnosis of the cervical spine: flexion/extension, *Spine* 13:748-755, 1988.

[†] 数据源于 Penning L: Normal movements of the cervical spine, Am J Roengenol 130:317-326, 1978.

[§] 数据源于 Kapandji IA: *The physiology of the joints, Vol 3, The trunk and vertebral column*, London, 1974, Churchill Livingstone.

[‡] 数据源于 Dvořák J, et al: Functional radiographic diagnosis of the cervical spine: axial rotation, *Spine* 12:197-205, 1987.

反射

上肢最常检查的反射是肱二头肌、肱三头肌、肱桡肌腱反射。在下肢，主要查髌腱和跟腱反射。这些反射涉及脊髓节段的参与，当牵伸肌腱时，会激活肌梭继而向脊髓传出一个同步的位相性冲动。测试时先找到肌腱，然后用叩诊锤叩击肌腱。在得出腱反射减弱或消失的结论前，要先转移患者的注意力或让患者眼睛盯着别处以避免紧张，查下肢时让患者双手互相拉扯以转移其注意力。

肌力测试

颈部疼痛常伴有颈部肌力下降，最常见于颈部屈肌和伸肌，以及颈肩胛肌肉，如斜方肌上部。伤后早期肌力测试可能会加重症状，疼痛抑制使患者不敢用力导致得出假阳性结果。在患者坐位姿势下，徒手检查胸锁乳突肌和斜方肌肌力（图 4-5）。后外侧颈部伸肌的检查在俯卧位进行（图 4-6）。屈肌的检查在仰卧位进行（图 4-7）。后外侧、前外侧和前侧颈部屈肌检查在仰卧位进行（图 4-7）。俯卧和仰卧位检查可在坐位的疼痛诱发试验结束后进行，以免患者频繁地更换体位。

颈椎的疼痛诱发试验

疼痛诱发试验通过对特定的组织施压来提供有价值的信息。当试验复制或加重了患者的症状，即为阳性。对于车祸的急性损伤患者，如果怀疑有骨折或脊柱不稳，做疼痛诱发试验前必须先做影像学检查（见第 5 章）。正如其命名，疼痛诱发试验被设计用来激发或复制出患者的症状（疼痛或功能障碍），因此要特别小心以防止加重损伤。为避免混淆，后文介绍的试验根据其测试的功能命名，而不是用人名来命名。根据患者症状的急性程度和疼痛程度，试验首先在坐位进行，以免变换体位时疼痛。

挤压试验

挤压试验除了产生局部和（或）根性的症状，还可能导致颈部坍塌征（颈部在挤压下出现坍塌或弯曲）。要密切观察患者的疼痛反

表 4-3

术语的标准化表

肌力分级

5 级 正常	在全关节范围内活动，能对抗重力和阻力
4 级 较好	在全关节范围内活动，能对抗重力和部分阻力
3 级 尚可	在全关节范围内活动，仅能对抗重力
2 级 较差	能在全关节范围内活动，但不能对抗重力
1 级 轻微	可触及肌肉收缩，但不能活动关节
0 级 缺失	肌肉无收缩

压痛分级

Ⅰ级	无压痛
Ⅱ级	有压痛，但不伴有躯体躲避反应
Ⅲ级	有压痛，伴有躯体躲避（跳跃征）
Ⅳ级	轻微刺激（如抚摸、针轻刺、温和叩诊）即导致躯体躲避动作

频率

间歇性	< 25% 的时间（清醒状态）
偶有	25% ~ 50%
频繁	50% ~ 75%
持续	75% ~ 100%

痉挛分级

+1	被动活动关节时持续收缩伴轻度阻力
+2	被动活动关节时持续收缩伴中度阻力
+3	被动活动关节时肌肉僵硬，阻力很大以至于无法活动关节
+4	活动或触诊即可引发痉挛
+5	无外界刺激下就有痉挛，例如：处于止痛体位（僵硬）、挛缩等。

肌肉扭伤的分级

Ⅰ级 — 轻微	轻度炎症反应，稍有肿胀，无明显血肿，少量肌纤维断裂
Ⅱ级 — 中度	肌纤维中等撕裂伤，明显肿胀和水肿，肌肉组织周围出血（血肿）
Ⅲ级 — 严重	肌肉完全断裂，肌腱从骨骼上撕脱或断裂

扭伤的分级

Ⅰ级 — 轻微	少量韧带纤维撕裂
Ⅱ级 — 中度	韧带撕裂，但未完全断裂
Ⅲ级 — 严重	韧带从止点完全撕脱或韧带完全断裂
Ⅳ级 — 扭伤骨折	韧带及附着处骨撕脱骨折（撕脱伤）

改编自 Quebec Task Force Grading System for Whiplash Associated Disorders (WAD).

表 4-4	
脑神经功能检查	
Ⅰ	嗅觉（双侧分别测试）
Ⅱ	视敏度（读视力表的能力）
Ⅲ	光调节能力（瞳孔对光的反应）
Ⅲ、Ⅳ 和 Ⅵ	眼球运动（盯着手指运动）
Ⅴ	眨眼和咀嚼能力
Ⅶ	面肌（微笑和味觉）
Ⅷ	听觉（听敏度和平衡）
Ⅸ	味觉（呕吐反射）
Ⅹ	语言（吞咽）
Ⅺ	耸肩
Ⅻ	舌（运动能力）

应，一旦患者躲闪、颈部弯曲或坍塌，应立即停止挤压。然后询问患者并让其用一个手指指出具体的疼痛位置。

椎间孔挤压试验

在健康人，颈椎间孔约 1/5 被背侧根和腹侧神经根（在内侧）以及脊神经（在外侧）占据。颈椎中立位时，神经在椎间孔的下部，和椎间盘同水平或在其下方，具有充足的无痛活动空间。后方小关节退行性变所致的增生（骨关节炎），可能在颈椎外伤后对背侧神经根丝、背侧神经根或背根神经节产生压迫，从而导致症状。挥鞭伤所致炎症伴随的水肿和肿胀，可使先前无症状的患者产生神经痛。通过挤压颈椎可以挤压椎间孔，诱发单侧的局部症状。和其他测试一样，让患者用一个手指指出最疼的部位，可以提供有价值的信息。椎间孔挤压试验在患者坐位时进行（图 4-8）。

通过挤压试验评价神经根的功能

急性椎间盘突出和后方小关节半脱位可以产生神经根压迫。如果患者通过将手举过头顶来缓解症状，这提示神经根受累，因为这个姿势可以缓解神经受压的根性痛（图 4-9）。根性痛能在患者睡几小时后将其疼醒，也可以在其保持端正的坐位姿势 15～30 分钟后缓解。颈椎挤压试验通常是让患者在坐位时向后仰头。患者仰头并侧屈颈部，使耳朵靠近肩部，同时检查者将患者头部下压，如果根性痛加重，就要怀疑神经根受压（图 4-10）。与颈神经根相关的临床表现列举于表 4-5。

椎间盘突出

偶尔车祸会导致椎间盘突出[12]。虽然不常见，但当颈椎受到明显的撞击或先前就有外伤时，可能会导致椎间盘突出，就需要排除。MRI 可以提供明确的诊断（见第 5 章）。当头和颈部被动的前屈抵住胸部时，中央后方中线上的椎间盘突出和脊髓压迫，可产生短暂尖锐的放射痛或感觉异常，症状沿脊柱至单个或多个肢体（Lhermitte 征，见图 4-11）。

牵引

颈椎牵引可以减轻颈神经根的受压，减少椎间孔的卡压以及小关节的半脱位。牵引时，由于颈椎受到牵拉，肌肉痉挛可能产生广泛的疼痛加重。当椎间孔增大后，神经根受压的症状和体征即可减轻。牵引也可以减轻后方小关节囊的压力。牵引时患者坐位，检查者向其头部施加向上的力量（图 4-12）。

鉴别劳损和扭伤

鉴别劳损和扭伤时，先让患者颈椎向各方向最大限度的主动运动，再作被动的活动（图 4-13）。抗阻运动（等长收缩）时疼痛表

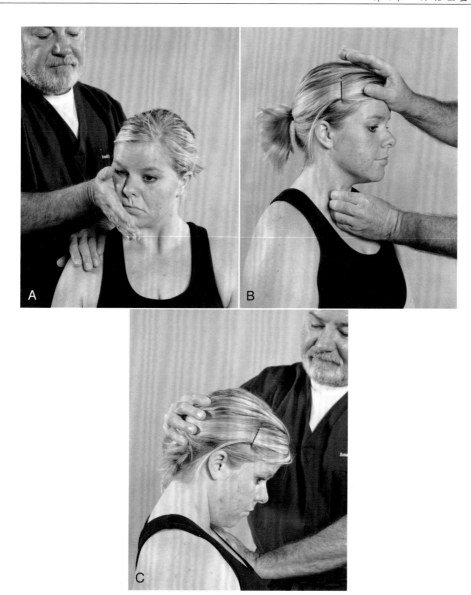

图 4-5　患者处于坐位时测试其胸锁乳突肌和斜方肌力量。A，旋转抗阻。B，前屈时触诊胸锁乳突肌。C，后伸抗阻。

明肌肉劳损。被动活动时疼痛表明韧带扭伤。这个方法可以用在全身各个关节，以鉴别韧带扭伤或肌肉劳损。有时患者既有肌肉劳损，又有韧带扭伤。挥鞭伤可导致多个结构受损，如果医生要为患者提供最优的诊疗，就需要对此加以鉴别。

　　如果患者需要双手托住头并且颈部肌肉非常僵硬，就要怀疑有颈椎不稳。如果去除双手的托举而患者不能忍受，或者患者在仰卧位如果不用手的帮助就不能将头抬起，就必须做进一步的检查以排除严重的扭伤或骨折（图 4-14）（见第 5 章）。

椎动脉功能的评价

　　位于横突孔内的椎动脉容易受到外伤。挥鞭伤可同时伴有椎动脉损伤及血流异常[13]。椎动脉供血不足是处理颈痛患者的医生要主

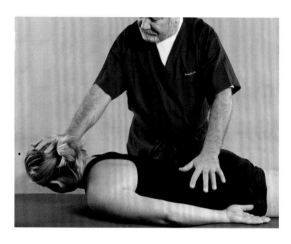

图 4-6 患者俯卧位时测试其头颈部后外侧伸肌（头夹肌、颈夹肌，以及颈部竖脊肌）。患者面向测试侧，作后外侧方向伸展的抗阻运动。同样是后外侧伸肌的斜方肌上部，其测试方法类似，但面部朝向对侧。检查者将手放在患者头后外侧，向前方对抗用力。

表 4-5

与神经根有关的临床表现

神经根	椎间盘	肌肉	反射	感觉
C5	C4-5	三角肌 / 肱二头肌	肱二头肌	上臂外侧
C6	C5-6	肱二头肌 / 伸腕肌	肱桡肌	拇指、示指和环指，前臂外侧
C7	C6-7	肱三头肌 / 屈腕肌 / 伸指肌	肱三头肌	中指、环指
C8	C7-T1	手内肌 / 屈指肌		环指、小指，前臂内侧

改编自 Watkins RG: *The spine in sports*, St Louis, 1996, Mosby.

要关注的问题，尤其是考虑行颈椎手法治疗时[14]。椎动脉供血不足的症状和体征（表4-6）可通过后伸并旋转患者颈椎诱发出来（图 4-15）。做这个测试时要非常小心，如果患者出现椎动脉供血不足的体征或不适，就要立即终止测试。如果患者测试结果阳性，后续的治疗，包括颈部的手法治疗，就应该避免。但这并不妨碍其他的颈椎操作（见第 8章）。

颈臂痛

臂丛神经损伤是常见的牵拉伤，由颈部向受伤的对侧侧屈所致。然而，臂丛神经受压可发生于多个部位，包括被受伤的斜角肌压迫以及其他胸廓出口综合征。临床评估挥鞭伤患者臂部和手部疼痛的主要目的是鉴别神经根受压和臂丛神经损伤。肌肉扳机点产生的躯体性牵涉痛，可以通过按压相关肌肉内的扳机点诱发出来（见第 6 章）。动态触诊用来确定是否存在因后方小关节半脱位导致的神经根受损（见第 8 章）。有牵涉痛的患者可能主诉深部的钝痛，而根性痛是尖锐的、枪击样或刀割样[15]。表 4-5 列举了颈神经根相关的临床表现。

几项疼痛诱发试验用以确定上肢症状的来源。臂丛神经牵拉试验可在坐位和仰卧位进行（见图 4-16 ～ 4-17）。除了先前介绍的

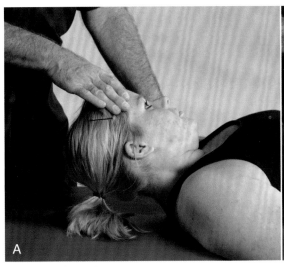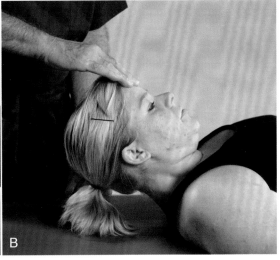

图4-7　患者仰卧位时测试其头颈部前外侧和前侧屈肌。A，患者颈部前外侧屈曲时测试其胸锁乳突肌和斜角肌。检查者向患者头颞部施加一个斜后方向的压力。如果颈部肌力足以保持头部抬起，但无法使颈部完全屈曲，患者可能会同时抬起肩部代偿。这在测试患者左侧和右侧颈屈肌时特别易见，因为患者试图将一部分重量转移到肘部或手，来帮助其抬起头部，这就使得肩部会抬离桌面。为避免这样，检查者要将患者肩部平按在桌上。B，双侧颈部屈肌的测试是让患者在仰卧位下抬起头部朝向胸骨，使颈部前屈，同时保持闭嘴和下颌内收。检查者向患者前额施加一个向后的阻力。如果患者腹肌力量弱，或者小于5岁，这个阻力要施加在胸部。

颈神经根受压的测试（见图4-8，4-10），还要评估颈神经根受损的情况（图4-18）。MRI和电生理检查用于确认神经根受损（见第5章和表4-4）。

　　记录慢性挥鞭伤患者的颈臂痛发作频率是很重要的。一项研究显示，60%的慢性挥鞭伤患者，其上肢疼痛持续超过3个月[17]。明确上肢症状的来源对于正确地治疗这类患者非常重要。

　　导致症状慢性化的原因是没有认识到患者的疼痛类型，而这是可以通过体格检查明确的。疼痛诱发试验是测试功能和鉴别患者病症的基础。仔细的体格检查是确认特定的功能缺失和疼痛类型识别的基础，其会对医生的诊断能力产生显著影响。

疗效评价

　　疗效评价在挥鞭伤的治疗中是一个持续的过程。可以监测几个指标，包括疼痛和功能状态，两者对于患者都很重要。评价患者的功能障碍，以及其日常生活能力不仅对患者，对医生也很重要，这是医生后续治疗的基础。疗效评价还可以增强患者自我保健和随访治疗的依从性。

　　再次评价并修订治疗计划对于以患者为中心的治疗是必需的，因为每位患者对于治疗的反应都各不相同。即使是相同诊断的患者，治疗起来也不会完全一样。持续的评估反映患者改善的指标是极其重要的。再次评估可为医生修订治疗方案以帮助患者改善状况提供信息。

　　当患者自觉疼痛和功能障碍降低到正常水平，或者评分不再变化，提示后续治疗不再有益时，治疗就应该停止了。虽然这符合费效比优化的原则，但是功能障碍评分可能受影响，特别是当康复目的是预防将来疼痛复发时。疼痛可能相对较快的缓解，但是大

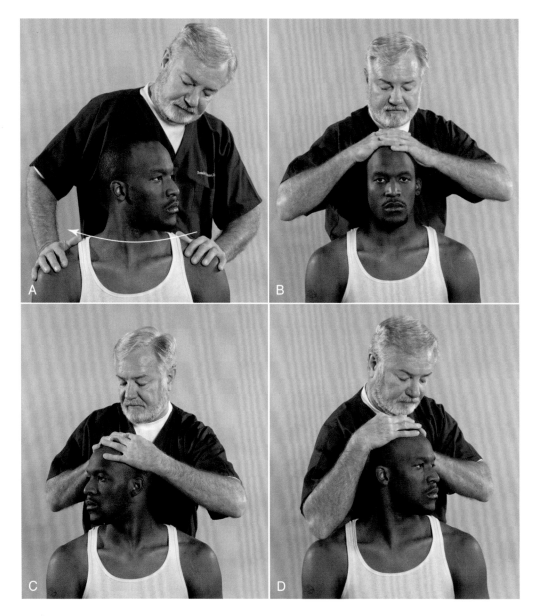

图 4-8   A，椎间孔挤压测试，让患者处于坐位，先主动左右旋转颈椎。记录下局部的不适。另一种方法是，检查者被动左右旋转患者头部，同时向其头部施加较大的向下压力。B，患者头颈部处于中立位，检查者逐渐增大施加在其头颈部的向下压力（挤压力）。一侧颈部可能出现局部症状。C，患者头颈部从中立位向有症状侧旋转，同时施加相似的挤压力。如果症状重现，则为结果阳性，提示椎间孔狭窄。D，在对侧行同样的检查。

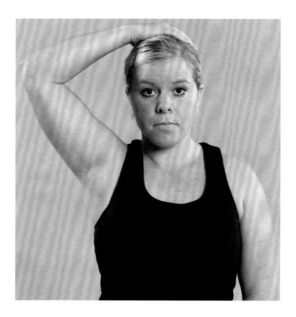

图 4-9　患者将手举过头顶。如果这个姿势能缓解根性痛，就提示神经根受累。

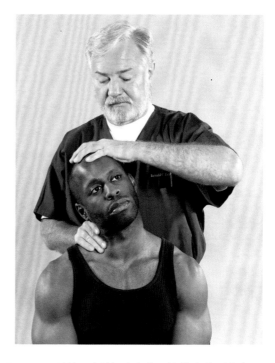

图 4-10　颈神经根挤压试验，是将患者颈部侧屈，使其耳朵靠近肩膀。然后检查者将患者头部下压。根性痛加重即为阳性。

表 4-6

椎动脉综合征

症状

头晕

眩晕

意识丧失

视力模糊

共济失调

晕厥

头痛

恶心

耳鸣

体征

眼球震颤

嘴唇苍白或发绀

构音困难

发声困难

吞咽困难

检查

颈椎后伸并旋转

MRI/MRA

改编自 Gatterman MI: *Chiropractic management of spine related disorders*, 2nd ed, Baltimore, 2004, Lippincott Williams & Wilkins.

多数情况下 6～8 周，甚至某些情况下 12 周的康复是合理的。要根据患者功能和身体损伤的评价结果来制定治疗计划，同时要考虑费用。对于治疗无效的患者，建议请另一领域的专家，或另一位采用其他疗法的医生会诊。不建议患者一直和那些留有功能障碍、治疗无改善的患者们一起接受一大堆的治疗[14]。

颈部障碍指数

颈部障碍指数是一个自我打分的问卷，用来评价颈痛患者的功能障碍，是应用得最广泛，验证效力最强的一种方法。医生可以放心的采用 3～5 分作为"最小临床重要变化"。患者可以在网上完成问卷然后上传打分。作为起始评价的一部分，颈部障碍指数提供了一个基线，有利于比较初始状态和治疗中定期复测，以及最终患者疗效不再进展时的障碍情况。

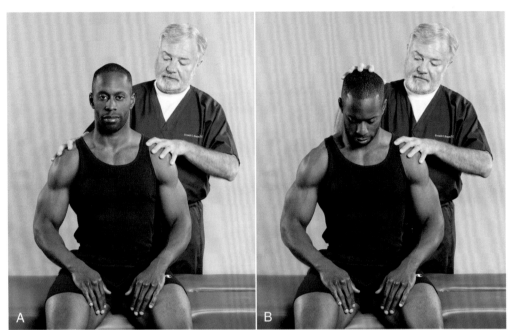

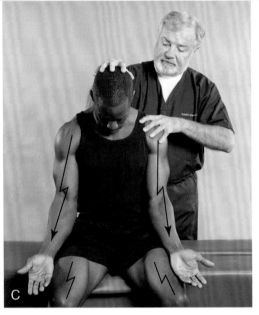

图 4-11　A，患者舒适的正直坐位，头颈部处于中立位。B，头颈部被动地前屈靠近胸口。C，患者可能感到一阵尖锐的放射性疼痛或感觉异常，沿着脊柱传到一个或多个肢体。出现上述症状的患者提示脊髓受压或脊髓病变。

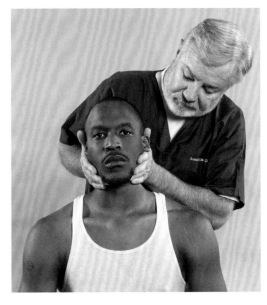

图 4-12　患者坐位，脊柱正直，头颈部中立位，行颈椎牵引。检查者双手托住患者额骨和枕骨，向上牵引。患者局部或根性痛缓解即为阳性。如果停止牵引症状又重现的话，即可确认。还可以让患者在仰卧位下做这个测试。

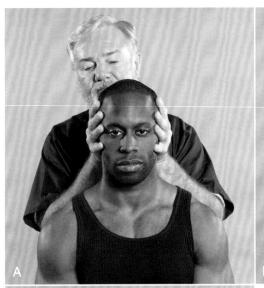

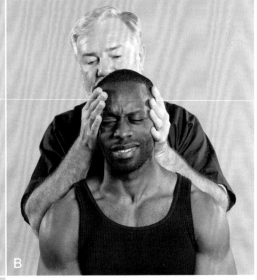

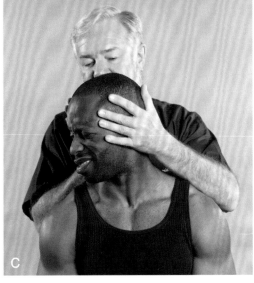

图 4-13　A，患者坐位，头颈部处于中立位。检查者双手把住患者头部。B，患者在等长抗阻情况下主动将头部尽量转向一侧。此时出现疼痛提示肌肉劳损。然后测试向对侧的旋转。C，如果等长测试阴性，检查者将患者头颈部被动向一侧旋转到可能的最大范围。被动旋转引发疼痛提示韧带损伤。测试要双侧进行。

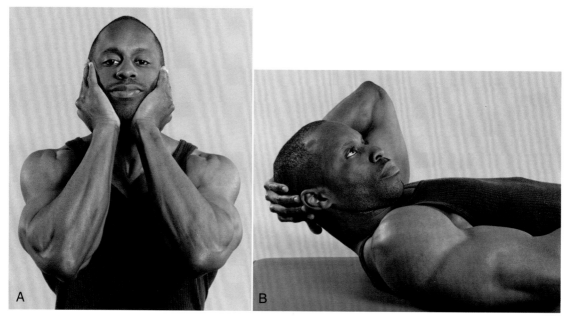

图 4-14　A，患者用双手托住头部并表现出明显的颈肌紧张和僵硬。如果患者失去手的支撑而不能忍受，或 B，不能在仰卧时不靠手的帮助抬起头部，就建议进一步影像学检查以排除严重的扭伤或骨折。

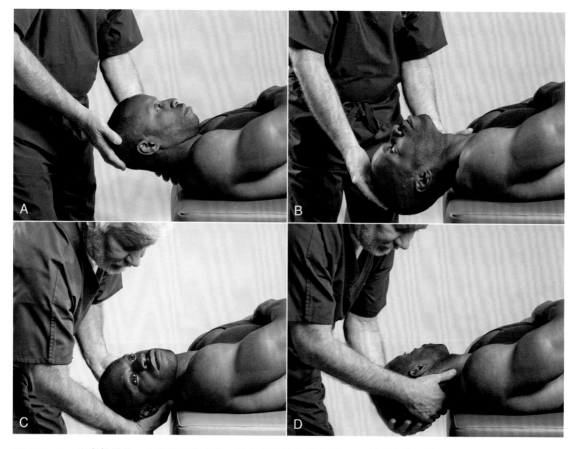

图 4-15　A，患者仰卧位，头部伸出检查床。检查者托住患者头部。B，检查者将患者头部前屈。如果没有症状和体征出现，则进行下一步。C，检查者进一步将患者头部后伸和侧屈。让患者保持睁眼，以便检查者观察有无眼球震颤和其他神经血管体征。D，测试另一侧。如果患者出现不适或者椎动脉供血不足体征，测试要立刻终止。

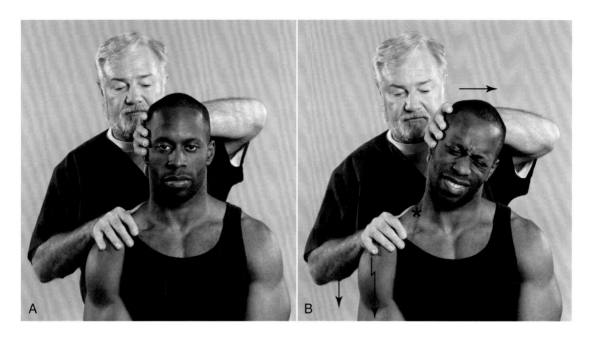

图 4-16　A，患者坐位，头颈部中立位。检查者将手分别放在患者患侧头部侧方和肩部上方。B，检查者向下按压患者肩部，同时缓慢地将头部向对侧屈曲。复制出症状提示臂丛神经受刺激。

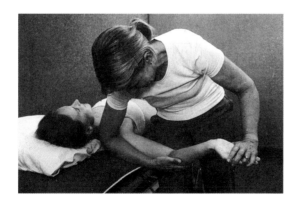

图 4-17　患者仰卧位，肩膀被用力下压同时腕背伸。然后肩关节完全外旋，肘关节缓慢伸直。如果在肘关节接近完全伸直的 10° 内患者报告神经症状，臂丛神经紧张试验即为阳性。

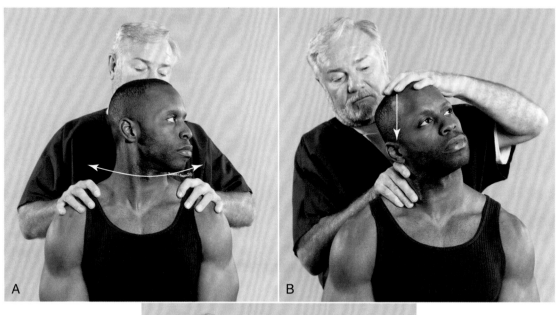

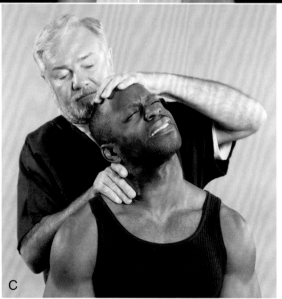

图4-18　A，患者舒适的正直坐位，由一侧向对侧主动地转动头部。局部疼痛要记录下来。B，患者头部向患侧侧屈。检查者逐渐对其头颈部施加向下的压力。此时复制出疼痛或坍塌征即为阳性，则剩下的检查不必进行。C，在侧屈姿势下，在患者能忍受的范围内尽量后伸颈部。检查者逐渐施加向下的压力。复制出根性症状提示神经根受压。局部的脊柱疼痛提示后方小关节受累，可通过活动触诊来确诊（见第8章）。

参考文献

1. Maitland GD: *Maitland's vertebral manipulation*, 7th ed, London, 2005, Butterworth.
2. Grieve GP: *Common vertebral joint problems*, New York, 1981, Churchill Livingstone, pp 223.
3. Ransford AO, Cairns D, Mooney V: The pain drawing as an aid to the psychological evaluation of patients with low back pain, *Spine* 1:127-134, 1976.
4. Gargan MF, Bannister GC, Main CJ: *Behavioural response to whiplash injury*. Presented at the conference of the British Cervical Spine Society. Bowness-on-Windermere, UK November 7, 1992.
5. Travell J, Simons D: *Myofascial pain and dysfunction: the trigger point manual, vol 1, Upper half of body*, Baltimore, 1983, Williams and Wilkins.
6. Dumas JP, et al: Physical impairments in cervicogenic headache: traumatic vs. nontraumatic onset, *Cephalalgia* 21:884-893, 2001.
7. Dall'Alba P, et al: Cervical range of motion discriminates between asymptomatic and whiplash subjects, *Spine* 26:2090-2094, 2001.
8. Sterling M, et al: Characterisation of acute whiplash associated disorders, *Spine* 29:182-188, 2004.
9. Zwart JA: Neck mobility in different headache disorders, *Headache* 37:6-11, 1997.
10. Evans RC: *Illustrated physical assessment orthopedic assessment*, 3rd ed, St Louis, 2009, Mosby.
11. Barnsely L, Lord S, Bogduk N: The pathophysiology of whiplash, *Spine State Art Rev* 7:329-353, 1993.
12. Endo K, et al: Cervical vertigo and dizziness after whiplash injury, *Eur Spine J* 15:886-890, 2006.
13. Jull G, et al: Psychological and psychosocial factors in neck pain. In *Whiplash, headache, and neck pain: research-based directions for physical therapies*, New York, 2008, Churchill Livingstone, pp 87-99.
14. Bogduk N: The neck, *Bailliere's Clin Rheumatoid* 13:261-285, 1999.
15. Barnsley L, Lord S, Bogduk N: Clinical review. Whiplash injury, *Pain* 58:283-307, 1994.
16. Sterling M, Treleaven J, Jull G: Responses to a clinical test of mechanical provocation of nerve tissue in whiplash associated disorders, *Man Ther* 7:89-94, 2002.
17. Vernon H: The Neck Disability Index: state-of-the-art, 1991-2008, *J Manipulative Physiol Ther* 31:491-502, 2008.

第5章

影像学

Sara Mathov 与 Lisa Hoffman

李 南 译

概述

对于程度较轻的挥鞭伤的患者并不需要常规进行颈部的影像学检查，但是对于中重度创伤，有临床表现提示损伤可能比扭伤或牵拉伤更加严重，或者患者出现慢性症状时，影像学检查则十分必要。在 1995 年出版的魁北克协作组关于挥鞭伤相关疾病的著作中，已经开始认为能量的加速 - 减速传导至颈部从而导致挥鞭伤[1]，这可能是由后部或边缘的接触性撞击或者其他的因素造成的。创伤的这种能量的传导会导致软组织损伤（挥鞭伤），从而进一步产生不同的临床表现（挥鞭伤相关疾病）[2]。这种描述包含了这种创伤机制导致的不同损伤。由于这种损伤可能会导致广泛的损害，发现及诊断全部的损伤有可能比较困难，因此常常会导致最初损伤后迁延数年的慢性临床表现[3]。

挥鞭伤相关疾病（WAD）的诊断常常是临床诊断，此后医生可以进行影像学检查，如放射学检查，以进一步评估和判定损伤的程度。X 线平片通常是首选的检查方法，用来确定或排除骨折或脱位这些更为严重的损伤。X 线平片评估后，医生可以选择应用 MRI、CT 或其他进一步的影像学检查方法来详细地评估损伤。本章将包括这些损伤的影像学表现，以及需要进一步的影像学检查方法来评估 WAD 的原因。尽管全身各部位都可能会发生损伤，本章仅限于颈椎的损伤，这也是评估挥鞭伤最重要的部位。

急性损伤

影像学检查对于评估急性挥鞭伤的作用十分有限。X 线平片是最常用的首选影像学检查方法。X 线平片检查的目的是判断是否同时存在更加严重的颈椎损伤，这可能会导致 WAD 的诊断更加复杂。

对于有明显创伤病史的患者，应常规进行颈椎的 X 线平片检查。在诊断 WAD 的患者时，首先需要排除骨折及脱位的发生及判断是否有颈椎不稳定的证据[4-6]。已经有两种著名的临床判定规则，可以用来帮助预测严重的脊柱损伤的可能性，以及指导对于清醒及稳定的创伤患者是否需要进行颈椎的影像学检查。它们分别是国家急诊X线检查应用研究（NEXUS）准则及加拿大颈椎规则（CCR）[7-8]。这两种检查规则应用于严重的颈椎损伤已经有广泛的研究，同时做了这两种检查规则的比较评估[7-11]。这两种检查规则都试图确定有严重颈椎损伤的患者处于较低的风险中，最终的目的是避免不必要的影像学检查。CCR适用于清醒（Glasgow昏迷评分15分）及稳定钝性创伤的患者，同时适用于以下三种临床及病史的因素：

1. 存在任何的高危因素都提示需要进行影像学检查。高危因素包括：
   - 年龄≥65岁
   - 危险机制导致的损伤（框5-1）
   - 肢体麻木
2. 没有明显的低风险因素而能够保证安全地进行活动度的检查，则需要进行影像学检查。低风险因素包括：
   - 简单的追尾机动车事故（MVA）（框5-2）
   - 在急诊室可以保持坐姿
   - 随时可以行走
   - 延迟出现的颈部疼痛
   - 没有颈椎中线部位的压痛
3. 如果患者不能主动向左右旋转颈部45°，则提示需要进行影像学检查[7]。

NEXUS同样适用于评估清醒的钝性创伤的患者。如果满足下面4种条件[8]则可以判断一名患者没有实质性的严重的颈椎损伤。

1. 没有神经系统异常
2. 没有醉酒的证据
3. 没有颈部后方中线部位压痛
4. 没有其他牵拉疼痛性损伤

通过评估和比较这两种临床判定规则显示它们都具有高度的敏感性。在一项对于超过8000例急诊患者的研究中，CCR误诊了一例严重颈椎骨折的病例，敏感性为99.4%[7]。在另一项超过34 000例病例的研究中，NEXUS低风险规则的敏感性为99%，在818例颈椎损伤的病例中检查出810例[12]。NEXUS规则同样适用于老年患者，尽管这些患者发生骨折的比率较高[13]。

尽管没有在急诊室外应用这些规则的研究报告，这些规则明显适用于基层医疗机构。手法治疗师非常关注"临床重要颈椎损伤"的定义。Stiell等[7]通过对比研究指出下列损伤为"临床非重要骨折"：骨赘撕脱，没有累及小关节的横突骨折，没有累及椎板的棘突骨折，或者单纯的压缩<25%的椎体压缩性骨折。在评估NEXUS及CCR临床规则的研究中，急诊室中总的严重骨折的发生率为2%[7.8]。在基层医疗机构，这些规则可以帮助初步判断患者严重颈部损伤的危险性。肌肉骨骼损伤手法治疗指南中的一些规则（框5-3）可以帮助医生判断一些其他损伤的风险，这些损伤不适用于手法治疗。尽管有些规则仍有争议并且不适用于创伤的患者，这些规则注重有可能提示高风险损伤的一些信息（如强直性脊柱炎的患者比自然人群骨折

框5-1　高危损伤机制

危险的损伤机制
- 从1米高处或5层台阶坠落
- 头部的轴向损伤
- 高速机动车事故（>100km/h [60m/h]），翻车，弹出车外
- 电动休闲车
- 自行车碰撞

框5-2　复杂的损伤机制

不是单纯的机动车追尾事故
- 被撞入逆向车道
- 被公共汽车或大型卡车撞击
- 翻车
- 被高速车辆撞击

如果损伤 30 天内出现下列症状之一，则提示需要进行影像学检查：

- 发热（＞ 38℃超过 48 小时）
- 不缓解的夜间痛或休息痛
- 异常疼痛，感觉异常或麻木
- 运动障碍
- 进展性神经系统障碍
- 严重的创伤
- 怀疑有骨折发生
- 怀疑有进展性疾病
- 毒品或酒精滥用
- 长期服用激素
- 年龄超过 50 岁

的风险性大大增加）。这些指南同时指出其他一些因素如 4 周内治疗失败，临床症状显著加重等[6]。

影像学检查可以帮助制订患者的治疗计划，判定何时开始进行保守治疗、手法治疗或康复治疗。此时 X 线平片是性价比最佳的诊断工具。放射学检查是一种随时可进行的和相对价格较低的影像学检查，但是漏诊骨折、脱位或不稳定的可能性相对较大。在基层医疗机构就诊时，至少要进行前后位、前后张口位及中立侧位平片检查，尽管对于大多数颈椎创伤来讲，侧位平片可以提供绝大多数的诊断信息。

放射学检查是首选的排除骨折的影像学检查方法。挥鞭伤相关疾病的患者如果发生骨折，则可能需要手术治疗或者推迟或调整康复计划。骨折的临床表现包括疼痛加重，疼痛经治疗不缓解以及进行性加重的神经系统症状。如果临床症状非常典型，即使早前的 X 线片没有发现骨折，也不能完全排除骨折发生的可能[14-17]。仔细询问受伤时的主要或唯一的暴力情况，可以帮助医生判断某些特定类型的骨折发生的可能性。寰椎骨折常常与轴向暴力相关，而关节突骨折往往与牵拉和旋转的混合暴

力有关。表 5-1 列出了一些常见的骨折相关的受伤机制。尽管一些相关的受伤机制可能会提示某些特定的骨折，但是如果有明确的影像学表现时即使没有明确的受伤机制，也不能排除骨折的发生。

累及椎体的骨折（压缩 / 楔形或爆裂）常没有肉眼可见的骨折线。稳定的压缩骨折会导致椎体前缘的楔形变。阶梯状缺损及致密带常常提示急性骨折，这种典型表现常常出现在胸腰椎椎体，而在颈椎并不一定会出现。有时需要行 MRI 检查才可发现急性骨折相关的水肿。临床医生需要注意 C5 及 C6椎体可能由于生长发育变异，从而导致轻度的椎体前缘高度丢失。如果椎体前缘高度丢失超过 25%，则需要行 MRI 或 CT 检查以排除后方结构的损伤。椎体爆裂骨折表现为同上下椎体相比明显的椎体后缘高度丢失。常常可以发现椎体后缘边界的破坏[18]。爆裂骨折需行 MRI 检查，注意是否有椎管狭窄或脊髓水肿。

累及后方结构的骨折有可能不容易发现。有时需要行额外的斜位片以更好地检查后方结构。有时需要特殊位平片以检查关节突。各种特殊位 X 线片检查可以清晰地显示齿状突。后方结构的骨折需行 CT 检查，以判断稳定性及有可能相关的骨折[5]。

特别需要注意椎旁软组织。局部软组织的扩张可能是骨折的唯一证据。与大多数影像学检查相同，没有发现椎旁软组织扩张并不能排除骨折或脱位的发生[19,20]。

发生脱位时可以伴随或不伴随骨折。通过侧位片（中立位、屈曲和 / 或过伸）评估椎体的重要标志可以发现绝大多数的脱位。如果发生自发性复位，最初的影像学检查可能提示正常。但是由于严重的软组织损伤随后还可能再次发生脱位。表 5-2 列出了一些常见类型的脱位。颈椎脱位需要行 CT 检查，详细地检查有无相关的骨折及脱位对神经孔的影响[5]。导致小关节脱位的暴力，常常会对椎动脉或其他动脉造成严重的影响。如果

表 5-1

常见颈椎骨折 / 脱位的受伤机制及影像学表现

骨折部位 / 类型	受伤机制	影像学表现
C1 爆裂骨折（Jefferson）	轴向压缩	齿突旁间隙不对称或增宽；侧块突出 C2 > 2mm；后弓可见骨折线
C1 后弓骨折	压缩性过伸	骨折线可能很难发现
齿状突骨折	复杂并且不是十分清楚；可能为极度的屈曲、过伸、旋转及剪切综合因素所致	骨折线可能很难发现；齿状突成角
C2 创伤性骨折（Hangman's）	过伸，可能伴有 II 型屈曲 - 牵伸	C2 前方滑脱可能不伴有棘突椎板连接线的对线不良
撕脱骨折	破坏性过伸或压缩性过屈	椎体前下角处可见三角形骨折块
椎体压缩性骨折	压缩性过屈，外侧过伸	椎体前方或外侧楔形变
C3-7 爆裂骨折	轴向屈曲压缩	椎体前方及后方高度丢失
关节突骨折	过伸及旋转	需要行斜位或关节突位平片检查才能发现
棘突骨折	过伸或过屈	骨折块下方移位很常见
横突骨折	外侧过屈	不常见
钩突骨折	外侧过屈	不常见

Taylor JAM, Resnick D: Skeletal imaging atlas of the spine and extremities , Philadelphia, PA, 2000, W.B. Saunders, pp 78-89.

有临床或影像学检查提示椎动脉受损，则需要行进一步的 MRI 检查[5,21]。

当急性症状开始减轻时，有可能出现韧带不稳症状。逐渐加重的或新出现的疼痛或颈部症状，没有脱位或骨折的发生时神经系统症状进一步加重，均提示有不稳定[22]。一项针对物理治疗师的调查列出了下列与不稳定高度相关的症状：

- 不能耐受长时间的静止姿势
- 不能保持头部直立
- 当有外部支持如手扶或围领时感觉良好
- 常需要自我推拿
- 自我感觉不稳定、摇动或缺乏控制
- 常常有急性症状发作

- 剧痛，可能与突然运动有关

下面列出一些与不稳定高度相关的物理检查结果：

- 协调性 / 神经肌肉控制能力很差
- 异常的关节活动
- 在运动范围内不能够平滑地活动[23]

不稳定（不包括骨折或脱位）在最初的影像学检查时可能并不明显，因为肌肉痉挛可能会掩盖不稳定的症状[22,24]。应当在肌肉痉挛缓解后行过屈过伸侧位平片以便可以对关节有足够的应力（图 5-1，5-2）。Hwang通过对尸体的研究发现需要颈椎屈伸 60° 才可以评估节段间活动[25]。Wilberger 发现如果患者最初的颈椎屈伸位平片可以发现小的

表 5-2		
创伤性脱位		
脱位	受伤机制或组织损伤	影像学表现
C1-C2	横韧带断裂	寰齿间距增加
双侧关节突脱位	过屈	"高位小关节"，前方滑脱，棘突间隙增宽
单侧关节突脱位	过屈伴旋转	突然的局部节段间旋转

（1.5 ～ 3mm）平移及角度移位（5°～ 10°），2 ～ 4 周后则可以发现明显的颈椎不稳定的影像学表现（3.8 ～ 7mm 平移及 13°～ 22°角度移位）[22]。Penning 法被广泛应用于评估颈椎的节段间活动（Diagram from Penning, Dvorak. [26-28]）。Henderson 及 Dorman 也应用覆盖追踪的方法来评估节段间活动。他们通过相对于椎体半径的活动来评估正常的活动。他们制定了一种相对的"经验法则"，将小于 25% 矢状面椎体半径（SBD）的运动称为关节固定，将超过 75%SBD 的运动称为不稳定的影像学证据[29]。使用这种覆盖追踪的方法可能会导致错误。必须仔细地评估矢状位的平移及旋转，有时由于旋转及外侧屈曲，一些重要的标志可能很难发现。通过数字摄像及计算机辅助评估节段间活动可能是最精确的评估方法。Frobin 等[30]报道了一组通过计算机辅助的方法评估颈椎节段间矢状位旋转（2°之内）及平移（0.7mm 或 5% 椎体矢状径之内）的精确性。他们的研究包括了对影像学的扭曲、身高变异及位置的矫正（图 5-3）。根据椎体四角的对角线交叉点确定椎体的中心。通过椎体前后缘的中点及椎体中心绘制一条中线。测量中线及邻近椎体之间的角度。这一角度如果开口向前则记录为正角度，开口向后则记录为负角度。过伸位角度减去屈曲位的角度即为旋转活动度。在两条椎体中线间画一条分割线。通过邻近的椎体的中心各向分割线画垂线。通过两条垂直线在分割线上距离的变化来记录移动度。为

了矫正放大率，这种距离用其占椎体前后径（上下椎体平均数）的比率来表示。最终的结果用"每旋转角度移动度"表示，以对应通常研究中较大的旋转角度变化。这种方法在研究节段间运动时是非常可靠的及可以重复的。Kristjansson 等应用这种方法对比研究了慢性 1、2 级 WAD 女性患者、慢性颈部隐痛的女性患者及正常对照。他们发现在慢性 WAD 病例中，下颈椎的矢状位旋转活动明显大于慢性颈部隐痛组及正常对照组[30,31]。

不论应用哪种方法，单独应用矢状位移动度均不足以评估颈椎不稳定。应同时测量颈椎矢状位旋转度。最广泛被接受的颈椎不稳定的异常活动为 3.5mm 的移动或 11°的旋转[33]（图 5-4,5-5）。对于儿童患者应用这些参数时需要慎重。同时需要非常重视影像学表现与临床症状间的关系。只有当临床高度怀疑不稳定或异常活动而平片显示正常或不能明确诊断时，才能采用电视透视检查。关于颈椎的正常的节段间运动及超过正常活动范围可能会导致的临床症状仍需要进一步的研究。

急性 WAD 的病例如果没有发生骨折或脱位，通常不需要 MRI 检查，早前的文献也已证实。Ronnen 等[34]认为急性挥鞭伤的病例，如果颈椎平片没有发现骨折或者脱位，常规不需要进行 MRI 检查。他们通过对 100 例病例进行研究，发现只有 1 例患者存在明确由于创伤所导致的异常改变（C3- C7 前纵韧带区域软组织水肿）。作者同时指出颈椎没有异常发现提示软组织损伤的患者，如果出

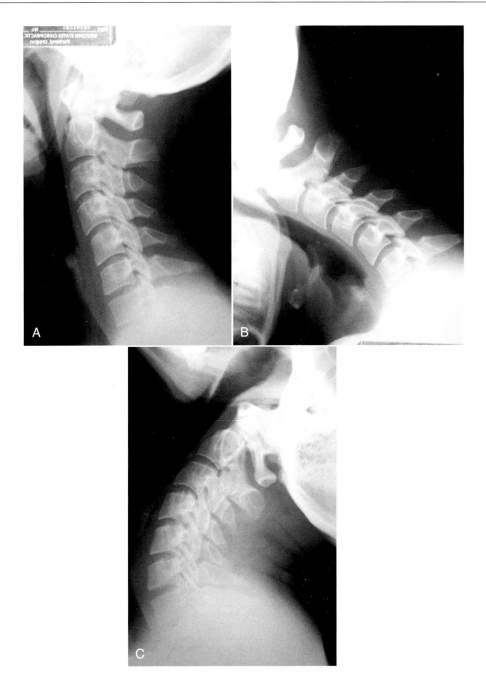

图 5-1 25 岁男性，此前无症状，MVA 后 5 天。A，中立位侧位平片提示在拍片时下段颈椎曲度变直颈椎轻度过伸。B，屈曲位及 C，过伸位显示基本正常的曲度且没有移位。（偶然发现在枕骨及 C1 后弓之间可见软组织钙化或骨化影，并不影响活动）。

现颈椎后凸，主要是由于肌肉痉挛造成，没有必要行 MRI 检查。另一项 [35] 应用 MRI 评估 178 例急性（损伤 3 周内）及亚急性（损伤 3 周后）挥鞭伤的病例，并没有发现明显的异常改变。这类患者最常见的影像学改变是轻度的椎间盘退变，常常是早前存在的并且 3 个月后复查没有明显改变。作者认为挥鞭伤后，并不需要常规行颈椎 MRI 检查。其他的一些研究有相似的结果，支持 MRI 对于急性挥鞭伤并没有帮助 [36-39]。

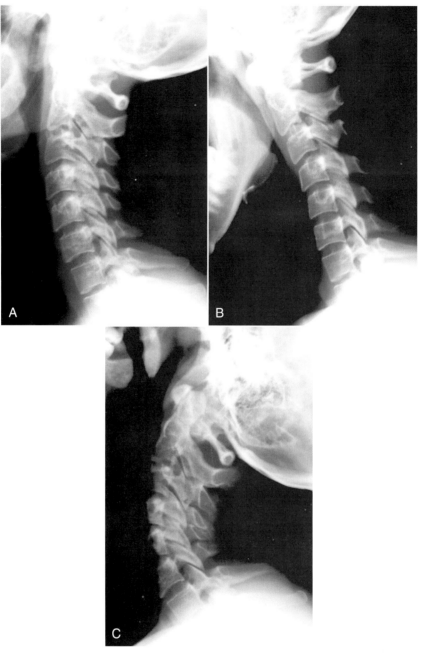

图 5-2   30 岁女性，MVA 后 3 周。A，中立位平片无明显异常。B，屈曲位平片显示屈曲受限，主要屈曲发生在 C4 ~ C5。C，过伸位平片无明显异常。

慢性损伤

已经有大量的文献报道将高级影像学检查应用于慢性 WAD 病例。最近的研究表明如果 MRI 显示颈椎伸肌群内脂肪信号增加，则可能提示慢性 WAD。这些改变尤其见于头后大、小直肌以及深部颈椎多裂肌[40]。他们同时在慢性 WAD 病例的颈椎伸肌群断层影像上发现了信号的增加[41]。这些表现在慢性颈部隐痛的病例中并不常见，因此可以认为

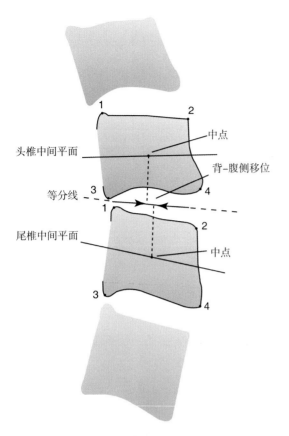

头椎中间平面

中点

背–腹侧移位

等分线

尾椎中间平面

中点

图 5-3　在慢性 WAD 的患者中，常常发现颈椎前凸的改变，尤其是在 C4 ～ C5 节段。这一改变的临床意义及这一改变与颈部疼痛的关系仍存争论[32]。

是由慢性挥鞭伤多导致的。在一项对于慢性颈部隐痛的独立研究中，对比无症状的对照组，MRI 检查并没有发现明显的颈椎伸肌群脂肪成分的改变[42]。这项研究同时发现在慢性颈部隐痛的病例组中，没有慢性 WAD 组常见的感觉过敏及心理困扰[42]。所有这些发现对于支持颈椎慢性损伤非常重要（而并不仅仅只是患者的主观感受）。但是，目前并不清楚这些发现是否会影响患者的治疗，因此行 MRI 检查非常必要。

很多证据显示在慢性 WAD 病例中需要检查翼状韧带及横韧带。一项 1987 年对 427 例颈椎损伤（高速 MVA）的研究中，发现340 例韧带损伤及 57 例骨折[43]。这些研究表明在挥鞭伤中，软组织损伤比骨折更容易发

生。一项 1994 年的研究[43] 发现当应用 CT 检查时，在 423 例挥鞭伤的病例中，36% 的病例出现颈枕旋转左右不对称。他们同时发现这些旋转不对称的病例多数表现为向左侧旋转困难，表明在挥鞭伤中，右侧翼状韧带损伤更加常见（图 5-6）。一项研究评估了 92 例慢性 WAD 病例及 30 例正常对照组，发现在慢性 WAD 组中出现翼状韧带及横韧带损伤的比率很高[44-47]。当评估韧带时，放射医生需要注意韧带内的异常高信号（通常在 MRI 表现为低信号），或韧带信号完全消失（撕裂），这表明韧带内存在损伤（图 5-7）。这些韧带损伤可以分为 0 ～ 3 三级，根据韧带信号特点来显示损伤的严重程度。在正常对照组中，没有发现 2、3 级翼状韧带损伤，则提示这些损伤是由于挥鞭伤导致的[44]。只有36% 的损伤组病例表现出正常的横韧带信号，而在正常对照组中 73% 的病例表现为正常信号（图 5-8）。在 WAD 组中显示的横韧带异常改变中，23% 的病例显示出全部韧带内中度或明显的信号增加，提示 2 或 3 级损伤[45]。这些研究最重要的限制是翼状韧带及横韧带在 MRI 上均非常难观察，不同医师评判不同。对于翼状韧带及横韧带撕裂的发现及诊断很大程度上取决于影像学的质量及放射科医生读片的经验。如果没有发现韧带可能是由于韧带完全撕裂或拍片不当（如患者的姿势、影像的获取等）造成的，但是很难从所获得的影像上区别。

另一项研究调查慢性 WAD 患者损伤率及其与翼状韧带、横韧带及覆膜、后部环枕膜 MRI 结果比较[48,49]。研究表明影像学上表现为 2、3 级损伤的患者比没有影像学损伤的病例，主诉更多的日常生活困难。影像学表现为翼状韧带损伤的患者，临床上通常上会出现疼痛及活动障碍。活动障碍评分随损伤分级增加，即多结构损伤（超过一个韧带或膜损伤）而增加，而这种多结构损伤通常会包含有翼状韧带损伤[48]。

但是仍有一些学者认为评估翼状韧带

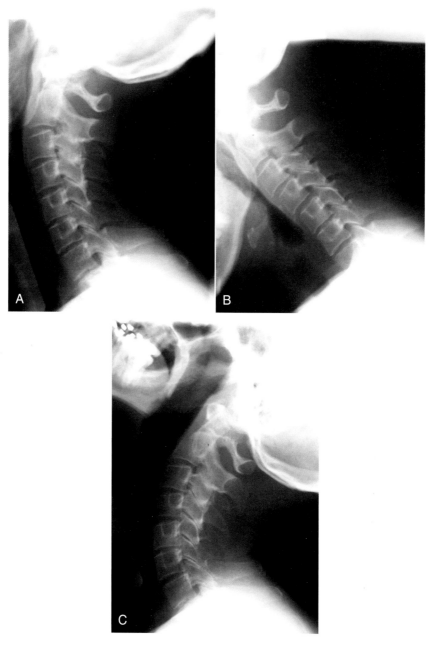

图 5-4　53 岁女性，MVA 后 6 天。A，中立侧位平片上可以发现 C2-C3 向后方移位。B，C4-C5 的屈曲受限导致轻度的向前方移位。C，过伸位可见 C2-C3 至 C5-C6 轻度向后方移位。这些移位均没有超过影像学诊断不稳定的 4mm 限定。C2-C3 至 C4-C5 小关节可见骨化。这一病例中移位发生最可能的原因是退行性改变。

损伤没有必要。在一项 2001 年的研究中，Wilmink 及 Patijn[50] 发现不同的医生评估翼状韧带差别很大。他们同时发现了由于解剖困难所导致的假阳性翼状韧带损伤报告。基于这些发现，作者认为通过 MRI 评估翼状韧带损伤从而诊断 WAD 是不可靠的 [50]。

从临床观点来讲，动态 MRI 检查是评估挥鞭伤患者颈椎异常活动和不稳定的流行趋势。当考虑一个 MRI 影像中心及放射学医生诊断挥鞭伤的程序时，屈曲及过伸动态位

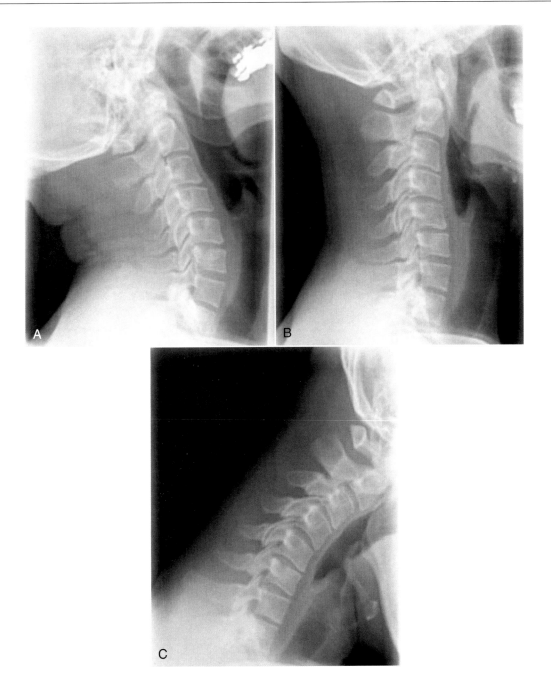

图 5-5　36 岁男性，MVA 后。可以发现 C4-C5 节段不稳定，A，过伸时向后方移位；B，中立侧位时，显示为颈椎后凸；C，过伸位时表现为轻度的向前方移位。过伸屈曲移动度为 3.5mm。

MRI 是最常采用的方法。这些影像中心通常会检查翼状韧带，尤其是当怀疑其有损伤时。但是通常只是评估颈椎的不稳定，这可以由动态 MRI 非常清晰地显示。屈曲过伸位平片曾经是诊断这类患者的经典的影像学检查方法，近些年来开始逐渐应用 MRI 检查。通过动态 MRI 检查，放射科医生可以详细地评估每一节段椎体的不稳定性，而这种评估是平片不能做到的。除了评估每一节椎体的活动及松弛外，放射科医生可以通过信号的改变

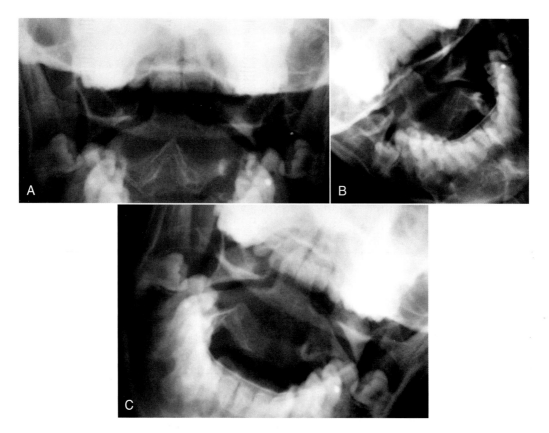

图 5-6　25 岁女性，MVA 后。A，前后位颈椎开口像可见左侧齿状突旁间隙增宽。B、C，侧方屈曲位 X 线平片提示 C1-C2 侧方移位。这些发现需要行进一步行 MRI 检查是否有翼状韧带撕裂。

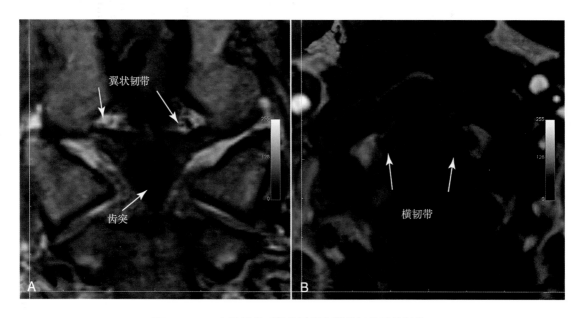

图 5-7　MRI 上显示的正常的无损伤翼状韧带及横韧带。

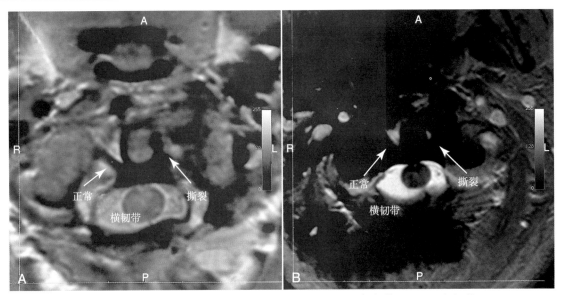

图 5-8　WAD 患者左侧横韧带断裂 MRI 所见，A，T1 加权像，B，T2 加权像。

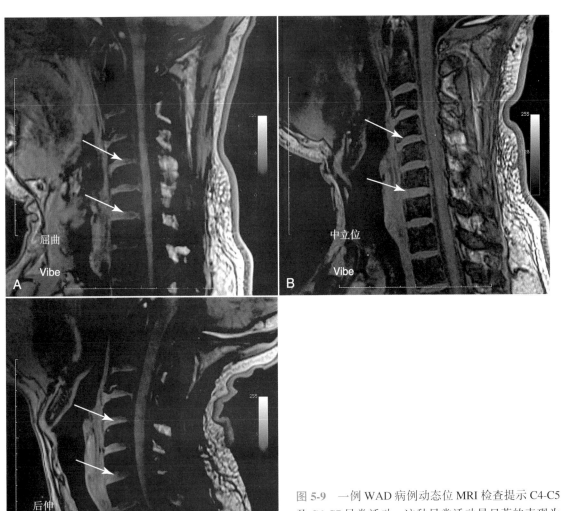

图 5-9　一例 WAD 病例动态位 MRI 检查提示 C4-C5 及 C6-C7 异常活动。这种异常活动最显著的表现为椎间盘高度由 A，屈曲位至 B，中立位至 C，过伸位的改变，而没有损伤的椎间盘高度没有改变。通过平片发现这种改变非常的困难。

评估间盘及韧带组织的改变（图5-9）。尽管到目前为止并没有这方面的相关文献报道，但是当平片不能够提供足够的信息时，动态位MRI检查对于评估慢性WAD患者非常有帮助。

　　这种系统的检查方法已经开始影响到此类患者的治疗。以前曾经广泛认为屈曲过伸位平片发现任何节段的活动度大于3.5mm，可以诊断为不稳定节段（见上述讨论）。如果不超过这一活动度被认为是正常的活动或没有临床意义。但是通过动态MRI检查，可以评估和测量很小的活动及特定节段的椎间盘的改变。通过临床观察发现在有异常活动的病例中，椎间盘的大小在屈曲过伸位时确实有变化。通过椎间盘大小的变化评估是一种检查特定椎体节段异常活动的新方法。并且可以观察如果这种异常活动持续存在，是否会发展成为退行性改变。这关系到对此类患者临床上应采取何种措施。是否应将这种小的异常运动诊断为"不稳定"或"正常"，还是两者之间的一种情况。这需要对这类患者进行持续的临床观察及将来更多的文献报道。

结论

　　影像学检查对于WAD患者的评估作用取决于损伤的程度及损伤后的时间（急性或慢性）。对于急性WAD患者，平片是排除严重损伤，如骨折、脱位或不稳定等的首选检查方法，同时可以指导进行进一步的检查。如果临床怀疑存在颈椎不稳定，则需要行侧位屈曲过伸位平片检查。如果发生急性的严重损伤或者需要进一步的评估，则需要行更进一步的影像学检查如CT及MRI。对于慢性WAD患者，MRI可以评估翼状韧带、横韧带及颈椎伸肌群。动态MRI检查可以发现常规平片难以发现的颈椎异常活动。通过影像学检查可以帮助临床医生更加适合地治疗WAD患者。

参考文献

1. Spitzer WO, et al: Scientific monograph of the Quebec Task Force on Whiplash-Associated Disorders: redefining "whiplash" and its management, *Spine* 20:2S-73S, 1995.

2. Eck JC, Hodges SD, Humphreys SC: Whiplash: a review of a commonly misunderstood injury, *Am J Med* 110:651-656, June 2001.

3. Bogduk N, Yoganandan N: Biomechanics of the cervical spine. Part 3: minor injuries, *Clin Biomech* 16:267-275, 2001.

4. Hunter OK, Freeman MD: Cervical sprain and strain: differential diagnosis and workup, Updated May 20, 2008 Emedicine.medscape.com.

5. Daffner RH, et al: ACR. appropriateness criteria: suspected spine trauma, 1999, Last reviewed 2007. www.acr.org.

6. Braddock E, et al: *Manual medicine guidelines for musculoskeletal injuries*, California, April, 1 2007. Academy for Chiropractic Education. www.guidelines.gov.

7. Stiell IG, et al: The Canadian C-spine rule versus the NEXUS low-risk criteria in patients with trauma, *N Engl J Med* 349:2510-2518, 2003.

8. Hoffman JR, et al: Selective cervical spine radiography in blunt trauma: methodology of the National Emergency X-radiography Utilization Study (NEXUS), *Ann Emerg Med* 32(4):461-469, 1998.

9. Dickinson G, et al: Retrospective application of the NEXUS low-risk criteria for cervical spine radiography in Canadian emergency departments, *Ann Emerg Med* 43(4):507-514, 2004.

10. Knopp R: Comparing NEXUS and Canadian C-spine decision rules for determining need for cervical spine radiography, *Ann Emerg Med* 43(4):518-520, 2004.

11. Mower WR, Hoffman J: Comparison of the Canadian C-spine rule and NEXUS decision instrument in evaluating blunt trauma patients for cervical spine injury, *Ann Emerg Med* 43(4):515-517, 2004.

12. Hoffman JR, et al: Validity of a set of clinical criteria to rule out injury to the cervical spine in patients with blunt trauma, *N Engl J Med* 343(2):94-99, 2000.

13. Touger M, et al: Validity of a decision rule to reduce cervical spine radiography in elderly patients with blunt trauma, *Ann Emerg Med* 40(3):287-293, 2002.

14. Woodring JH, Goldstein SJ: Fracture of the articular process of the cervical spine, *AJR* 139:341-344, 1982.

15. Hadida C, Lemire JJ: Missed upper cervical spine fractures: clinical and radiological considerations, *J Can Chiropr Assoc* 41(2):77-85, 1997.

16. Rowell RM, Stites J, Stone-Hall K: A case report of an unstable cervical spine fracture: parallels to the thoracolumbar Chance fracture, *JMPT* 29(7):586-589, 2006.

17. King SW, et al: Missed cervical spine fracture-dislocations: The importance of clinical and radiographic assessment, *JMPT* 25(4):263-269, 2002.

18. Daffner RH, Deeb ZL, Rothfus WE: The posterior vertebral body line: importance in the detection of burst fractures, *AJR* 148(1):93-96, 1987.

19. Herr CH, et al: Sensitivity of prevertebral soft tissue measurement of C3 for detection of cervical spine fractures and dislocations, *Am J Emerg Med* 16(4):346-349, July 1998.

20. DeBehnke DJ, Havel CJ: Utility of prevertebral soft tissue measurements in identifying patients with cervical spine fractures, *Ann Emerg Med* 24(6):1119-1124, Dec 1994.

21. Cothren CC, et al: Cervical spine fracture patterns mandating screening to rule out blunt cerebrovascular injury, *Surgery January* 141(1):76-82, 2007.

22. Wilberger JE, Maroon JC: Occult posttraumatic cervical ligamentous instability, *J Spin Dis* 3(2):156-161, 1990.

23. Cook C, et al: Identifiers suggestive of clinical cervical spine instability: a Delphi study of physical therapists, *Phys Ther* 85(9):895, 2005.

24. Shah VM, Marco RA: Delayed presentation of cervical ligamentous instability without radiologic evidence, *Spine* 32(5):E168-E174, 2007.

25. Hwang H, et al: Threshold cervical range-of-motion necessary to detect abnormal intervertebral motion in cervical spine radiographs, *Spine* 33(8):E261-E267, 2008.

26. Penning L: Normal movements of the cervical spine, *AJR February* 130:317-326, 1978.

27. Dvorak J, et al: Functional radiographic diagnosis of the cervical spine: flexion/extension, *Spine* 13(7):748-755, 1988.

28. Dvorak J, et al: Clinical validation of functional flexion/extension radiographs of the cervical spine, *Spine* 18(1):120-127, 1993.

29. Henderson DJ, Dormon TM: Functional roentgenometric evaluation of the cervical spine in the sagittal plane, *JMPT* 8(4):219-227, 1985.

30. Frobin W, et al: Sagittal plane segmental motion of the cervical spine. A new precision measurement protocol and normal motion data of healthy adults, *Clinical Biomechanics* 17:21-31, 2002.

31. Kristjansson E, et al: Increased sagittal plane segmental motion in the lower cervical spine in women with chronic whiplash-associated disorders, grades I-II, *Spine* 28(19):2215-2221, 2003.

32. Kristjansson E, Jonsson H: Is the sagittal configuration of the cervical spine changed in women with chronic whiplash syndrome? A comparative computer-assisted radiographic assessment, *JMPT* 25(9):550-555, 2002.

33. White AQA, et al: Biomechanical analysis of clinical stability in the cervical spine, *Clin Ortho and Rel Research* 109:85-96, June 1975.

34. Ronnen HR, et al: Acute whiplash injury: is there a role for MR imaging—a prospective study of 100 patients, *Radiology* 201:93-96, 1996.

35. Kongsted A, et al: Are early MRI findings correlated with long-lasting symptoms following whiplash injury? A prospective trial with 1-year follow-up, *Eur Spine J* 17:996-1005, 2008.

36. Parrish RW, et al: MRI evaluation of whiplash injuries. In DuBoilay G, editor: *Proceedings XIV Symposium Neuroradiologicum*, London, England, 1990, Springer, pp 89.

37. Petterson K, et al: MRI and neurology in acute whiplash trauma: no correlation in prospective examination of 39 cases, *Acta Orthop Scand* 65:525-528, 1994.

38. Petterson K, et al: Disc pathology after whiplash injury: a prospective magnetic resonance imaging and clinical investigation, *Spine* 22(3):283-287, 1997.

39. Fagerlund M, et al: MRI in acute phase of whiplash injury, *Eur Radiol* 5:297-301, 1995.

40. Elliot J, et al: Fatty infiltration in the cervical extensor muscles in persistent whiplash-associated disorders: a magnetic resonance imaging analysis, *Spine* 31:E847-E855, 2006.

41. Elliot J, et al: MRI study of the cross-sectional area for the cervical extensor musculature in patients with persistent whiplash associated disorders (WAD), *Manual Therapy* 13:258-265, 2008.

42. Elliot J, et al: Fatty infiltrate in the cervical extensor muscles is not a feature of chronic, insidious-onset neck pain, *Clinical Radiology* 63:681-687, 2008.

43. Antinnes JA, et al: The value of functional computed tomography in the evaluation of soft-tissue injury in the upper cervical spine, *Eur Spine J* 3:98-101, 1994.

44. Krakenes J, et al: MRI assessment of the alar ligaments in the late stage of whiplash injury: a study of structural abnormalities and observer agreement, *Neuroradiology* 44:617-624, 2002.

45. Krakenes J, et al: MR analysis of the transverse ligament in the late stage of whiplash injury, *Act Radiol* 44:637-644, 2003.

46. Krakenes J, et al: MRI of the tectorial and posterior atlanto-occipital membranes in the late stage of whiplash injury, *Neuroradiology* 45:585-591, 2003.

47. Krakenes J, Kaale BR: Magnetic resonance imaging assessment of craniovertebral ligaments and membranes after whiplash trauma, *Spine* 31:2820-2826, 2006.

48. Kaale BR, et al: Whiplash-associated disorders impairment rating: neck disability index score

according to severity of MRI findings of ligaments and membranes in the upper cervical spine, *J Neurotrauma* 22:466-475, 2005.

49. Kaale BR, et al: Head position and impact direction in whiplash injuries: associations with MRI-verified lesions of ligaments and membranes in the upper cervical spine, *J Neurotrauma* 22:1294-1302, 2005.

50. Wilmink JT, Patijn J: MR imaging of alar ligament in whiplash-associated disorders: an observer study, *Neuroradiology* 43:859-863, 2001.

第6章

肌肉损伤及肌筋膜疼痛综合征的治疗

Meridel I. Gatterman 与 Bonnie L. McDowell

李　南　译

颈椎肌肉损伤是"挥鞭伤"创伤中极为常见的症状，是机动车事故后最普遍的损伤。当受到快速的牵拉时，肌纤维没有足够的时间松弛，从而导致肌肉及筋膜结构的断裂和损伤 [1]。肌肉损伤如果得不到处理，将会明显地延长痊愈的时间，并且常常会导致不应出现的运动障碍。肌肉拉伤的结果表现为通常称作"扳机点"的压痛区域，在受累的肌肉中非常容易触及。

肌肉疼痛相关文献的历史回顾

德国文献

20 世纪之前关于肌肉疼痛综合征的报道广泛存在于德文文献中 [2]。早至 1843 年，德文文献中即有肌肉中腱性条索或宽的条带的报道，称作"猪瘦肉"（肌肉结痂）[2]。1876年，Helleday 报道了一种肌肉疼痛，主要表现为肌肉起点附近有触压疼痛的结节。荷兰

按摩师 Mezger 的德国学生也报道了这种肌肉中结节引起的疼痛播散现象 [3]。

1912 年，Muller 报道了受伤的肌肉在触诊时可以发现纤维硬化及嵌入的结节。他对于德国早期文献特殊的贡献是发现嵌入结节，他称之为压力过敏。他发现当施加压力时，一些硬化条索可以传导疼痛到很远的区域，其他一些甚至会产生自发性疼痛。他注意到这些硬化条索可预测性地在特定肌肉的特定部位被发现 [3]。Muller 指出这种表现常常会被忽略，因为医生在进行系统检查时不会刻意去寻找这种硬化条索 [4]。1914 年，Schmidt指出因为肌梭的解剖学位置及其被认为的感受器功能，肌梭是可以解释肌肉硬化疼痛的原因 [2]。

美国文献

在描述肌肉疼痛综合征的美国文献中有大量的如"扳机点"和"肌筋膜疼痛"这样的词汇。早至 1936 年，Edeiken 及 Wolferth [5]

应用"扳机区域"这一词来描述在冠脉栓塞的患者中出现的当压迫左侧上部肩胛骨时，表现出肩部及左上肢的疼痛。1940 年 Steindler[6] 应用"扳机点"一词来描述疼痛的区域。他报道在扳机点注射普鲁卡因用来治疗慢性疼痛。1942 年 Travell 及其同事 Ringler 和 Herman[7] 首先报道了他们关于扳机点的系列研究。Travell 在她的工作中受到肌肉拉伤的困扰，因此她对于肌筋膜疼痛产生了很大的兴趣。她在自传中指出她可以触及肌肉中的结节，可以引起及增强由扳机区域传导来的疼痛[4]。从那时起，Travell 写了大量的关于这方面的报道及论著，并且和 Simons 于 1983 年发表了《肌筋膜疼痛及功能障碍：扳机点手册》（*Myofascial Pain and Dysfunction:The Trigger Point Manual*）[8]。除了普鲁卡因局部注射外，他们治疗扳机点创伤更小的方法，建议牵拉受累的肌肉，同时表面喷洒蒸汽冷冻喷雾剂。当需要牵拉受累的肌肉时，蒸汽冷冻喷雾剂起到分散注意力的效果[8]。

1950 年及 1951 年，Good（早先应用 Gutstein 及 Gutstein-Good 发表文章）报道这种肌肉中压痛点的疼痛模式，每个人都是相同的，因此可以有很好执行的指南[4]。

1957 年，Nimmo[9] 在国际脊椎按摩协会杂志上发表文章，讨论了由于肌肉拉伤或其他创伤所导致的肌肉过度收缩，累及多种神经受体，从而产生恶性神经脉冲导致恶性循环。他提出一种治疗方法，在扳机点施以压力来阻断疼痛 - 痉挛 - 疼痛这一恶性循环。Travell 及 Simon[8] 将之称为"缺血性压迫"，这种方法被脊椎按摩师广泛采用，治疗肌扳机点疼痛。

肌肉和肌筋膜疼痛的理论模式

一种由 Descartes 提出的早期疼痛模式指出在大脑及外周组织间有直接的连接。他总结出这种疼痛模式主要来自于一种哲学思想而不是实验研究[10]。Von Frey 在正确的认识到疼痛感受器（伤害感受器）后，指出这些结构产生的可以感受到的疼痛强度，与刺激这些部位的力量的强度直接相关。Goldscheider 提出疼痛感受的产生及延长，常常需要一段时间，可能与脊髓的疼痛累积机制有关[10]。1943 年 Livingston[11] 提出在闭合的自主兴奋神经环路中产生最初的兴奋的可能性，他称之为"反射回路"。他推翻了长久以来认为的疼痛信号可以不受干扰地直接传导至大脑的理论，指出当疼痛信号经外周或中枢神经系统传导时，有可能被增强或减弱。其他一些发现也支持这种理论，如不同个体对疼痛的感受差异非常大，有时甚至看上去非常轻微的刺激也能引起疼痛[10]。

局部反应和肌肉疼痛

对于疼痛刺激的生理学反应取决于个体的伤害感受及调节系统的反应。肌肉伤害感受器表现为游离神经末梢，对于化学刺激尤其敏感。特定的刺激产生疼痛的程度首先取决于感受器的敏感程度。感受器可以被两种不同的机制激活，可以为早前的刺激或很多的化学物质。这些物质包括组胺、前列腺素、缓激肽及 5- 羟色胺[12]。对这些刺激的局部反应不仅取决于疼痛感受器的激活，同时与肌筋膜扳机点的局部炎性反应及过度敏感有关。缓激肽是一种在损伤组织中发现的最可能的炎性分泌物。它不仅刺激伤害感受器同时激活它们。5- 羟色胺是一种由血小板及肥大细胞分泌的物质，它是对肌肉组织损伤炎性反应的一部分。缓激肽及 5- 羟色胺均有很强的血管扩张作用，从而导致水肿的发生。由于伤害感受器被化学激活，导致痛阈降低，从而使这些感受器不仅对高强度刺激有反应，同时对低强度，轻度甚至无害的刺激产生反应[13]。此外缓激肽还有使受损组织细胞释放前列腺素的作用。这也会有非常强烈的激活伤害感受器的作用[10]。受损肌肉组织中伤害感受器的激活，导致肌筋膜扳机点产生剧烈疼痛，从而在局部施加压力时患者会自然而然的躲避。

中枢敏化

中枢敏化是指中枢神经系统（CNS）对外周刺激，如疼痛（痛觉过敏）或无伤害的刺激如触摸（痛觉超敏）产生过度的反应，提示中枢神经系统神经元过度兴奋及过度敏感。中枢敏化的特点是持续性疼痛[14]。中枢敏化被认为是由于颈椎肌肉的伤害感受器受到有害物理或化学刺激，在它们的感受范围内激活，表现为在脊髓中的广泛的神经兴奋的扩散。Korr[15]、Patterson 及 Steinmetz 等[16]在骨病文献中报道了相似的过程，将这种神经生理效应称为"易感状态"。继发性痛觉过敏的原因是激活的扳机点伤害感受器阻滞了感觉传入，导致后角神经元兴奋性明显增加，目前认为是中枢敏化[14]。

目前观点认为神经重塑改变的细胞机制提示感觉过敏是除外外周组织损害性改变外，由于或至少部分由脊髓神经元内在性质的改变导致的[17]。这一过程取决于最初的伤害感受器的刺激及随后的兴奋性氨基酸及神经肽的释放[10,18]。动物实验显示兴奋性氨基酸，如谷氨酸和天门冬氨酸及神经多肽，如 P 物质及降钙素相关多肽，可以引起一系列的细胞改变，从而导致神经兴奋性持久性增加[19]。

有人认为这种增加的兴奋性及随后的神经重塑导致了中枢敏化[17]。在另外一些动物研究中[20]，有人认为由扳机点伤害感受器激活及过敏导致感觉神经传入障碍，从而引起的脊髓后角神经元过敏，有如下特点：①脊髓后角神经元感受区域增加导致扳机点疼痛的播散及牵扯；②导致扳机点牵扯痛区域的继发性感觉过敏；③脊髓后角神经元持续性激活从而导致持久性疼痛[10]。

肌筋膜扳机点的牵扯痛

由扳机点引起的牵扯痛与原发疼痛点有一段距离，并且常常是较远的距离。扳机点牵扯痛的分布区域极少与外周神经或皮节区段分布相一致。这种由肌肉伤害感受器引起的疼痛牵扯至另外的区域，这一区域由共同汇聚于脊髓丘脑束神经元的其他体神经感受器支配。这种疼痛产生的机制使得肌筋膜扳机点的激活可以引起一段距离以外的外周神经痛。

1942 年，Lewis 报道了肌肉损伤后，导致大脑感受到与受损部位一段距离以外的疼痛[10]。这一概念由 Mckenzie 在 1909 年首先提出，Ruch 在 1940 年也做了相关的报道[10]。此后由 Mense[21] 提出了相关的假说，即肌肉伤害感受器的传入神经纤维，并不只与负责上传伤害感受器信息的脊髓后角神经元有突触连接，而是与邻近的负责传递其他肌肉信息的神经元也有连接。目前认为一对一的突触传导并不常见，并不是中枢神经系统的法则。一个神经元受很多其他神经元的支配，同时也支配着很多的其他的神经元。因此，有理由认为源于肌筋膜扳机点的疼痛不仅激活并致敏负责上传损伤信息的脊髓后角神经元，同时激活及致敏负责传递其他远处肌肉信号的神经元。大脑接受了这些混乱的信息导致疼痛定位错误，认为疼痛是由远距离的肌肉产生的，而不仅是扳机点疼痛。

抑制控制

研究已经表明机体可以产生内源性的疼痛抑制物质，可以在中枢神经系统中产生镇痛效果。这一类的多种物质称为"阿片样多肽"，包括内啡肽、强啡肽及脑啡肽[22]。这些起到抑制作用的阿片样物质，通过 γ 氨基丁酸及阿片传递药理学机制来抑制伤害感受神经元的兴奋性[17]。目前认为各种治疗药物的机制是产生足够强度同时激活降低机械感受器阈值，提高伤害传入神经阈值，同时激活抗伤害感受系统，从而抑制肌筋膜结构的超兴奋性。这种中枢抗伤害机制可以与外周抗伤害机制协同作用，尤其是当外周损伤组织中存在炎症反应时。

肌筋膜疼痛综合征的疼痛模式

肌筋膜疼痛综合征表现为肌肉内质硬或逐渐硬化的结节，称为超敏扳机点，不同的患者均有比较固定模式的牵涉痛。表现出肌筋膜疼痛综合征的肌肉特征性的表现为一个或多个扳机点，伴有抽搐反应及紧张带[8]。触诊这些肌肉可以在紧张带中发现扳机点，进一步沿相同肌肉深触诊可以在扳机点触及结节[8]。当牵拉紧张带的肌肉纤维时，可以看见或触及局部抽搐反应，可以持续1s时间。通过肌电图（EMG）检查可以发现类似运动单位动作电位电冲动延迟[8]。

扳机点一旦在受损伤的肌肉中出现，如果不治疗，可以持续存在数十年，限制活动范围，并且反复出现特定模式的牵涉痛。Travell及Simons[8]将扳机点分为活动性及潜伏性两种。当患者主诉的牵扯痛可以通过按压扳机点消失时，这种扳机点是活动性的。潜伏性扳机点可以在损伤恢复后持续存在数年。潜伏性扳机点临床上常无症状，但是可以由于轻微的过度牵拉、过劳或受寒所激活，从而导致急性发作。活动性扳机点如果不经治疗，可以发展为潜伏性扳机点，从而导致预后较差或迟发挥鞭伤综合征（见第11章）。

挥鞭伤所导致的常见肌筋膜疼痛模式

挥鞭伤最常累及的肌肉是前带状肌群，包括胸锁乳突肌（SCM）及斜角肌。这些肌肉构成防护的第一道防线，通过肌肉的收缩来防止颈椎过伸，直到受到的暴力强度超过肌肉收缩的可控制范围。这种异常的收缩导致颈部肌肉非常容易在牵拉时受伤，就像当腰部的肌肉在伸膝向前弯曲时受力从而导致牵拉一样。这时重力产生的重量超过了腰部收缩的控制范围，从而导致损伤。

胸锁乳突肌中发现的扳机点，以及在上斜方肌、颞肌、颈后肌及枕下肌中的扳机点，可能在挥鞭伤后导致头疼。斜角肌中的扳机点则会引起上肢疼痛，是由于前、中斜角肌牵张压迫臂丛神经下干所导致的（见第

8章）。这种神经压迫可以导致尺侧疼痛、刺痛、麻木及感觉迟钝。没有发现肩胛提肌中的扳机点可以引起神经或血管的压迫，但是挥鞭伤累及肩胛提肌常导致颈部僵硬，因为此肌肉控制颈部的屈曲[8]。疼痛图是帮助发现扳机点位置及牵扯痛区域的有用工具。图6-1至图6-24标出了典型的扳机点（*）及牵涉痛区域（X）。

胸锁乳突肌（SCM）

胸锁乳突肌在解剖学上由两部分肌肉组成，胸骨部分更加偏内侧及表浅，锁骨部分更加偏外侧及深在（图6-1）。肌肉向上由一短腱附于乳突外侧面及枕骨上项线外侧部。在下部，内侧或胸骨头斜向上、外侧及后方附于胸骨柄。外侧或锁骨头附于锁骨前面上缘内侧1/3。它几乎在胸骨头后方垂直向上，

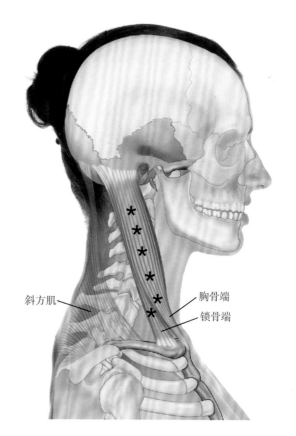

图6-1　胸锁乳突肌侧面观，显示扳机点的典型位置（*）。

形成一个厚的圆形的肌腹[23]。

胸锁乳突肌由副神经支配，由上 5 节颈椎腹侧运动神经纤维发出。运动纤维先经枕骨大孔上行，随后经颈静脉孔下行，与第二节有时是第三节的颈神经前支发出感觉神经纤维汇合[24]。

一侧的胸锁乳突肌收缩可以向同侧倾斜头部，同时向对侧旋转脸部。与上斜方肌协同可以向侧方弯曲颈部，将耳拉向同侧的肩部。它与斜角肌及斜方肌协同作用来代偿由于姿势扭曲造成的头部倾斜。两侧的肌肉协同将下颌向前方牵拉，协助颈长肌屈曲颈部，监测颈部的过度过伸，限制头部向后方被迫运动。与斜方肌协同，两侧的胸锁乳突肌维持头部在谈话及咀嚼时的稳定性。如果头部固定，它们协助在强迫呼吸时提升胸廓。当处于仰卧位时，两侧的胸锁乳突肌也可以起到抬头的作用[23]。

胸锁乳突肌内的扳机点会导致颈部"酸痛"，但是更常见的症状是头疼。图 6-2 标出了典型的胸锁乳突肌扳机点及牵涉痛区域。触诊胸锁乳突肌时，患者应坐立或仰卧位，头颈转向对侧。当提起头颈部时，可以见到胸锁乳突肌收缩。此时可以触诊胸锁乳突肌的全长。向患侧肩部屈曲患者的颈部及轻微向对侧旋转脸部，可以放松胸锁乳突肌，从而触及扳机点。通过拇指及其余手指抓握肌肉，可以定位扳机点的位置。

可以通过捏住扳机点而不是直接压迫扳机点来造成缺血性压迫。通过伸头颈并向对侧旋转脸部来牵拉胸锁乳突肌锁骨部分。如果需要牵拉胸骨部分，首先向患侧旋转头部，当达到最大旋转程度时，向肩部收下颌，抬升枕骨及乳突从而产生最大的牵拉效果[8]。

斜角肌

斜角肌群内扳机点引起的疼痛可以向前、外侧及后方牵扯至肩部、胸部、上肢及手。这一肌群及胸锁乳突肌在挥鞭伤时常常受到牵拉从而产生疼痛扳机点。

前斜角肌上方附着于 C3 ~ C6 横突前方，下方附着于第 1 肋（图 6-3）。中斜角肌上方附着于 C2 ~ C7（有时只有 C4 和 C5）横突的后方，下方斜向下附着于第 1 肋上缘（图

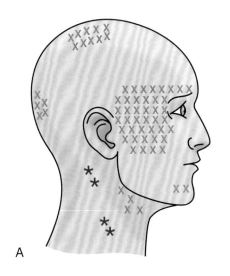
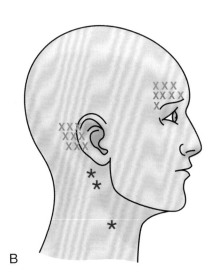

图 6-2 A，胸锁乳突肌胸骨部分扳机点（＊）牵涉痛（X）至枕骨顶点，穿过颞部，至眼部上方，喉部及胸骨。B，锁骨部分扳机点（＊）牵涉痛（X）至眼部、脸部及同侧的枕骨下方。

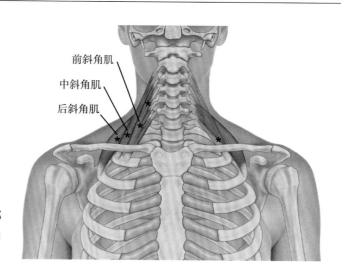

前斜角肌
中斜角肌
后斜角肌

图 6-3 斜角肌前面观。患者的右侧可见全部三块斜角肌。左侧可以见到后斜角肌及中斜角肌的虚影。(*)显示典型的扳机点位置。

6-3)。后斜角肌上方附着于下 2～3 节颈椎横突的后方，下方附着于第 2 肋或第 3 肋的外侧（图 6-3）。斜角肌的神经支配来源于 C2 及 C3 脊神经前主支的运动支，对应肌肉附着相应的节段。

斜角肌群的运动作用取决于其上方固定或下方固定。如果上方固定，斜角肌作用为吸气的辅助肌。它们在提举、携带或推重物时，帮助支持及提升上段肋骨。当下方固定时，一侧斜角肌收缩可以向侧方屈曲颈椎，向斜侧方向牵拉头部。双侧同时收缩，前斜角肌辅助颈部屈曲。当颈部侧屈时，对侧的斜角肌作为拮抗肌维持颈部的稳定。

有颈部创伤病史的患者，应当检查是否有斜角肌的损伤。挥鞭伤中的过度过伸常常会导致斜角肌损伤。如果冲撞时头部旋转或撞击来自一侧，可以造成单侧损伤。斜角肌内扳机点牵扯痛的疼痛模式是跨越三角肌区域，向下扩散至上臂（二头肌及三头肌上方）前后方，前臂的桡侧至拇指及示指（图6-4）。当发生在左侧时，可能与心脏的牵涉痛相混淆。疼痛向后方可以牵涉至肩胛骨脊柱缘的上半部分及肩胛骨区域（图 6-4）。

臂丛神经在前、中斜角肌间嵌压引起牵涉痛至手部的尺侧，由于感觉受损常伴有麻木（图 6-4）。当斜角肌肿胀及紧张时，牵涉

痛及嵌压痛可以与活动性扳机点同时存在。活动触诊第 1 肋可以鉴别肋椎关节活动受限，这也是应当鉴别的。

检查可以发现颈部向对侧屈曲受限。当上举及向前牵拉同侧前臂跨过前额时，可以从下方的斜角肌及臂丛上提升锁骨，从而缓解疼痛[8]，由此可以与神经根型颈椎病相鉴别。

前斜角肌内的扳机点可以在胸锁乳突肌锁骨部分后缘下方触及。中斜角肌内的扳机点可以向颈椎的横突方向触及，后斜角肌内的扳机点可以在肩胛提肌内侧触及，但是必须将其推开。当在斜角肌内扳机点施加压力造成缺血性压迫时，可以迅速地缓解患者的症状。

患者可以在家中通过做牵伸活动预防复发。当牵拉前斜角肌时，向对侧倾斜头颈部，向后外侧挤压头部。当牵拉中斜角肌时，需要向对侧倾斜头颈部并向对侧肩部挤压。当牵拉后斜角肌时，头颈部不能旋转，而是沿肌纤维的方向向前外侧挤压[8]。如果患者缺乏力量行坐位斜角肌牵伸锻炼，也可以仰卧位进行。当肌肉还没有牵伸至最佳长度，活动范围没有恢复时，不应行增加肌肉力量的对抗锻炼。

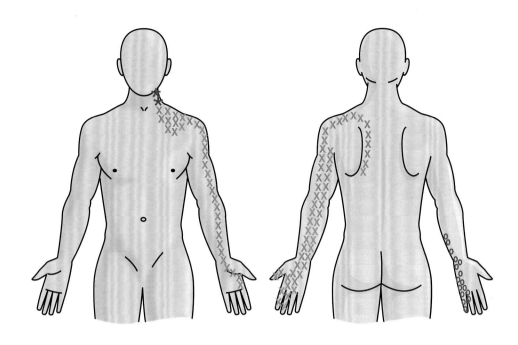

图 6-4　斜角肌内扳机点（＊）牵扯痛（X）至胸部前方，上肢的外侧及肩胛骨内侧缘的后方和邻近肩胛间区域。肿胀的斜角肌卡压臂丛神经在尺神经分布区产生麻木及刺痛（O），累及手指、手及前臂。

颈背部的浅表层肌肉

当发生挥鞭伤时通常会导致两块颈背部浅表层肌肉——斜方肌及肩胛提肌损伤。当发生侧方的挥鞭伤或当发生碰撞时头部转向一侧时，这些肌肉非常容易受损。斜方肌是最浅表的肌肉，肩胛提肌构成部分第二层颈背部肌肉[23]。

斜方肌

斜方肌是由上、中、下三部分纤维构成的肌肉，通常在功能上独立作用（图 6-5）。斜方肌是一块扁平的三角形的肌肉，覆盖颈部及上胸部的背侧。这可能是最容易出现扳机点的肌肉，可能由于它是稳定上肢的主要的肌肉[8]。如果损伤，扳机点常常会发展成慢性，因为这块肌肉静态负重的频率非常高。

解剖学上，左侧及右侧的斜方肌联合构成一块大的斜方形肌肉，正如其命名一样。它附着于枕骨上项线内侧 1/3、枕外粗隆、颈背韧带、第 7 颈椎及全部胸椎的棘突以及棘上韧带。上部的肌纤维向下附着于锁骨外 1/3，中部肌纤维附着于肩峰侧方及肩胛冈的上缘，下部的肌纤维向上附着于肩胛冈内侧结节，紧邻肩胛提肌下方附着部的外侧（图 6-5）。

斜方肌运动神经支配来自于上 5 节颈椎腹侧根发出的副神经（第 XI 对脑神经），经枕骨大孔入颅后再经颈静脉孔出颅。这一神经在斜方肌下方与从脊神经（C3 及 C4）感觉纤维（本体感觉）构成神经丛。

斜方肌上部分肌纤维协同肩胛提肌向上方提拉肩胛骨从而提升肩部。与前锯肌协同，可以向前方旋转肩胛骨，使得上臂可以伸过头部。当肩部固定时，上部肌纤维双侧同时收缩可以后伸头颈部。中部肌纤维内收肩胛骨（将其拉向中线）。它同时帮助向上方旋转肩胛盂，使上臂内收，尤其是当达到活动的最终阶段时。斜方肌下部分肌纤维通过肩胛骨脊柱缘，牵拉肩胛骨及向上方旋转肩胛盂。同时也帮助屈曲及内收上臂。

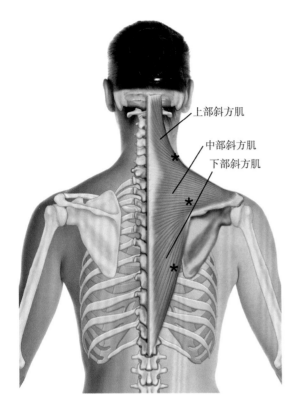

上部斜方肌

中部斜方肌

下部斜方肌

图 6-5　右侧斜角肌的后面观。(*)提示典型扳机点的位置。

斜方肌上部分肌肉内扳机点的患者主诉单侧向上沿颈部后外侧至乳突的疼痛(图6-6)。这些扳机点是同侧的颈部疼痛及一过性头疼的常见原因。偶见疼痛牵涉至下颌角,可能误诊为神经根型颈椎病或非典型面神经痛[8]。斜方肌上部分扳机点常见于肩胛冈内侧端,位于肩胛提肌附着部的外侧(图6-6)。

检查可以发现对侧颈部侧屈及屈曲轻度运动障碍,以及由于肩胛骨向前方旋转受限导致的上臂内收功能障碍。这些患者同时会出现对侧肢体最大旋转活动时疼痛。

为了发现及定位斜方肌上部肌肉内的扳机点,患者需坐立或仰卧,将同侧耳部向肩部轻度牵拉。捏住有扳机点的肌肉,从其下方的冈上肌向上方提起。肌肉可以牢牢地在拇指及其余指间滚动。斜方肌上部纤维内的扳机点常牵涉至颈部、枕部及颞部。

斜方肌中部纤维内的扳机点产生烧灼样

疼痛,由位于肩胛骨上缘的扳机点向内侧牵涉痛。这种疼痛可以向上最远放射至C7。肩峰附近的扳机点可以产生肩部上方或肩峰部的酸痛。

斜方肌外下部纤维内的扳机点可以产生沿肩胛骨脊柱缘向下的牵涉痛。偏内侧扳机点的牵涉痛则向上方至椎旁肌颈部、乳突附近区域及肩峰(图6-7)。当坐位时持续屈曲及前伸可以牵拉斜方肌下部分肌肉。

为了检查斜方肌中部及下部肌肉内的扳机点,患者需坐立,前臂交叉于身体前以牵伸肩胛骨,同时身体轻度前屈以保持肌肉的张力。向对侧牵拉头部以进一步增加张力,向扳机点直接施加深部压力[8]。患者可以自行在家中将一个网球压迫于疼点上进行缺血性压迫[8]。患者可以在坐位向前屈曲来牵拉斜方肌。

肩胛提肌

肩胛提肌是扳机点的好发部位,可以导致颈部僵硬及颈椎活动受限。在挥鞭伤头部偏向一侧时非常容易发生拉伤[8]。出现强迫性颈部活动受限,当患者试图向两旁看时,只能通过转动眼球或身体而不是转动颈部来完成。头部可能会向伤侧轻度倾斜。

肩胛提肌上方通过腱滑附着于寰枢椎横突及第3、第4颈椎横突后结节。它们斜向下附着于肩胛骨内侧缘。肌肉呈扭曲状所以C1肌束比其他部分更加表浅,肌纤维呈垂直状。C4肌束最深在,斜行向下方附着于肩胛骨上角[8]。直接由第3、第4颈神经及第5颈神经来源的肩胛背神经支配。

肩胛提肌协同其他肌肉在活动上肢时稳定肩部。当颈椎固定时,肩胛提肌协同斜方肌提拉肩胛骨,或维持来自肩部的重量。当肩部固定时,肩胛提肌可以向同侧牵拉颈部。两块肌肉协同作用可以限制颈椎屈曲。与菱形肌及背阔肌协同作用,肩胛提肌可以向下方旋转肩胛盂,同时向内侧牵拉肩胛下角。肩胛提肌协同斜方肌上部分及前锯肌最上部

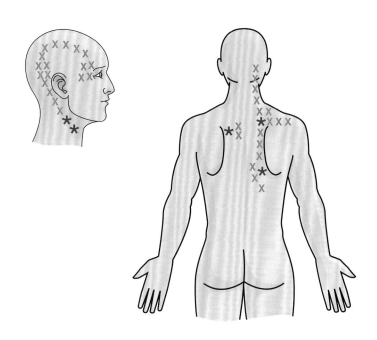

图 6-6　上部分斜方肌（侧面观）内扳机点（＊）常牵涉痛（X）沿颈部后外侧，至耳后及颞部。中部斜方肌内扳机点（＊）牵涉痛（X）至棘突内侧及肩部上方的外侧。下部分斜方肌纤维内的扳机点（＊）牵涉痛（X）至颈部、肩胛上及肩胛区域。

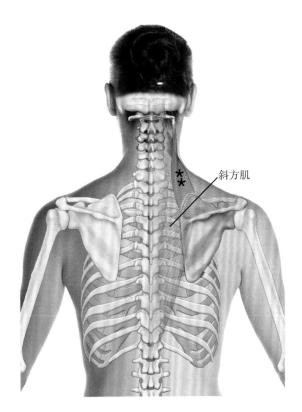

图 6-7　右侧肩胛提肌后面观。可以见到斜方肌的虚影。（＊）提示典型扳机点的位置。

分肌纤维，当耸肩时向上提拉肩胛骨。

　　肩胛提肌内的扳机点见于肌肉在肩胛上角附着点头端，以及肩胛提肌从斜方肌最上方肌纤维露出的颈角内。为了定位扳机点，患者需要坐立位，头部向对侧旋转以牵拉及紧张肌肉，并将肌肉从深部抬起以便触诊。为了定位下部的扳机点，需要沿肌肉前后按摩肌肉。这些扳机点对压力非常敏感，同时向上牵涉痛至上颈部[8]（图 6-8）。

　　不应进行同侧上颈椎反复按摩。尽管按摩可以暂时缓解症状（最长至 2 小时），如果伴有肌肉关节活动障碍，按摩对肌肉比对关节更加有效。当患者坐立时，向前方及对侧牵伸头部可以主动牵伸肩胛提肌。除了压迫治疗之外，如果患者在家中热水浴时用对侧手臂将下压头部，会取得更加有效的疼痛缓解。

活动后部颈椎的中间层肌肉

　　在追尾事故造成的损伤中，头夹肌及颈夹肌都是非常容易受损的肌肉，尤其是撞击

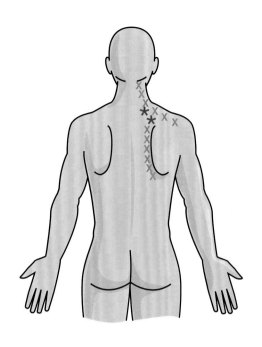

图 6-8 肩胛提肌内扳机点（*）牵涉痛至颈部、肩部及肩胛骨的脊柱缘。

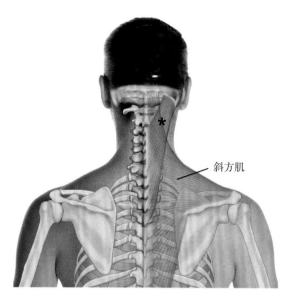

斜方肌

图 6-9 右侧头夹肌后面观。可以见到斜方肌的虚影。（*）提示典型的扳机点位置。

时头颈部处于旋转状态时。这些肌肉并不总能够被更加表浅的肌肉所保护，并且常常与斜方肌、肩胛提肌及胸锁乳突肌内的扳机点相关。头夹肌及颈夹肌内扳机点的患者常常主诉"颅内疼痛"[8]。

头夹肌

头夹肌下方附着于项韧带的下部及 C3 或 C4 至 C7 的棘突，上方附着于乳突、颞骨及枕骨。肌肉斜向侧上方位于胸锁乳突肌下方（图 6-9）。双侧头夹肌同时收缩可以后伸头部。如果单侧收缩可以将脸部向同侧侧屈及旋转[8]。

头夹肌的扳机点位于枕三角上方，牵涉痛至头顶部（图 6-10）。可以通过在由斜角肌为后缘、胸锁乳突肌为前缘及肩胛提肌为下缘构成的肌三角内，或在乳突附着点处触摸，来定位头夹肌内的扳机点。

当牵拉头夹肌时，患者需要坐位保持上肢松弛以放松肩带部肌肉。头部向对侧旋转 20°～30°，轻轻地向前方及对侧推压头部，

向对侧比向前方稍重。如果患者把脸转向对侧时，自行用手抓住头部后方并将头部向对侧拉下，会获得更加有效的牵拉效果。患者需要学会在家中如何牵拉这块肌肉以更加主动地锻炼。

颈夹肌

颈夹肌起于 T3-T6 棘突，止于 C1 至 C3 或 C4 横突。双侧同时收缩可以后伸颈部。如果单侧收缩可以将脸部向同侧侧屈及旋转。因此均与对侧的胸锁乳突肌协同作用（图 6-11）。

上部颈夹肌内扳机点牵涉痛至框部，疼痛像是由颅内放射至眼球后方[8]（图 6-12A）。下部颈夹肌内扳机点牵涉痛至颈角部（图 6-12B）。

为了触诊颈夹肌内的扳机点，患者头部需要向检查一侧屈曲，以松弛上部斜方肌及肩胛提肌。向前外侧推开斜方肌及肩胛提肌。将头颈部转向对侧，牵拉肌肉至需要的紧张程度，可以触诊定位下部颈夹肌内的扳机点。

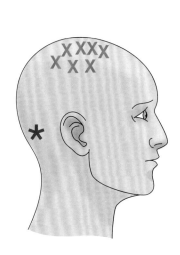

图 6-10 头夹肌内的扳机点（*）牵涉痛（X）至头顶部。

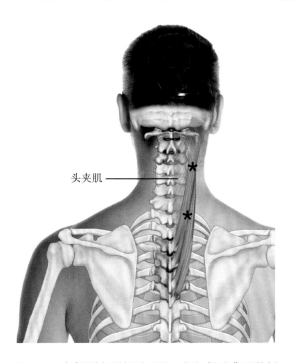

头夹肌

图 6-11 右侧颈夹肌的后面观。（*）提示典型的扳机点位置。

图 6-12 A，上部分颈夹肌内的扳机点（*）牵涉痛（X）至框部。B，下部分颈夹肌内扳机点（*）牵涉痛至颈角部。

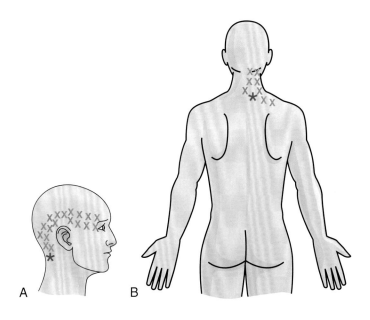

A B

将手指在上部斜方肌及肩胛提肌间，沿肌肉向头端滑动可以触及上部颈夹肌内的扳机点。

当牵拉颈夹肌时，患者如前述采取坐位，低头同时将脸部转向对侧 30°～40°。此后更加向前方及侧屈头部。患者可以将手指置于头上，头部轻度向对侧旋转，向前下方牵拉头部来主动牵拉颈夹肌。患者可以在家中坐在热水浴中时自行锻炼。

活动后部颈椎的深层肌肉

活动后部颈椎的深层肌肉可以产生颈部僵硬的不适。如果有枕大神经嵌压，可以导致同侧枕部头皮麻木、刺痛及烧灼样疼痛（枕部感觉过敏）。深层后颈部肌肉控制头颈部屈曲及轻度后伸及向对侧旋转。当对这些肌肉穿刺或注射时必须要注意勿损伤椎动脉[8]。

颈半夹肌

颈半夹肌是一块很厚的肌肉，起于上 5 或 6 节胸椎横突，也可以起于下 4 节颈椎的关节突。止于枢椎及 C3-C5 的棘突。颈半夹肌后伸颈部，如果单独收缩可以向对侧转头[6]。

颈半夹肌内的扳机点牵涉痛向上至头后部，并伴有疼痛性颈部活动受限。患者屈曲颈部增加紧张度可以触诊颈半夹肌内的扳机点。患者坐立时支持头部可以松弛肌肉。如果同时牵拉两侧颈半夹肌，患者坐立位上肢松弛，前伸头颈部，向前下方轻压头部。如果单侧牵拉，轻轻向对侧屈曲及旋转头部。

头半夹肌

头半夹肌是起始于 C7-T6 横突和 C4-C6 关节突，终止于枕骨部的肥厚而且强有力的肌肉。同时收缩时，可以引起颈胸部脊柱的背伸。单侧收缩时，可以引起椎体向相反方向翻转[6]。头半夹肌扳机点的牵涉痛为一穿过头部位于眼眶以上的条束带。

如果牵拉头夹肌及颈夹肌，患者坐于椅中并放松上肢。头向对侧旋转 20° ～ 30°，向前方及对侧轻轻推挤头部。患者可以自行用手抓住头后部，将脸转向对侧，轻轻将头部向对侧拉下可以进行有效的牵拉。

枕下肌群（头后大、小直肌，头上、下斜肌）

头后小直肌起自寰椎后结节，止于下项线及枕骨大孔之间内侧部分。它在寰枕关节后伸头部。头后大直肌由一尖腱起于枢椎，止于下项线及枕骨大孔之间外侧侧部分，头后小直肌止点外侧（图 6-13）。它后伸头部

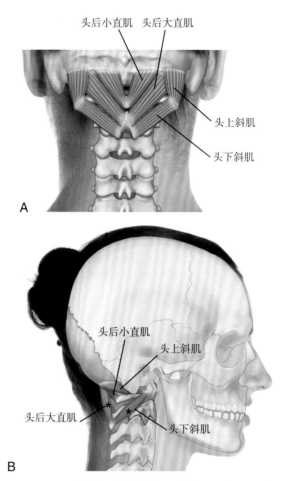

图 6-13 A，枕下肌群（头后大、小直肌，头上、下斜肌）后面观。B，枕下肌群（头后大、小直肌，头上、下斜肌）的侧面观。(*) 提示典型扳机点的位置。

并向同侧旋转脸部。头上斜肌起于寰椎横突，几乎垂直向上止于枕骨上、下项线之间。肌肉下部比较窄上部扩张增宽（图 6-13）。头上斜肌后伸并向同侧侧屈头部。头下斜肌内下方起于枢椎的棘突及邻近的椎板，斜向上方止于寰椎横突（图 6-13）。它可以向同侧旋转脸部。

枕下肌群内扳机点常引起"头痛"，有时非常难与其下方颈后肌肉所引起的头痛相鉴别（图 6-13）。因为枕下肌群是常见的引起创伤后头痛的原因，因此必须进行鉴别诊断[25]。触诊枕下肌群内的扳机点非常困难，但是可以引起特异性的牵涉痛（图 6-14）。触诊检查

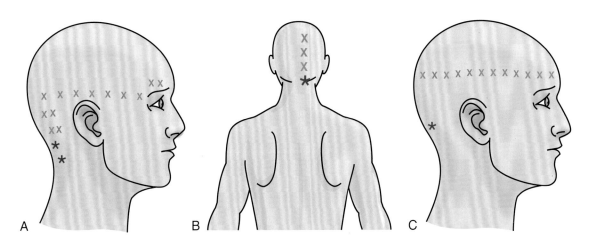

图 6-14　枕下肌群内扳机点（*）牵涉痛（X）至枕部及框部。

时可以引起深部压痛，但没有发现可触及的条带或局部痉挛反应。缺血性压迫对于缓解枕下肌群枕骨附着处邻近肌肉内的扳机点疼痛非常有效[8]。如果牵拉枕下肌群，需要在颈部最上方向特殊方向倾斜头部，来牵拉屈曲或后伸头部的肌肉，有时侧屈头部，有时则旋转头部。患者可以在颈背部最大屈曲时，双手交叉于头后部向前方推压头部，自行牵拉枕下肌群。

颞下颌关节（TMJ）肌肉内的扳机点

创伤性颞下颌关节功能障碍的症状及体征常常在 48 小时内出现[26]。必须注意患者其他症状的严重性及强度，因为患者在受伤时可能并没有颞下颌关节功能障碍。在治疗肌肉内扳机点之前，需要通过关节 X 线片以鉴别疼痛是来源于关节功能障碍还是来源于肌筋膜。因此必须非常详细地询问病史（见第 3 章）以判断是否在挥鞭伤之前即存在颞下颌关节功能障碍。检查患者颞下颌关节肌肉张力非常重要，因为这常被忽略，如果不处理会导致持续的头部及下颌部疼痛。不应忽略咬肌、颞肌、二腹肌及内侧、外侧翼状肌内的扳机点。颞下颌关节肌肉内疼痛，很多情况下与肌肉功能障碍有关而不是下颌本身的紊乱造成的[8]。

咬肌

咬肌是由浅层及深层肌肉构成的复合肌肉。均于上方附着于上颌骨的颧骨突起及颧弓，下方表层附着于下颌角外侧表面及下颌支下半部分。深层附着于下颌支上半部分（图 6-15）。肌肉的主要作用是提升下颌骨以闭合下颌。深层肌肉也可以后移下颌骨。

咬肌内不同部位扳机点牵涉痛可以投射至眉、下颌及耳部（图 6-16）。咬肌深层后上部内的扳机点可以导致单侧耳鸣。当检查咬肌内的扳机点时，患者必须在疼痛可以忍受的范围内最大程度地张口以拉紧肌肉。可以在患者张口时，向下颌骨压迫咬肌触诊咬肌内的扳机点。可以向下颌支后部及沿颧弓触诊定位深层肌内的扳机点。

如果主动牵拉咬肌，患者将一手的两根手指伸入下门齿后方，拇指置于下颌后方勾住下颌骨向前、下方牵拉充分打开下颌。另一只手扶住前额来稳定头部。应在仰卧位时牵拉以消除姿势反射，或者坐位也可以。打哈欠也是一种在家中非常有效的牵拉咬肌的锻炼。

颞肌

颞肌上方附着于颞窝的骨、筋膜及颧弓，下方附着于下颌骨冠状突及下颌支（图

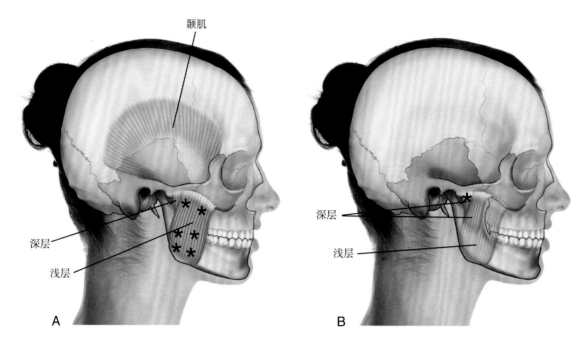

图 6-15 右侧咬肌的侧面观。A，可见颞肌的虚影。B，可见咬肌浅头的虚影。（*）提示典型扳机点的位置。

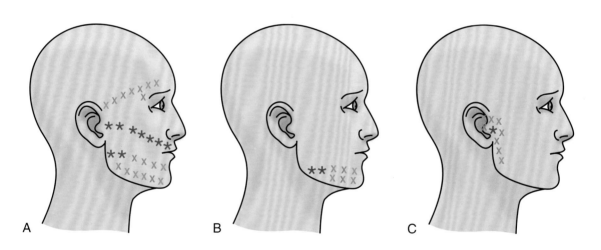

图 6-16 咬肌内扳机点（*）牵涉痛（X）至：A，由浅部至眼眉、上颌骨及下颌骨前方，至眉部。B，由浅层中部至下颌骨。C，由深层至颞下颌关节周围。

6-17）。颞肌主要负责闭合下颌，当两侧中部的肌纤维同时收缩时，可以后移下颌骨。当单侧收缩时，颞肌向同侧牵拉下颌骨。

颞肌内的扳机点是导致头痛的常见原因，牵涉痛通过颞部至眉、眼后方及上列牙齿。当扳机点位于肌肉的前部时，牵涉痛沿框上脊向下至门齿（图 6-18A）。中部肌肉内扳机

点牵涉痛至颞部中部并向下至同侧的上列牙齿（图 6-18B）。后部肌肉内扳机点牵涉痛至后、上方（图 6-18C）。颞肌中部肌肉深部纤维牵涉痛可至上颌骨及颞下颌关节。

需要部分张口以紧张肌肉来触诊颞肌内的扳机点。在颧弓上缘上方可以触及前部及中部肌肉内的扳机点。后部肌肉内的扳机点

可以在耳上方触及。内部冠状突表 面肌肉内的扳机点，可以通过由外侧向冠状突方向施压来触及。

主动牵伸颞肌时患者需要仰卧位，患者将两指置于下门齿后，拇指置于颌下，轻轻向前方牵拉下颌骨，然后向下方逐渐增加牵拉。用另一只手稳定头部。患者也可以在坐位自行牵拉。

内侧翼状肌

内侧翼状肌附着于下颌角及外侧翼状板，连同咬肌共同组成一个吊索悬吊下颌骨（图6-19）。主要的作用是提拉及向对侧侧移下颌骨。它还可以帮助前突下颌骨。内侧翼状肌内的扳机点牵涉痛弥散至口腔、硬腭及颞下颌关节下方及后方（图6-20A）。

当检查内侧翼状肌内的扳机点时，患者仰卧张口，需要同时从口内侧及外侧检查。当由口部外侧触诊时，头部轻度倾斜以便能够触及肌肉。用一根手指沿下颌角向上方挤压，来触诊定位下颌骨内表面肌肉内的扳机点。示指带护具在口内部触诊肌肉中部肌腹内的扳机点。示指带指套沿磨牙向后方滑动至最后一颗磨牙后方的下颌支前缘。触及肌肉为一垂直的团块，在扳机点上施以压力可以引起剧痛。为了保护检查手指的安全，检查者的另一只手可以在口外部，将患者对侧颊部推向内侧至后方牙齿之间。患者在咬到检查者手指之前，首先会咬到自己的颊部。

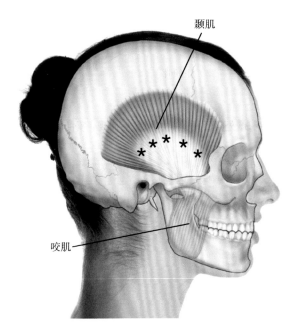

图 6-17 颞肌及咬肌的右侧观。可见咬肌的虚影及颞肌内典型的扳机点（*）位置。

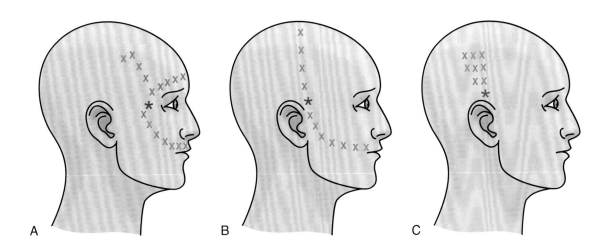

图 6-18 颞肌前部纤维内扳机点（*）向前方牵涉痛（X）沿眶上缘，向下至上门齿。B，中部纤维扳机点（*）牵涉痛（X）向上至颞中部，向下至同侧的上列牙齿。C，后方纤维内的扳机点（*）牵涉痛（X）至后、上方。

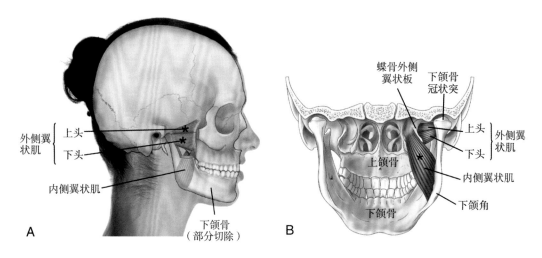

图 6-19　翼状肌外侧观及内侧观。A，外侧观：下颌骨部分切除。B，外侧及内侧翼状肌的后面观：颅骨切除。（*）提示典型扳机点的位置。

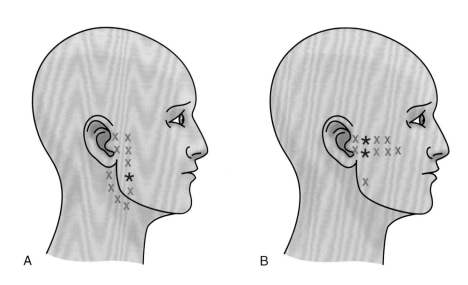

图 6-20　A，内侧翼状肌内扳机点（*）牵涉痛（X）至口、咽部及颞下颌关节下方。B，外侧翼状肌内扳机点（*）明显牵涉痛至颞下颌关节及上颌骨。

　　如果主动牵伸内侧翼状肌，患者仰卧位，将两指置于下门齿后方，拇指置于颌下，向前下方牵拉下颌骨，患者最大程度张口。另一只手置于前额稳定头颈部。内侧翼状肌对缺血性压迫及牵拉反应良好[8]。

外侧翼状肌

　　外侧翼状肌对于理解颞下颌关节功能紊乱非常重要，因为肌肉内的活动性扳机点可以在张闭口时，干扰下颌骨的位置及运动切迹。肌肉的下部分与颞下颌关节功能障碍综合征有密切关系。外侧翼状肌上部分前方附着于蝶骨，后方附着于颞下颌关节的肌肉关节盘及关节囊。下部分肌肉前方附着于翼状板外侧，后方附着于下颌颈（图 6-19）。上部肌肉的主要作用是向前方牵拉关节盘，并控制其向后活动，帮助提拉下颌骨。下部肌肉负责前突及向对侧侧移下颌骨[8]。

　　外侧翼状肌内扳机点牵涉痛至同侧颞下颌关节周围及上颌骨（图 6-20B）。触诊下部外侧翼状肌需要将手指伸入口内，沿颊内侧壁尽可能向后方，沿冠状突内侧壁尽可能滑至最高点，由内侧向外侧翼状板方向施以压力。压迫扳机点可以引起剧烈疼痛，必须注意患者的忍受能力。如果向上或轻微向前的压迫引起疼痛，表明扳机点位于上部肌肉的中间部分。如果轻微向下或口的方向的压力引起疼痛，表明扳机点位于下部肌肉的中间部分。

　　如果同时牵伸上下两部分外侧翼状肌，不要刻意闭口，将下颌骨尽可能向后推以对抗限制韧带，轻轻摇动下颌骨，保持下颌仅张开几毫米。患者最好采取仰卧位。患者用一手抓住下颌，轻轻向前后方推动下颌骨。从侧方轻轻晃动以确保能够做大程度地后移下颌骨。患者应在活动范围内最大程度地前伸后移下颌骨锻炼。在不移位的情况下张开下颌使下颌骨最大程度自发地后移，轻度牵拉外侧翼状肌的上部分肌肉。这一动作包含有将舌尖尽可能向后方抵住上颌防止髁移位，张大口后移下颌骨。患者随后交替进行张闭口动作，幅度约1英寸（译者注：约2.5cm）。

二腹肌

　　如果不注意二腹肌内的扳机点引起的牵涉痛，则可能与胸锁乳突肌牵涉痛相混淆。二腹肌的前后肌腹共腱止于下方的舌骨。后部肌腹向后上方止于乳突切迹，位于头夹肌及胸锁乳突肌附着部的深部。前部肌腹向前上方附着于下颌骨下缘，紧邻下颌骨联合部（图6-21）。两块肌腹均协助下拉及后移下颌骨。

　　二腹肌后部肌腹内的扳机点牵涉痛至胸锁乳突肌上部（图6-22）。也可以牵涉痛至下颌及枕部。前部肌腹内扳机点并不常见，牵涉痛至下门齿部。

　　仰卧位时触诊二腹肌内的扳机点。在下颌角及乳突之间，向下方深压颈部结构来触诊二腹肌后部肌腹内的扳机点。触诊前部肌腹内扳机点时需要后伸颈部并仰头。闭合下颌以牵拉肌肉，向下方深压软组织以触诊扳机点。

　　如果被动牵拉二腹肌后部肌腹，患者处于松弛的体位，闭合牙齿，头向后方抵住协助者。如果牵拉右侧二腹肌后部肌腹，患者头转向右侧使乳突远离舌骨。患者后伸头颈部以紧张前部肌腹，同时向下方及左侧按压舌骨以增加在后部肌腹上的张力。如果牵拉前部肌腹，患者向后转头，同时在下颌闭合时尽量前伸下颌骨。二腹肌的两块肌腹均对

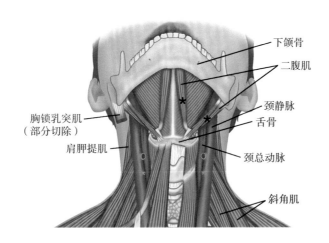

图6-21　颈部前面观显示二腹肌的两块肌腹及附着于舌骨的纤维环。

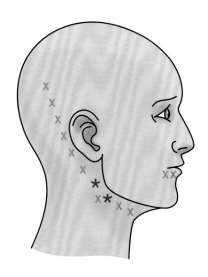

图 6-22　二腹肌后部分肌腹内的扳机点（＊）牵涉痛（Ｘ）至胸锁乳突肌上部。二腹肌前部分肌腹内的扳机点牵涉痛至下门齿部。

缺血性压迫非常敏感[8]。患者可以自行在仰卧位时前伸下颌骨以主动牵拉二腹肌。

肩部肌肉

在机动车事故中常常出现肩部肌肉损伤。尽管没有颈部肌肉损伤常见，也应检查肩袖肌肉内的扳机点。如果在患者主诉肩部疼痛时只考虑更为常见损伤的斜方肌，则常常忽略肩部肌肉损伤。直接创伤可以导致肩部损伤，如果肩部撞在门上，或更为常见的汽车安全带所致的扭伤，均可以导致肩部挫伤。如果司机在撞击时牢牢握住方向盘以规避撞击，或者伸手保护乘客时，可能会拉伤肩部肌肉。肩袖肌内的扳机点（肩胛下肌、冈上肌、冈下肌及小圆肌）可能与神经根型颈椎病相混淆，因为与这些肌肉内扳机点的牵涉痛模式相似。当排除神经根型颈椎病时，如果忽略肩胛带肌肉内的扳机点，患者可能被认为是装病者，或者接受更多不必要的治疗。

冈下肌

冈下肌内侧附着于肩胛骨冈下窝，外侧附着于肱骨大结节（图 6-23A）。冈下肌由来

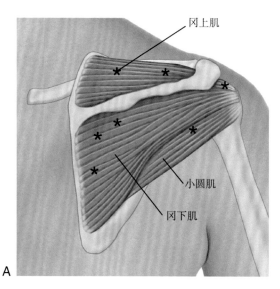

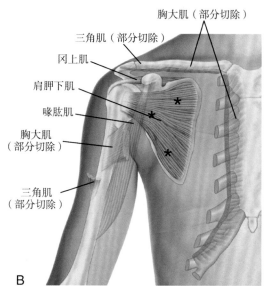

图 6-23　肩袖的肌肉。A，冈上肌、冈下肌及小圆肌后面观。B，肩胛下肌的前面观，（＊）显示典型扳机点的位置。

源于 C5 及 C6 脊神经通过臂丛上干的肩胛下神经支配。冈下肌在肩部外旋上臂，并且协助在向前活动上臂时，将肱骨头稳定于肩胛盂内。

冈下肌内扳机点的患者常主诉手臂不能达到后上方以拉下汽车安全带。患者可能会出现睡眠障碍，因为当向患侧侧卧时会由于压迫和刺激扳机点从而产生牵涉痛。当向健侧侧卧时会牵拉冈下肌，同样会干扰睡眠。

患者不能在肩部内旋及内收上臂。患者常常主诉肩部疲劳。冈下肌内的扳机点产生肩关节深部疼痛（图6-24A）。

检查冈下肌内扳机点时，患者采取坐立位，将手及前臂于胸前牵向对侧从而牵拉冈下肌。冈下肌内的扳机点常常在肩胛骨尾端、肌肉沿肩胛骨脊柱缘的中点及插入肱骨的腱性部分发现。外展及外旋由于疼痛会受到限制。

可以通过主动握住患侧肘部牵向胸部牵拉肩部，或嘱患者尽可能向后方触及对侧的肩部，来牵拉冈下肌。应用热水浴直接沐浴受累的肌肉进行牵引可能会有帮助。Travell和Simons[8]建议患者在家行压迫治疗，躺下并将一个网球置于扳机点下方，应用体重维持持续增加地压迫达到1～2分钟。他们同时建议患者在向健侧睡觉时，将一个枕头垫于患肢下方。这可以缓解可能会干扰睡眠的由于牵拉引起的疼痛。

小圆肌

小圆肌有时会与冈下肌融合。它内侧附着于肩胛骨的背侧，紧贴于冈下肌下方，外侧止于肱骨大结节（图6-23A）。肌肉由来源于C5、C6通过后束的腋神经支配。与冈下肌相同，它在肩部外旋上臂，并在上臂活动时，帮助稳定肱骨头于肩胛盂中。

检查小圆肌与检查冈下肌患者所需的姿势相同。可以在肌腹处及肱骨止点处找到扳机点（图6-24A）。小圆肌内的扳机点极少单独出现，并且牵拉冈下肌时可能引起疼痛。这些扳机点可以引起三角肌深部的小圆肌肌腹内的局限疼痛。牵拉小圆肌的方法与上述的牵拉冈下肌的方法相同。

肩胛下肌

肩胛下肌构成腋窝后壁的主要部分。它是一块很长的三角形肌肉，起于肩胛骨内表面，由肩胛骨的脊柱缘至腋缘填充肩胛下窝。它向外侧汇聚成一条肌腱，在肩关节囊前方止于肱骨小结节（图6-23B）。它由来源于C5、C6及C7的肩胛上及肩胛下神经支配。肩胛下肌的主要作用是在肩部内旋及内收上臂。它同样帮助在肩胛盂内稳定肱骨，从而帮助外展上臂。

肩胛下肌内的扳机点会产生严重的肩部疼痛，无论休息时还是活动时。疼痛主要局限于三角肌后部，并且可以向内侧扩散至肩胛骨及向下方至上臂后侧（图6-24B）。它常常在腕部周围产生一条带状分布的牵涉痛[8]。

检查可以发现上臂在肩部外展及内旋活动受限。定位肩胛下肌内的扳机点非常困难，患者需要仰卧位，患肢外展远离胸壁。这时可以沿肩胛骨腋缘触诊扳机点。Travell及Simons[8]指出当患者有严重的肩胛下肌受累时，肌肉内的深压痛常常非常剧烈，所以只能忍受扳机点处非常轻微的压力。肩胛下肌内扳机点患者主诉当外展上臂时疼痛及休息时钝痛。他们同时可能会诉肩部僵硬及夜间痛导致的睡眠障碍。需要上臂举过头顶的动作可能会受到限制。有些患者主诉肩关节内捻发音或活动障碍。这可能是由于影响了肱骨头在肩胛盂内的正常滑动所导致的。

牵拉肩胛下肌时，上臂举过头顶，用对侧手握住患侧肘部并牵向对侧。

冈上肌

冈上肌内侧附着于肩胛骨肩胛上窝，外侧止于肱骨大结节（图6-23A），由肩胛上神经（C4、C5及C6）支配。冈上肌外展上臂，并将肱骨头拉向肩胛盂。这可以在上臂下垂时防止肱骨向下方脱位。

检查可以发现上臂外展受限。触诊可以在肌腱附着点及沿斜方肌的冈上肌肌腹内定位扳机点。扳机点上施压可以向下牵涉痛至上臂，并且经常至前臂或肘部外上髁表面（图6-24C）。当牵拉冈上肌时，患者坐位，将前臂在腰部水平置于背部后方，或患者自行握住肘部在胸前向对侧交叉行主动牵拉。

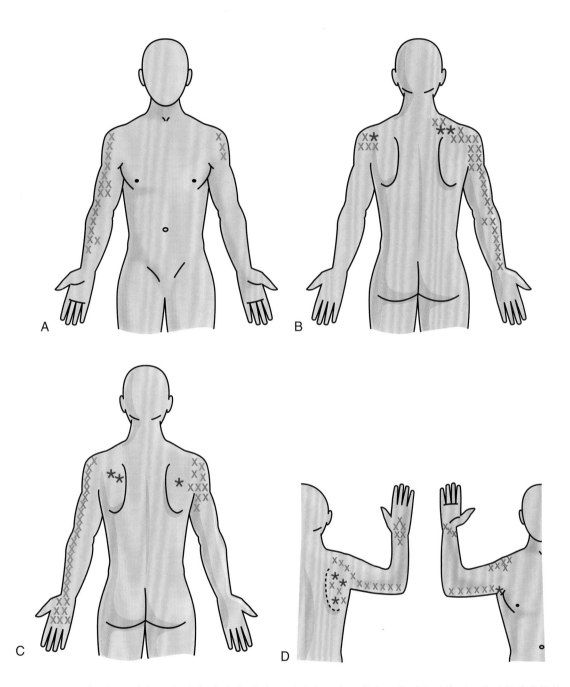

图 6-24 A，左侧冈下肌内扳机点（＊）牵涉痛（X）至左肩部三角肌前方，向下方延伸至上臂及前臂的前外侧，偶尔累及手部的桡侧。右侧小圆肌内扳机点（＊）牵涉痛（X）至三角肌后方（右侧）。B，肩胛下肌内扳机点（＊）牵涉痛（X）至后方，肩胛骨内侧，向下至上臂后方，可以跳跃至手部腕部周围。C，左侧冈上肌腱内扳机点（＊）牵涉痛（X）至三角肌中部（前面观）。D，肌腹内的扳机点（＊）牵涉痛（X）至肩部周围，向下至上臂及前臂（右侧）。

与挥鞭伤相关肌筋膜疼痛综合征的诊断

患者有挥鞭伤的病史，首发症状通常是颈部僵硬及活动范围减小。前 72 小时内不适感逐渐增强，直至最初的肿胀消退。这种逐渐加重的特点可能会导致患者最初阶段没有明显的不适，而不适在随后的几天内才出现。最初的肿胀可能会导致特定肌肉内扳机点诊断的延迟。尽管肌肉拉伤的诊断是准确的，但是并不能对具体哪一结构损伤进行明确的判定。因此应用"肌肉拉伤"代替"挥鞭伤"并不能准确地反映患者的真实情况[27]。详细地询问病史可以帮助找到最有可能损伤的组织（见第 3 章）。如果患者在撞击时正在看后视镜而不是直视前方，受损伤的肌肉是不同的。休息位时观察患者的活动及姿势有助于判断损伤的组织。由于受损的颈部肌肉的自我保护机制，患者在环视时会转动身体而不是颈部。患者会倾斜头部来减少疼痛及不适，颈部的活动会非常慢并且是保护性的。收缩拉伤的肌肉会产生疼痛，由此可以区别肌肉拉伤及韧带扭伤。

当最初的肿胀消退后，可以非常明显地在受损的肌肉内触及创伤导致的扳机点。如果没有熟练的触诊技术，发现引起患者牵涉痛的扳机点有一定困难。尽管一些人认为扳机点的诊断具有主观性，但熟练的触诊技术定位扳机点并没有困难[28]。Sciotti[29] 及 Gerwin[30] 均报道有经验的临床医生诊断肌筋膜扳机点，可以做到非常好的精确定位。一段时间的培训是非常重要的，强调临床医生需要有足够的准备以更好地掌握肌筋膜疼痛综合征。当没有复杂的影像学检查或其他一些基于可视化的重要检查时[28]，手法触诊技术配合患者的回馈就需要有相当的精确性，以提供可靠的诊断。

疼痛图

疼痛图是非常有用的工具，可以帮助临床医生更好地理解由于肌筋膜扳机点引起的牵涉痛，其并不同于经典认识的神经分布痛或骨性疼痛。经典的疼痛图[31] 由患者完成，用不同的符号标示出他们所经受的疼痛的类型（见第 4 章）。典型的牵涉痛是一种稳定的、钝性的深部疼痛[8]。口头描述常常是不精确的，如果患者不能准确地描述他们的疼痛则有可能会导致误诊。患者可能会说"我头部受伤"或"我脖子僵硬"，这些都不能准确地反映他们的不适。让患者用一根手指明确地指出疼痛的部位会有一定的帮助，是一种对于疼痛图的补充。根据特定肌肉牵涉痛的模式，医生可以开始寻找特定的扳机点。如果几块肌肉同时受累，疼痛的模式更加难以解释，医生必须准确掌握不同患者间的个体差异。

诊断扳机点的技术

扳机点的定位首先需要掌握不同肌纤维的定位及走行的知识。Travell[8] 描述了几种发现扳机点的方法，包括局部痉挛反应，紧张条带及扳机点的触诊，以及观察跳跃反射。她在 1955 年报道[32]，当用手指滑动扳机点时，可以看到一部分肌肉痉挛。这种痉挛足可以引起肉眼可见的身体的某部分抽搐。她同时发现当针刺扳机点时同样可以引起这种痉挛反应[8]。1976 年 Simons 报道，局部痉挛反应在肌电图中有不同的特点[33]。与扳机点相关，局部痉挛反应是一种在含有扳机点的紧张条带内的肌纤维的短暂收缩。这种反应可以由扳机点处突发的压力变化引起，如手指按压滑动扳机点[34]，横向捏握紧张条带，或针刺扳机点。大多数存在活动扳机点的肌肉均表现出不同程度的局部痉挛反应。

紧张条带及局部扳机点的触诊

当定位紧张条带时，适当地牵拉肌肉，直到紧张条带内的肌纤维产生张力，而其他未受累的肌纤维仍保持松弛状态。这种牵拉可能会造成不适，处于产生疼痛的边缘。触诊这种条带时，表现为正常松弛的肌肉中触及有张力肌肉纤维的紧张条带。触诊条带像绳子或条索，直径 1 ~ 4mm[8]。

当触诊紧张条带内的扳机点时，用手指沿紧张条带滑动，直到找到最严重的压痛点。当应用示指或拇指在扳机点上施加直接的压力时，可以产生患者主诉的牵涉痛，从而证明肌筋膜痛的诊断[34]。活动性扳机点触诊时为葡萄样略肿胀的区域。当扳机点下方没有任何衬垫时，如胸锁乳突肌，需要用拇指及其他手指捏住肌腹进行触诊。

跳跃反射

跳跃反射是指当实施一定程度的压力时，患者不自主地躲避或回缩。这种强烈的敏感性典型地表现在当在扳机点施加很轻的压力时。特定扳机点的跳跃反射具有高度可重复性[8]。

肌筋膜疼痛综合征的治疗

有很多种方法可以治疗肌筋膜疼痛，从无创治疗至向扳机点内注射各种药物。这些各种各样治疗的疗效取决于临床医生可以准确地触及扳机点。这种高水平的触诊技术必须要求有高度的触觉敏感性[28]。系统的文献回顾[35]列出了下列一些处置：经皮电神经刺激（TENS）、电肌肉刺激（EMS）、缺血性压迫、肌筋膜放松治疗、蒸汽冷冻喷雾剂下的牵拉、干扰波电流治疗、牵拉治疗、超声治疗、直接干性针刺治疗、扳机点注射（包括各种溶液及药物）、神经反射治疗、软组织深压力按摩、表面湿热敷袋治疗、锻炼、瑜伽、针灸、冰按摩、磁刺激、激光治疗、肉毒杆菌毒素注射、局部麻醉、被动/主动节律性放松、对抗牵拉、高速低幅的推压、生物反馈及临床生理心理学治疗。不是所有的治疗方法都有相同的效果，不同的方法需要不同的技术、训练水平及资格[35]。

尽管基于一项治疗的随机对照研究得出的结论最有说服力，患者还是可以从多种方法的综合治疗中获益。如表面湿热敷袋治疗及超声治疗可以帮助患者放松，从而易于扳机点的触诊。当单独或联合应用这些方法时可能并不能缓解患者的肌筋膜疼痛，但是当与其他治疗联合应用时，可以产生有效的治疗效果。因为肌筋膜痛是多种原因造成的，因此必须要充分认识到它的治疗也需要多种方法综合治疗[35]。当发生机动车事故后，如果没有进行充分的治疗可能会造成不良的结果[36]。患者常常只接受了单独的医学检查或损伤评估，而没有进行足够的治疗[36]。如果检查的医生没有足够的经验发现肌筋膜扳机点，患者常被诊断为挥鞭伤后没有客观的损害而回家。随着医学的不断发展，挥鞭伤后存在肌肉拉伤的患者，必须接受足够的治疗。

治疗

多种方法的综合治疗是很常见的。某一种治疗方法可能显示有效，但多种方法的综合治疗更为常见。

缺血性压迫

缺血性压迫是创伤性最小的扳机点治疗方法之一，整脊医师在 1957 年已经开始应用[9]。整脊疗法被认为是最有效的治疗肌肉疼痛综合征的方法之一[37]。作为缺血性压迫疗法的补充，常鼓励患者做受累肌肉的主动牵伸。这种以患者为中心的治疗肌肉疼痛综合征的改进，鼓励患者主动地积极参与康复计划，而不是那种鼓励患者依赖其他人进行的被动治疗。

缺血性压迫是一种对肌筋膜扳机点的机械性治疗，需要对扳机点施以相当长时间的持续压力来使扳机点失活。Travell 和 Simons[8] 将这种方法命名为"缺血性压迫"，是因为当松开压迫时，皮肤首先表现为苍白，此后逐渐表现为反应性充血。这种改变反映出下方肌肉血循环的改变，因为下方的肌肉也受到了同样的压力。可以根据大小、深度及需要压迫的肌肉的厚度决定是应用拇指、手指、指关节或肘部来施加压迫。对扳机点的中心进行直接的压迫直到患者不能忍受。必须注意不能超过患者可以忍受的程度，如果患者紧张或推开时，需要适当地减少压力。如果压迫太疼了，患者可能会表现出局部的紧张[38]。对扳机点的中心进行压迫是至关重要的。这需要有相当的触诊技巧，同时必须注意不要从扳机点中心上滑脱，这会导致不必要的疼痛。这种压迫持续 10 ~ 20s，当扳机点松弛后逐渐增加压力。扳机点的"消融"标志着治疗有效。另一只手的拇指或手指可以帮助加强施加压力。压力直接施加于扳机点上时最为有效。患者通常会很高兴地确认压力施加到正确的部位，他们常常会说"这里很痛"或"就是这里"以及其他一些说法，表明他们并不舒服但部位正确。可以应用机械装置，但是当扳机点松弛时不会收到必要的反馈 34。缺血性压迫疗法常需要 2 ~ 3 天一次，治疗几周的时间，取决于病变的慢性程度及患者对治疗的反应。急性病例常常在3 ~ 4 次治疗后就会有较好的效果。治疗的时间因人而异，如果患者有较长的疼痛或牵涉痛病史，治疗可能会持续很长的时间[38]。

Fryer 和 Hodgson[39] 报道通过压力监测发现持续的手法压迫可以减轻疼痛感受，并且明显增加对于治疗性压迫的耐受程度。这更像是组织敏感程度的改变，而不是医师不自主地减轻压迫程度的结果。压迫是持续性的，施加压迫者可以感受到肿胀的减轻，扳机点逐渐"消融"，当扳机点的大小及质地发生变化时，可以在患者可以忍受的范围内逐渐增加压力。这可以通过仔细地观察患者是否有痛苦的表情或是否推开来判断。通过这种方法观察患者，需要在有效的压力和患者的不适之间找到平衡。

通过压力痛觉仪（标记为 kg/cm^2）检测压力痛阈的改变，及逐渐降低的 VAS 评分，可以验证应用缺血性压迫治疗斜方肌肌筋膜扳机点的有效性[40]。通过一项对喷雾下牵拉、表面湿热敷袋治疗、超声深部热疗及软组织深压按摩进行的对比研究[41]表明，软组织深压按摩比其他三项治疗方法及对照组，有明显高的阈值变化指数评分（治疗后痛阈评分及治疗前痛阈评分的比值）。所有 4 种治疗方法都显示出明显的效果，喷雾下牵拉比热疗更加有效。因为蒸汽冷冻喷雾剂会产生有益的环境效应，因此并不建议单独应用牵拉治疗。Travel 和 Simons[8] 强调这种牵拉应在应用喷雾分散注意力时使用。尽管这种喷雾会使患者感到更加舒适，他们强调牵拉在这种喷雾下牵拉治疗中起主要作用。只要有可能，尽可能实施患者自行的主动牵拉，而不是治疗师进行的被动牵拉。当由治疗师进行牵拉时，常常不会使患者牵拉至他们不能忍受的程度。

激光治疗

激光（laser）一词来源于受激发射放大光波辐射（light amplification by stimulated emission radiation）的首字母缩写。其生物效果是光辐射的直接作用结果。光刺激作用被认为是有止痛效果的，由于它具有抗炎作用及神经元效应。这些神经元效应包括降低神经元及淋巴细胞的呼吸作用，稳定膜电位及释放神经介质[42]。有三种类型的激光用于肌筋膜扳机点的治疗的研究中：镓 - 砷 - 铝（Ga-AS-Al）[43-45]，氦 - 氖（He-Ne）[46,47] 和红外二极管[48]。这些研究表明在治疗肌筋膜扳机点造成的疼痛时，激光治疗组及安慰剂组有统计学差异。长期疗效观察，在两组研究中 3个月随访可以见到明显的效果[43,48]，与 6 个月随访时的效果相当[45,47]。Richard 总结这些临床试验的质量非常高[28]，显示出激光治疗在治疗颈椎肌肉扳机点中的有效性。尽管激光治疗有一定的副作用，它不像针刺治疗那样有创。

针刺治疗

干性和湿性针刺治疗的对比研究表明，产生效果的是针刺本身或安慰剂效应，而不是注入的盐水或药物[35]。肌筋膜扳机点的注射治疗曾应用很多的可注射的药物，如普鲁卡因、利多卡因或其他局麻药，等张生理盐水、非甾类抗炎药、皮质激素、蜂毒、肉毒杆菌毒素及 5- 羟色胺拮抗剂[49]。干性针刺治疗有时也称作"肌肉内刺激"。这是一种有创操作，需要直接在扳机点处将针灸针刺入皮肤及肌肉。在一些州，这些操作在整脊医师或物理治疗师的执业范围内，当然也可以由执业医师来完成。

应用干性针刺疗法治疗肌筋膜疼痛是近期才开始流行的，尽管 Lewit 在 1975-1979 年就报道了 241 例应用这种技术治疗的肌筋膜疼痛的病例[50]。他的治疗包括将针刺入他所描述的最大压痛、扳机带及疼痛点。他将针刺产生的镇痛效果称为"针刺效果"。他总结出，以前归功于局麻药的镇痛效果，可能是由于针刺本身所产生的。像缺血性压迫一样，干性针刺治疗同样取决于治疗师可以准确地触及扳机点。需要高度的触觉感受能力进行有效的针刺治疗，及感受到针刺组织质地的变化。

与在扳机点注射药物相比，干性针刺治疗得到推荐是因为它创伤性较小且安全，尽管它可能会对患者造成更多的不适。恰当的消毒是十分重要的，副作用可能包括轻微的出血。干性针刺治疗是一种相对新的技术，经常与其他物理治疗方法联合应用。

锻炼

牵伸锻炼用于增加活动度及预防受损肌肉内扳机点的复发。在对抗锻炼之前，将肌肉牵伸至受伤前的长度是非常重要的。牵伸锻炼有肌筋膜扳机点的肌肉，有助于降低疼痛的治疗[51]。通过被动牵伸进行逐步的牵拉，提示需要的稳定性及牵拉的路径[51]。此后应鼓励患者主动地牵拉肌肉直到不能忍受，逐

步增加牵拉的强度直到达到正常的活动范围。必须注意监视患者进行了正确的牵伸活动。当患者进行医生制定的牵伸锻炼时，需要保证患者应用最理想的技术（框 6-1）。

强度锻炼

主动等长锻炼是挥鞭伤患者进行颈部肌肉强度锻炼的康复计划中，非常重要的一部分[52]。当活动度恢复至损伤前的程度时，即应开始这种锻炼。医生首先可以进行被动的锻炼示范，以确保正确的对抗路径，此后监视患者进行主动锻炼，以确保患者正确实施，同时反复强调恢复颈部肌肉强度的重要性[53]。挥鞭样事故造成的软组织损伤，不能再对头部的重量及活动提供足够的支持（10 ~ 15 磅）。在治疗的早期，每一种锻炼的活动程度均应受到限制，以避免造成进一步的疼痛及不适[52]。不应持续地佩戴围领，或最初损伤急性疼痛 2 周后仍然佩戴围领[51]。佩戴围领的目的不是限制活动，而是支持受伤的肌肉。当乘车时，在受伤 2 周后一段时间内仍然需要佩戴围领，直至颈部肌肉有足够强度以防止再次受伤。患者不能产生依赖围领的想法非常重要，否则会强化患者的永久失去能力的观点，尽管绝大部分患者可以通过适当的治疗恢复至受伤前的状态。

应用进行性对抗的动力锻炼，是一种刺激肌肉及神经的非常有效的主动锻炼方法[54]。在等张锻炼时，通过相互抑制作用，当关节运动（刺激机械感受器）对抗肌松弛。这种方式锻炼的优点是可以通过神经肌肉适应来

锻炼神经协调性。在颈部功能位（向上）进行颈部锻炼，直至可以达到正常日常生活的水平。规律的锻炼监测非常重要，以确保最佳的锻炼方法及鼓励患者进行规律的锻炼。

姿势

挥鞭伤后，应进行患者姿势的评估。达到最佳的脊柱曲度十分重要。最初受伤时，由于肌肉的痉挛常常会导致颈椎前凸变小。明显的头部前倾的姿势也很常见[52]。这种姿势继发于挥鞭伤中，各种不同方向的力损伤脊柱上部及下部结构，从而损伤脊柱的"S弯"活动。如果没有得到矫正，这种姿势会加重颈部、胸部及肩部的肌筋膜扳机点[52]。头部前倾支架可以限制颈部的旋转[55]，并且永久性地限制日常生活中的活动，包括当驾车时不能有足够的头部旋转。颈部创伤患者的后遗症是明显的颈部各向活动受限[56,57]（见第8章）。颈部屈伸及旋转活动受限直接与颈部疼痛及头疼相关[58]。颈椎的康复应包括旋转功能锻炼，眼睛盯住旋转的方向，帮助重建颈部肌肉活动及视觉反射间的神经协调性（眼-头-颈协调作用）[59]（框6-2）。

纤维肌痛

纤维肌痛很长时间内存在争议，对于这一综合征医学界很难达成共识[60-72]。这种近

框6-2　**一般姿势建议**

避免过长时间的静止姿势。

改善平衡及对线关系（矫正头部前倾）。

确保最佳的脊柱曲度。

坐姿时需强调髋、膝及踝均保持90°角。

避免不对称的姿势（用耳机而不是抱着电话）。

确保符合人体工程学的工作环境（应用带有扶手和腰部支持结构的座椅，电脑显示器位于眼部水平，当站立很长时间时需要有脚架）。

避免持重物或单肩挎重物。

应用可以提供支撑的硬沙发、椅子和床垫。

期被称作纤维肌痛的疾病，由于患者的主诉太多且分布广泛，过去长时间被认为是"患者的心理作祟"，因此当治疗慢性肌肉疼痛的患者时并没有被认真对待。随着在1990年[73]建立了纤维肌痛的诊断标准及近年来中枢敏化理论[51]的逐渐发展，我们现在对纤维肌痛的机制有了更好的理解。目前作为敏化综合征[51]，在一些患者中纤维肌痛被认为与挥鞭伤相关。Buskila[74]发现纤维肌痛可能是挥鞭伤的晚期并发症之一。他对比了一组挥鞭样事故造成的颈部损伤（90%是由于机动车追尾事故）及一组下肢骨折患者的对照组病例，发现21.6%颈部损伤的病例符合美国风湿病学会制定的诊断纤维肌痛综合征的标准[73]，而只有1.7%下肢骨折的病例在受伤后3.2个月出现纤维肌痛综合征的征象。根据这一研究，Buskila认为颈部损伤的患者比下肢损伤的患者发生纤维肌痛综合征的概率高13倍。

纤维肌痛的症状

纤维肌痛综合征患者最常见的主诉包括酸痛、僵硬和不能忍受的疲劳感。主诉的部位常常由一组肌肉转移至另一组肌肉，这会对诊断医生造成混乱，导致最终的误诊及不恰当的治疗。除了疼痛部位的变化外，还有明显的每天不同的疼痛程度的波动。这可能会低估患者主诉的严重性，认为他们"昨天还没事儿，为什么今天就出问题了"。有完全但短暂的症状缓解病史，对于诊断纤维肌痛非常重要。患者可能会主诉刺样或"刀割样"疼痛、烧灼样疼痛及麻木。这种主诉的麻木不同于皮节分布区的麻木，并常与感觉检查的结果不一致。典型的表现是患者可以经历疼痛的各种表现，一段时间可能是钝性、弥漫性的酸痛，而另一段时间可能是剧烈的、刀刺样更加局限的锐痛。这种疼痛在清晨及深夜最为严重，且常伴有弥漫性的僵硬。这种疼痛会由于活动或锻炼加重，但休息并不一定能够缓解。严重的其他的临床表现很常见，如头痛（张力性头痛或偏头痛）、关节痛

及像雷诺现象那样的外周血管不稳定,对冷热高度敏感。患者同时会主诉有僵硬的感觉,这与纤维肌痛的严重程度无关,但常发生在疼痛区域相同的部位。僵硬常常在清晨出现,持续超过15分钟。极度疲劳感是纤维肌痛综合征最常见的表现之一,绝大多数患者主诉有体力下降(即疲乏),或感到全身虚弱。

约有75%纤维肌痛综合征的患者主诉有睡眠障碍。睡眠质量差可以表现为入睡困难、经常惊醒、轻睡眠及清晨疲乏。纤维肌痛患者中的这种无效的睡眠模式,会加重疼痛和疲劳感。在30%~40%纤维肌痛的患者中可以发现明显的心理抑郁(不同程度的焦虑、抑郁、精神紧张及很差的待人接物能力)。

纤维肌痛的临床特点

纤维肌痛是一种慢性的、非炎性的、弥漫性的肌肉疼痛疾病。患者典型主诉全身酸痛及僵硬,累及多个肌群,并有相对固定的压痛点。与肌筋膜扳机点不同,这些压痛点并不一定位于肌肉中,没有像扳机点一样的固定模式的牵涉痛[75,76]。

这种区别可以用来鉴别肌筋膜疼痛综合征,它常有局限肌群内的扳机点可以引起牵涉痛,而更为广泛的纤维肌痛综合征常累及多个肌群,没有牵涉压痛点(见表6-1)。当患者同时出现肌筋膜疼痛及纤维肌痛的表现时,鉴别诊断则非常困难[34,76]。肌筋膜疼痛可以导致纤维肌痛,即未缓解的局部肌肉痛最终累及多个肌群及中枢神经系统[65]。

纤维肌痛综合征的诊断标准

美国风湿病学会制定的纤维肌痛综合征的诊断标准[73],为促进流行病学调查的标准方法学提供了一致的标准。分类纤维肌痛的诊断标准来源于一组558例风湿疾病的病例,他们同时有其他风湿样的问题包括纤维肌痛的鉴别诊断。新的分类具有被广泛接受的敏感性及特异性,使得纤维肌痛成为一种被广

表 6-1

肌筋膜疼痛及纤维肌痛的对比

临床特点	肌筋膜疼痛	纤维肌痛综合征
压痛	扳机点:肌腹及附着点	多发的压痛点
疼痛	牵涉痛	广泛酸痛
持续时间	肌肉特异性-如果不治疗将会变为慢性	慢性-超过3个月
性别	男女比例相似	90%为女性
流行性	常见,见于50%男性及女性	不常见,总发生率2% 女性3.4%,男性0.5%
睡眠障碍模式	常继发于由于姿势导致的不适	超过80%的病例有多种睡眠障碍
治疗	局部肌肉冰敷/热按摩、超声、牵拉锻炼、缺血性压迫、喷雾下牵伸、营养支持	系统的光氧锻炼、休息、减轻压力、心理支持、营养支持、整脊治疗

改编自 Simons DC:Fibrositis/fibromyalgia: a form of myofascial trigger points, Am J Med 81:93-98, 1986.

为认识的综合征。因此这种疾病并不再是一种排除诊断。

纤维肌痛的诊断基于如下的标准：

1．至少 3 个月的广泛性疼痛 [身体的左右两侧、腰部的上方及下方及轴向 (颈椎胸部前方、胸椎及腰部)]。

2．在 18 处特异性压痛点中，存在 11 处或更多的压痛点（图 6-25）。

压痛点定义为持久固定的压痛区域，触诊时可以引起主诉疼痛、保护性回缩或痛苦的面部表情（见表 6-2）。

9 对压痛点位于：

1．枕骨下肌附着处的枕后部

2．下部颈椎，C5-C7 横突间隙的前部

3．斜方肌，上方肌束的中点

4．冈上肌起点（肩胛骨内侧缘）

5．第 2 肋软骨联合

6．外上髁（远端 2cm）

7．臀肌外上象限

8．大粗隆，粗隆突起后方

9．膝关节内侧脂肪垫（见图 6-25）

诊断纤维肌痛时，详细地询问症状持续的时间及部位非常必要[75]。超过 3 个月的主诉酸痛及僵硬是必要的诊断依据[76]。这使得

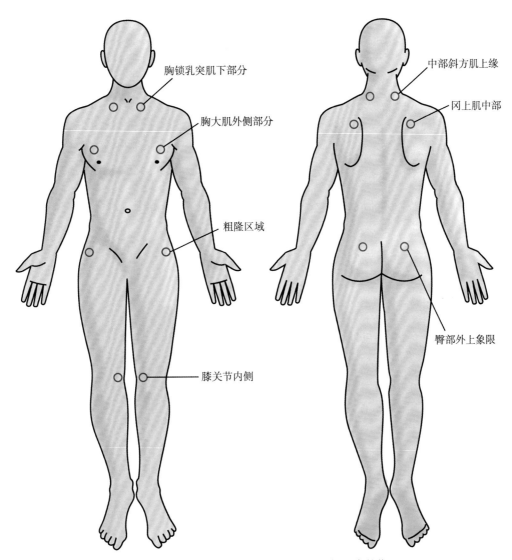

胸锁乳突肌下部分

胸大肌外侧部分

粗隆区域

膝关节内侧

中部斜方肌上缘

冈上肌中部

臀部外上象限

图 6-25　纤维肌痛患者中 7 对最常见的扳机点的位置。

表 6-2		
扳机点和压痛点的对比		
	扳机点	压痛点
主要见于	肌筋膜疼痛	纤维肌痛
常见部位	受损伤的肌肉或肌群的肌腹或附着点	多个部位
牵涉痛模式	有固定的牵涉痛	局部压痛没有牵涉痛

改编自 Simons DC：Fibrositis/fibromyalgia: a form of myofascial trigger points, Am J Med 81:93-98, 1986.

挥鞭伤后纤维肌痛的诊断，更像是晚期挥鞭样综合征（见第 11 章）。详细地询问病史非常必要，可以找到患者症状的初始部位。最客观的物理检查结果是在特定的关节周围、肌肉、脊柱和肌肉附着点施加压力时，固定的夸张的压痛（压痛点）。这种压痛点的手指触诊是需要训练的。当诊断压痛点时可能有各种各样的差别，如触诊的力度、触诊所使用的手指个数、触诊速度、患者的性别、特定部位触诊、肌肉厚度及患者的肥胖程度，以及患者反应的解释等[77]。应当垂直地施加压力，按每秒 1kg 压力逐渐增加压力持续 4s[78]。这种压力与"使指甲变白"的压力相当（4kg 的压力）。用习惯手的拇指指腹触诊每一部位。Wolfe 指出在特定的点周围 1cm 范围内会出现压痛，滚动滑动触诊会产生疼痛，而直接压迫则不会[77]。当确诊为阳性时，患者的反应必须是"疼痛"而不仅仅是"压痛"。同样的压力施加至对照点（如前额、手指中部等）则不应产生疼痛。

纤维肌痛的处置

纤维肌痛的处置关键是明确的诊断，此后应确保病情不造成严重后果并最终治愈[79]。纤维肌痛还不能仅应用一种方法进行长期有效的治疗，因此处置原则应是综合治疗。并且病情需要多学科治疗。这种治疗必须包括宣教、行为矫正、物理治疗减轻疼痛、恢复适当的生物力学的处理、锻炼及其他综合治疗直至"健康"[80]。

患者必须接受纤维肌痛的宣教，并且对自己的康复计划负责[81]。处置原则的一项重要部分是态度的改变[81]。必须鼓励患者保持积极性及努力进行相对高水平的物理健身。大多数纤维肌痛的患者不运动肌肉而使其慢性废用。另外一些则可能进行过度强烈的锻炼而造成突发的症状。患者必须学会控制锻炼的水平，如他们必须保持足够的负重运动以避免加速骨质丢失。

纤维肌痛并不是一种会造成严重后果的疾病，但是患者常常会因为害怕会加重病情而限制活动。因为足够的运动与可能会加重症状的过度运动之间的差异非常小，纤维肌痛的患者常会避免运动，而运动对他们的康复是十分重要的。适度的进行性的锻炼，常常可以消除纤维肌痛患者的症状并且自行行走；无论如何，在有益的锻炼和可能会加重病情的锻炼之间，是有明确的界限的。McCain[82] 发现在一组符合史密斯最初诊断标准的 34 例纤维肌痛病例中，增加心血管功能锻炼可以明显地减轻疼痛。McCain 认为纤维肌痛的患者进行高水平的物理锻炼，常常不仅会感到增加自尊，同时会增加控制疼痛的信心。这种锻炼在 12 周之前常不会有明显的效果，通常需要 20 周的时间。McCain 发现纤维肌痛的患者进行 75% ~ 80% 有氧阈值训练是无效的。对于大多数 20 ~ 50 岁的患者，锻炼的目标是休息时心率达到 55 ~ 65

次 / 分[82]。通常认为这种锻炼可以引起阿片样或非阿片样改变，同时改变神经和激素内源性疼痛调节系统，从而降低疼痛敏感性。McCain[82] 注意到，持续的费力的锻炼不仅会引起心理的改变，同时可能会导致紧张反应从而不能缓解纤维肌痛综合征的症状。因此，必须仔细地监测锻炼计划，决定适当的锻炼强度（最大心率百分比）、持续时间及频率。患者需要意识到这种锻炼计划是逐渐的和持续的，可能是终身的锻炼计划。

纤维肌痛的替代性和补充性的治疗

纤维肌痛的患者最常询问整脊医师是否有替代性或补充性的治疗[84]。Blunt[85] 报道了一组病例，对比对照组，通过整脊治疗获得了颈、腰活动度的增加，直腿抬高并且疼痛减轻。治疗包括软组织按摩、牵伸、脊柱推拿及宣教，每周 3 ～ 5 次，持续 4 周。Hains 等[86] 评估了整脊疗法治疗纤维肌痛的效果，包括缺血性压迫及脊柱推拿。60% 的患者有效，包括至少 50% 的总的疼痛评分的改善及疲劳感降低。

认知治疗

认知行为治疗包括放松训练、强调健康行为方式、减少疼痛行为、处理能力训练及重建患者可以控制疼痛的信心。认知治疗可以缓解患者的抑郁，同时可以直接缓解任何可能的恼怒。改变纤维肌痛患者对于他们自身的看法及他们对其他人的态度，对这些患者有非常明显的效果。这些患者常常认为他们不可救药了，没有希望了。他们的未来一片黑暗，他们不仅是消极的而且是不合常理的。认知治疗需要改变思维模式，可以帮助患者在压力下看到更加积极的一面。一名受到良好训练的认知治疗师可以帮助改变患者的"注定失败"的态度，或帮助患者处理特定的真实的困难。患者必须努力降低可能会加重症状的压力因素。

纤维肌痛的药物治疗

纤维肌痛的药物治疗研究主要集中于血清素类药物。一些研究显示在双盲对照试验中这些药物作用有限。睡前服用 10 ～ 50mg 阿米替林可能帮助治疗纤维肌痛造成的睡眠障碍。阿米替林联合氟西汀被认为比单独应用有效，当适当联合应用时，两者的剂量都需要减低。也有人应用环苯扎林和曲唑酮进行治疗[87]。

预后

Nies[88] 认为当纤维肌痛患者的症状表现得很明确，出现症状的病史较短（< 1 年）时，预后良好。预后不良的因素包括出现症状的病史很长、患者对自己的康复计划不负责任以及患者抵触治疗[88]。应当避免明显会增加压力的旷日持久的法律诉讼[89]。治疗纤维肌痛最有效的方法是重建自信、轻至中度活动及与患者共同尽可能减少有可能会加重病情的有压力的活动。

参考文献

1. Foreman SM, Croft AC: *Whiplash injuries: the cervical acceleration/deceleration syndrome*, 3rd ed, Baltimore, 2002, Lippincott Williams & Wilkins.
2. Simons DG: Muscle pain syndromes, part I, *Am J Phys Med* 54:289-311, 1975.
3. Reynolds MD: The development of the concept of fibrositis, *J Hist Med Allied Sci* 38:5-35, 1983.
4. Baldry P: The evolution of current concepts. In Baldry P, editor: *Myofascial pain and fibromyalgia syndromes*, London, 2001, Churchill Livingstone, pp 3-15.
5. Edeiken J, Wolferth CC: Persistent pain in the shoulder region following myocardial infarction, *Am J Med Sci* 191:201-210, 1936.
6. Steindler A: The interpretation of sciatic radiation and the syndrome of low-back pain, *J Bone Joint Surg* 22:28-34, 1940.
7. Travell J, Ringler S, Herman M: Pain and disability of the shoulder and arm, *JAMA* 120:411-422, 1942.
8. Travell JG, Simons DG: *Myofascial pain and dysfunction: the trigger point manual*, Baltimore, 1983, Williams & Wilkins.

9. Nimmo RL: Receptors, effectors and tonus ... a new approach, *J NCA* 27:21-23, 60-64, 1957.

10. Baldry P: Relevant neurophysiologic mechanisms. In Baldry P, editor: *Myofascial pain and fibromyalgia syndromes*, London, 2001, Churchill Livingstone, pp 3-15.

11. Livingston WK: *Pain mechanisms*, New York, 1943, Macmillan.

12. Dwarakanatz GK, Warfield CA: The pathophysiology of acute pain, *Hosp Pract* 64B-64R, 1986.

13. Mense S: Nociception form skeletal muscle in relation to clinical muscle pain, *Pain* 54:241-289, 1993.

14. Yunus MB, Inanici F: Fibromyalgia syndrome: clinical features, diagnosis, and biopathophysiologic mechanisms. In Rachlin ES, Rachlin SI, editors: *Myofascial pain and fibromyalgia: trigger point management*, 2nd ed, St Louis, 2002, Mosby, p 31.

15. Korr IM: The neural basis of the osteopathic lesion, *J Am Osteopath Assoc* 47:191-198, 1947.

16. Patterson MM, Steinmetz JE: Long-lasting alterations of spinal reflexes: a potential basis for somatic dysfunction, *Manual Med* 2:38-42, 1986.

17. Gillette RG: Spinal cord mechanisms of referred pain and related neuroplasticity. In Gatterman MI, editor: *Principles of chiropractic: subluxation*, St Louis, 2005, Mosby, pp 349-370.

18. Simons DG: Review of microanalytical in vivo study of biochemical milieu of myofascial trigger points, *J Bodyw Mov Ther* 10:10-11, 2006.

19. Gerwin RD, Dommerholt J, Shah JP: An expansion of Simons' integrated hypothesis of trigger point formation, *Curr Pain Headache Rep* 8:468-475, 2004.

20. Mense S: Pathophysiologic basis of muscle pain syndromes. An update, *Phys Med Rehabil Clin N* 8:23-53, 1997.

21. Mense S: Referral of muscle pain. New aspects, *Am Pain Soc J* 3:1-9, 1994.

22. Thompson JW: Opioid peptides, *BMJ* 288:259-260, 1984.

23. Salmons S: Muscle. In Williams PL, editor: *Gray's anatomy*, 38th ed, British. Philadelphia, 1995, Churchill Livingstone, pp 737-900.

24. Cramer GD, Darby SA: *Basic and clinical anatomy of the spine, spinal cord and ANS*, St Louis, 1995, Mosby, p 202.

25. Rubin D: Myofascial trigger point syndromes: an approach to management, *Arch Phys Med Rehabil* 62:107-110, 1981.

26. Curl D: Whiplash and temporomandibular joint injury: principles of detection and management. In Foreman SM, Croft AC, editors: *Whiplash injuries: the cervical acceleration/deceleration syndrome*, 3rd ed, Baltimore, 2002, Lippincott Williams & Wilkins, pp 452-498.

27. Baldry P: The evolution of current concepts. In Baldry P, editor: *Myofascial pain and fibromyalgia syndromes*, London, 2001, Churchill Livingstone, pp 3-15.

28. Rickards LD: The effectiveness of non-invasive treatments for active myofascial trigger point pain: A systematic review of the literature, *Int J Osteopath Med* 9(4):120-136, 2006.

29. Sciotti VM, et al: Clinical precision of myofascial trigger point location in the trapezius muscle, *Pain* 93:259-266, 2001.

30. Gerwin RD, et al: Inter-rater reliability in myofascial trigger point examination, *Pain* 69:65-73, 1997.

31. Finseth R: Examination. In Gatterman MI, editor: *Chiropractic management of spine related disorders*, 2nd ed, Baltimore, 2004, Lippincott Williams & Wilkins, p 88.

32. Travell J: Referred pain from skeletal muscle: the pectoralis major syndrome of breast pain and soreness and the sternomastoid syndrome of headache and dizziness, *NY State J Med* 55:331-339, 1955.

33. Simons DG: Electrogenic nature of palpable bands and "jump sign" associated with myofascial trigger points. In Bonica JJ, Albe-Fessard D, editors: *Advances in pain research and therapy*, New York, 1976, Raven Press, pp 913-918.

34. Gatterman MI, Blunt KL, Goe D: Muscle and myofascial pain syndromes. In Gatterman MI, editor: *Chiropractic management of spine related disorders*, Baltimore, 2004, Lippincott Williams & Wilkins, pp 319-369.

35. Dommerholt J, Mayoral del Moral O, Gröbli C: Trigger point dry needling, *J Man Manip Ther* 14:E70-E87, 2006.

36. Alvarez DJ, Rockwell PG: Trigger points: diagnosis and management, *Am Fam Physician* 65:1-11, 2002.

37. Wolfe F: The clinical syndrome of fibrositis, *Am J Med* 81:7-14, 1986.

38. Sandman KB: Myofascial pain syndromes: their mechanism, diagnosis and treatment, *J Manipulative Physiol Ther* 4:135-140, 1981.

39. Fryer G, Hodgson L: The effect of manual pressure release on myofascial trigger points in the trapezius muscle, *J Bodyw Mov Ther* 9:248-255, 2005.

40. Fernández-de-las Peñās C, et al: The immediate effect of ischemic compression technique and transverse friction massage on tenderness of active and latent myofascial trigger points: a pilot study, *J Bodyw Mov Ther* 10:3-9, 2006.

41. Hong CZ, et al: Immediate effects of various physical medicine modalities on pain threshold of an active myofascial trigger point, *J Musculoskel Pain* 1:37-53, 1993.

42. Harris DM: Biomolecular mechanisms of laser biostimulation, *J Clin Laser Med Surg* 277-280,

1991.

43. Gur A, et al: Efficacy of 904 nm gallium arsenide low level laser therapy in the management of chronic myofascial pain in the neck: a double blind and randomize-controlled trial, *Lasers Surg Med* 35:229-235, 2004.

44. Hakguder A, et al: Efficacy of low level laser therapy in myofascial pain syndrome: an algometric and thermographic evaluation, *Lasers Surg Med* 33:339-343, 2003.

45. Altan L, et al: Investigation of the effect of GaAs laser therapy on cervical myofascial pain syndrome, *Rheumatol Int* 25:23-27, 2003.

46. Snyder-Mackler L, et al: Effects of helium-neon laser irradiation on skin resistance and pain in patients with trigger points in the neck or back, *Phys Ther* 69:336-341, 1989.

47. Ilbuldu E, et al: Comparison of laser, dry needling and placebo laser treatments in myofascial pain syndrome, *Photomed Laser Surg* 22:306-311, 2004.

48. Cecherelli F, et al: Diode laser in cervical myofascial pain: a double-blind study versus placebo, *Clin J Pain* 5:301-304, 1989.

49. Dommerholt J, Mayoral del Moral O, Gröbli C: Trigger point dry needling, *J Man Manip Ther* 14:E70-E87, 2006.

50. Lewit K: The needle effect in the relief of myofascial pain, *Pain* 6:83-90, 1979.

51. Baldry P: The neck. In Baldry P, editor: *Myofascial pain and fibromyalgia syndromes*, London, 2001, Churchill Livingstone, pp 121-150.

52. Gatterman MI, Hyland JK: Whiplash. In Gatterman MI, editor: *Principles of chiropractic: subluxation*, St Louis, 2005, Mosby, pp 429-447.

53. Rosenfeld M, et al: Active intervention in patients with whiplash-associated disorders improves long-term prognosis, *Spine* 38:2491-2498, 2003.

54. Berg HE, Bergren G, Tesch PA: Dynamic neck strength training effect on pain and function, *Arch Phys Med Rehabil* 75:661-665, 1994.

55. Walmsley RP, Kimber P, Culham E: The effect of initial head position on active cervical axial rotation in two age populations, *Spine* 21:2435-2442, 1996.

56. Osterbauer PJ, et al: Three-dimensional head kinematics and cervical range of motion in the diagnosis of patients with neck trauma, *J Manipulative Physiol Ther* 19:231-237, 1996.

57. Dall'Alba PT, et al: Cervical range of motion discriminates between asymptomatic persons and those with whiplash, *Spine* 26:1246-1251, 2001.

58. Kasch H, et al: Headache, neck pain, and neck mobility after acute whiplash injury, *Spine* 26:1246-1251, 2001.

59. Fitz-Ritson D: Phasic exercises for cervical rehabilitation after whiplash trauma, *J Manipulative Physiol Ther* 18:21-24, 1995.

60. Bennett KM: Fibrositis: does it exist and can it be treated? *J Musculoskel Med* June:52-72, 1984.

61. Goldenberg DL: Fibromyalgia syndrome: an emerging but controversial condition, *JAMA* 257:2782-2787, 1987.

62. Bennett KM: The fibrositis/fibromyalgia syndrome: current issues and perspectives, *Am J Med* 81:1-114, 1986.

63. Wolfe F: Workshop on criteria for diagnosing fibrositis/fibromyalgia, *Am J Med* 81:114-115, 1986.

64. Simons DG: Myofascial pain syndromes: where are we? Where are we going? *Arch Phys Med Rehabil* 69:207-221, 1988.

65. Bennett KM: Fibromyalgia, *JAMA* 257:2802-2803, 1987.

66. Masi AT, Yunus MB: Concepts of illness in population as applied to fibromyalgia syndromes, *Am J Med* 81:19-23, 1986.

67. Campbell SM, et al: Clinical characteristics of fibrositis, *Arthritis Rheum* 26:817-824, 1983.

68. Smythe HA: Non-articular rheumatism and psychogenic musculoskeletal syndromes. In McCarty DJ, editor: *Arthritis and allied conditions*, 9th ed, Philadelphia, 1979, Lea & Febiger, pp 881-891.

69. MacNab I: Acceleration injuries of the cervical spine, *J Bone Joint Surg* 46-A:1797-1799, 1964.

70. Kraft GH, Johnson EW, LaBon MM: The fibrositis syndrome, *Arch Phys Med Rehabil* 49:155-161, 1968.

71. Smythe HA: Fibrositis and other diffuse musculoskeletal syndromes. In Kelley WH, et al, editors: *Textbook of rheumatology*, Philadelphia, 1980, Saunders, pp 485-493.

72. Wolfe F: Development of criteria for the diagnosis for fibrositis, *Am J Med* 81:99-104, 1986.

73. Wolfe F, et al: The American College of Rheumatology 1990 criteria for classification of fibromyalgia: report of the Multicenter Criteria Committee, *Arthritis Rheum* 33:160-172, 1990.

74. Buskila D, et al: Increased rates of fibromyalgia following cervical spine injury. A controlled study of 161 cases of traumatic injury, *Arthritis Rheum* 40:446-452, 1997.

75. Wolfe F: Workshop on criteria for diagnosing fibrositis/fibromyalgia, *Am J Med* 81:114-115, 1986.

76. Simons DG: Myofascial pain syndromes: where are we? Where are we going? *Arch Phys Med Rehabil* 69:207-221, 1988.

77. Wolfe F: Diagnosis of fibromyalgia, *J Musculoskel Med* 7(7):53-69, 1990.

78. Okifuji A, et al: A standardized manual tender point survey. I. Development and determination of a threshold point for the identification of positive tender points in fibromyalgia syndrome, *J Rheumatol* 24:377-383, 1997.

79. Yunus M, et al: Primary fibromyalgia (fibrositis):

clinical study of 50 patients with matched normal controls, *Semin Arthritis Rheum* 11:151-170, 1981.

80. Bennett KM: Fibrositis: does it exist and can it be treated? *J Musculoskel Med* 1:57-72, 1984.

81. Sandman KB, Backstrom CJ. Psychophysiological factors in myofascial pain, *J Manipulative Physiol Ther* 7:237-241, 1984.

82. McCain GA: Role of physical fitness training in the fibrositis/fibromyalgia syndrome, *Am J Med* 81:73-79, 1986.

83. Yunus MB: Fibromyalgia syndrome and myofascial pain syndrome: Clinical features, laboratory tests, diagnosis, and pathophysiologic mechanisms. In Rachlin ES, editor: *Myofascial pain and fibromyalgia: trigger point management*, New York, 1994, Mosby.

84. Pioro-Boisset M, Esdaile JM, Fitzcharles MA: Alternative medicine use in fibromyalgia syndrome, *Arthritis Care Res* 1996:9:13-17.

85. Blunt KL, Rajwani MH, Guerriero RC: The effectiveness of chiropractic management of fibromyalgia patients: A pilot study, *J Manipulative Physiol Ther* 20(6):389-399, 1997.

86. Hains G, Hains F: A combined ischemic compression and spinal manipulation in the treatment of fibromyalgia: a preliminary estimate of dose and efficacy, *J Manipulative Physiol Ther* 23:225-230, 2000.

87. Inanici F, Yunas MB: Management of fibromyalgia syndrome. In Baldry P, editor: *Myofascial pain and fibromyalgia syndromes*, London, 2001, Churchill Livingstone, pp 379-398.

88. Nies KM: Treatment of the fibromyalgia syndrome, *J Musculoskel Med* 9(5):20-26, 1992.

89. Kraft GH, Johnson EW, LaBon MM: The fibrositis syndrome, *Arch Phys Med Rehabil* 49:155-161, 1968.

第 7 章

挥鞭伤头痛概述

Christina Peterson

崔全起 译

挥鞭伤所引起的头痛是十分常见的，但却很难得到证实。

获得与挥鞭伤相关头痛的数据是非常困难的，美国国家交通事故数据库仅列出了在需要拖车处理的撞车事故中出现的前 6 种损伤。这可能都不包括像挥鞭伤这样的软组织损伤，更别说是由此而导致的头痛了。而且许多损伤并不出现在需要拖车处理的撞车事故中。

从急诊病历中获取数据也存在很多问题，挥鞭损伤引起的头痛一般不会出现在伤后 24 或 48 小时内，即使出现，也不会成为患者的主诉，不会被清楚地和重点地记录下来。而且，也不是车祸中的每一个人都会去看急诊。挥鞭损伤相关的头痛的患病率被估计和报道为 32% ~ 80%[1]。在美国，治疗挥鞭损伤的费用大概为 4.5 亿美元，用于挥鞭伤相关性头痛的医疗费还不清楚。

头痛的病史采集

针对医生和患者的研究表明，明确病史的最佳方式是提一些开放式的问题，允许患者讲述他们的故事。美国医患偏头痛沟通调查报告显示，这一点对于头痛患者的病史采集尤为重要[2]。请患者详细描述头痛的开始时间及感觉。让他们随意地讲述，不要打断他们，直到故事结束。你会发现，大多数患者只需要 2 分钟甚至更短。然后你就可以开始问一些你想知道的问题。

在头痛病史的采集中，要点是问清楚头痛发作的频率、疼痛的严重程度、性质和持续时间，疼痛的部位也很重要，如果疼痛的部位从来没变过，这将是头痛最重要的特征。其他的一些与头痛相关的事项也应明确，如是否合并恶心、怕光、怕响声、眩晕、头痛引起的注意力不集中或视力障碍。

开始时，头痛可能每天都会发作，随着病情的好转，疼痛会变成间断性的，观察头痛的发作频率和持续时间的变化是十分重要的，在这方面，头痛日记很有帮助（图7-1）。

如果只记录头痛的有或无、疼痛的大概

头痛日记

头痛开始的日期/时间	疼痛持续时间?	疼痛部位?	疼痛的严重程度 0=无痛 1=轻度 2=中度 3=重度	如何减轻疼痛?	疼痛缓解所需时间?	月经周期（如果适用）	压力水平	天气变化 是/否?	可能的触发因素（食品等）
		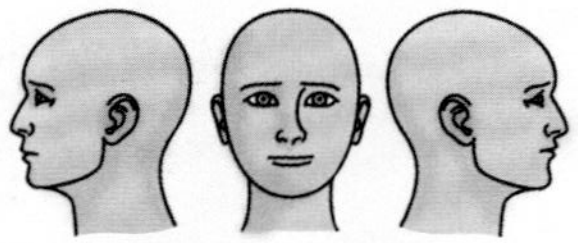							
		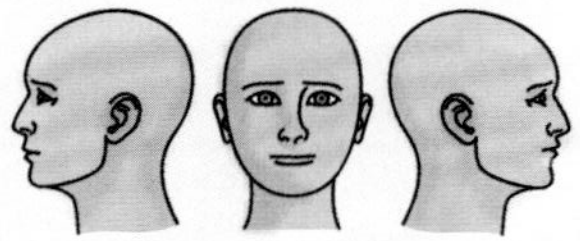							
		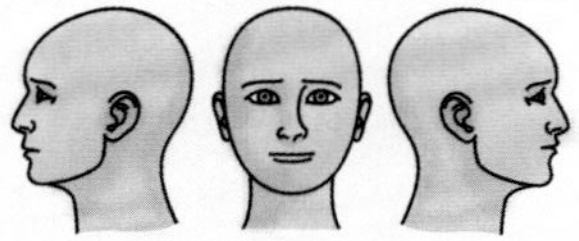							
		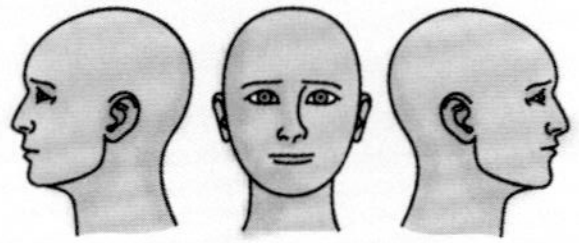							
		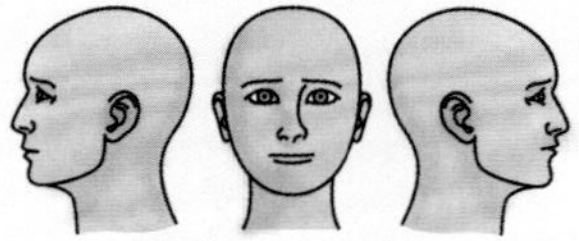							
		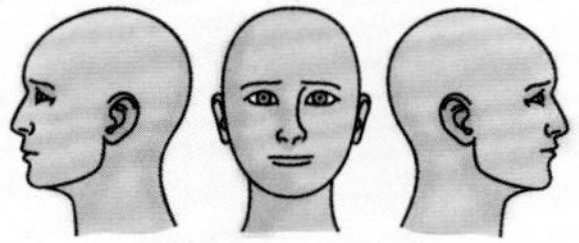							
		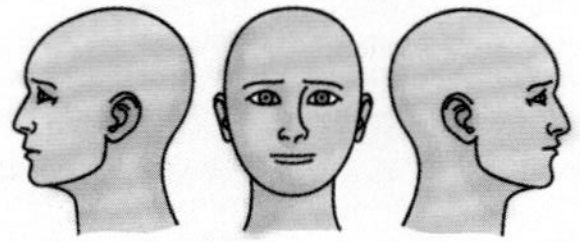							

图 7-1　头痛日记

头痛影响试验(MIDAS 调查问卷)

说明：请回答下列有关过去3个月中你所出现的所有头痛的问题，把你的答案写在问题后面的空格上。如果没有发生过，答案写"0"（如果需要，请参考日历）。

1.过去3个月中，有多少天，因为头痛不能工作或上学？＿＿＿天

2.过去3个月中，有多少天，因为头痛而使你的工作或学习的效率减少一半或更多？

（不要包括问题1所说的天数）＿＿＿天

3.过去3个月中，有多少天，因为头痛而不能做家务？＿＿＿天

4.过去3个月中，有多少天，因为头痛而使你的做家务的效率减少一半或更多？

（不要包括问题3所说的天数）＿＿＿天

5.过去3个月中，有多少天，因为头痛而错过了家庭、社会或娱乐活动？＿＿＿天

A.过去3个月中，有多少天，发生过头痛？（如果头痛发作超过1天，则计算每一天）＿＿＿天

B.按照0～10分评分，平均而言，头痛有多严重？＿＿＿分

图 7-2 头痛影响试验（MIDAS 调查问卷）。

时间，头痛日记就会像一张表格那样简单。如果要记录相关症状或治疗措施的细节，就会变得有些繁琐。患者应该使用最适合他们的日记表格，如果没有被很好地应用，任何日记都将不起作用。

许多患者不知道"疼痛的性质"是什么意思，那就问他们"疼痛的感觉像什么"。有时候，需要用一些形容词来加以提醒，如：压榨感、钝痛、锐痛、跳痛等，但最好不要这样做，而是让患者用自己的词语来表达。疼痛的严重程度通常用一些描述性的语言来表示，而不是用数字评分法，一个人的"3"可能相当于另一个人的"6"，在有关头痛的医学中，一个标准的做法是把头痛分为无、轻度、中度和重度疼痛。另外有些人更愿意应用0～10分疼痛评分法，比如 VAS（视觉模拟评分法）。在动态评估某一个个体的头痛变化时，上述两种方法都是有效的。疼痛量表是一个主观性的指标，难以在不同的患者之间作出比较。如果想寻求客观性的指标去进行疼痛的测量，你应该认识到现有的技术尚不足以支持做到这一点。目前能够做到

的最好的办法是将那些主观性的描述标准化，而头痛影响试验（HIT-6）或许可以用来实现这一目的[3]。虽然 HIT-6 是一种基于患者主观性描述的测量方法，但是经过标准化处理后，可以转化为数字型分值，从而适用于每一个人。偏头痛失能评分量表 (MIDAS) 是为测量偏头痛相关的失能状况而设计的，也可以用于其他的头痛类型，可以得出量化的评分结果[4]（图 7-2）。

应该就失能的情况和患者进行讨论，他们是否因为头痛导致不能做某些事情？他们在力求避免参加社会活动吗？影响家庭生活吗？能去上班吗？头痛疾患曾备受社会误解，许多患者选择在工作效率降低的情况下，带病坚持工作，或者甚至在"身患感冒"的状态下被电话召集，直至他们声明头痛已导致不能工作。

一些相关症状也许会或者不会出现在挥鞭伤头痛中。恶心可以是头痛的伴随症状，但不代表必然有脑震荡。恶心是否表明有脑震荡取决于时间，取决于是否有认知障碍。逃避光线或声音，或者因为亮光或噪音而使

头痛加重，是相当常见的伴随症状。眩晕也是挥鞭伤头痛的常见主诉，可以表现为真性眩晕，就像天旋地转的感觉，特别是在头部倾斜或扭头的时候，也可以表现为平衡失调，就像不稳或失去平衡的感觉。

视觉障碍也可以发生在头痛疾患中。一些视觉障碍是头痛本身固有的症状，尤其经常发生在偏头痛中。挥鞭伤会使已经存在的偏头痛加重，当然，头部外伤也会如此[5]。然而，在一些没有偏头痛的患者中，轻度的头部外伤或挥鞭伤也会导致视物模糊、复视、伪影[6,7]。

尽管对头痛而言，不是什么特殊的表现，但是，明确有没有发生意识丧失，是十分重要的，这可能表明患者有创伤后癫痫症。

最后，在总结患者就诊情况时，问一下患者是否还有其他的事情或问题，是很有用的。加州大学洛杉矶分校所做的一项关于社区医疗的研究表明，问"对于今天的就诊，你是否还有一些其他的事情要说？"比问"对于今天的就诊，你还有什么其他的事情要说？"更有效。令人惊讶地是，单单一个词的变化，竟然使给出答案的患者增加了40%[8]。

可能遇到的头痛类型

外伤后头痛

外伤后头痛是指头部受伤以后出现的头痛，有多种头部外伤的分类标准，国际头痛学会(IHS)在第二版国际头痛分型标准(ICHD-2)中，把外伤头痛分为急性和慢性，以及轻度、中度和重度（表7-1）。在这一方案中，中度和重度头痛是指超过30分钟的意识丧失，格拉斯哥昏迷评分<13分，或者创伤后失忆>48小时。轻度头痛的诊断则需要满足以下条件：没有意识丧失或意识丧失的时间<30分钟，格拉斯哥昏迷评分≥13分，同时具备脑震荡的症状或体征[9]。

头部受伤的人群中发生创伤后头痛的比例很高。汽车碰撞是头部受伤的最常见的原因，占42%。早期的估计表明，30%和50%的轻度头部外伤的患者会有持续2个月或更长时间的头痛；最近的数据表明，急性创伤后头痛的发生率高达80%[10,11]。轻度头部损伤可以使发生慢性创伤后头痛的风险增加[12]。矛盾的是，严重的颅脑外伤与创伤后头痛的严重程度是成反比的[13]。创伤后头痛比原发性头痛（偏头痛、紧张型头痛、丛集性头痛、其他头痛）导致更多的失能[14]。

没有通常的头痛类型可以用来描述创伤后头痛的特征，疼痛可能是持续性或间歇性，跳痛或非跳痛，锐性或钝性。有些患者，头痛的类型不止一种。畏光、畏声、恶心、呕吐在创伤后头痛患者中相当常见。如果存在复视、嗅觉丧失或其他神经系统异常则表示很有可能是慢性创伤后头痛。而20%～25%的慢性创伤后头痛患者会发生嗅觉丧失、记忆力减退、头晕、烦躁、抑郁、焦虑、人格改变等问题[11]。

创伤后头痛的确切发病机制仍不清楚，历史上，"慢性的"创伤后头痛是指病程持续超过2个月，最近，HIS在ICHD-2中有些武断地宣布3个月为慢性创伤后头痛最低诊断标准[9]。大约20%的创伤后头痛将持续1年以上，在他们当中，有相当数量的人会转成永久性的头痛[15]。

挥鞭伤头痛

挥鞭伤经常会导致头痛，大约80%的患者在前4周会出现这一症状。如果有异常的神经系统表现、X线片上可见的退行性骨关节病或之前有头痛病史，则出现随之而来的头痛的可能性就会增加[11]。如果车辆乘员对碰撞毫无准备，头痛往往就比较严重。头痛及神经系统症状更可能发生在后端碰撞事故中[16]。

没有具体的头痛类型用来描述挥鞭伤的特征，头痛症状可以和紧张型头痛或偏头痛

表 7-1

国际头痛学会 (IHS) 头痛分类

HIS 编码	诊断	ICD-10	诊断标准	说明
5.2	慢性创伤后头痛	G44.3		慢性创伤后头痛是创伤后综合征的常见表现之一。包括各种各样的症状，如平衡失调、注意力不集中、工作能力下降、烦躁、抑郁、睡眠障碍等。法律处置和慢性创伤后头痛动态发作之间的关系还没有明确，但重要的是要仔细评估患者谁可能是装病和 (或) 打算寻求更高的补偿。
5.2.1	中重度头部损伤所致的慢性创伤后头痛 [S06]	G44.30	A. 头痛，没有典型的已知类型的特征，符合标准 C 和 D B. 头部外伤并加上以下任意一条： 1. 意识丧失 > 30 分钟 2. 格拉斯哥昏迷量表 (GCS) < 13 3. 创伤后失忆 > 48 小时 4. 创伤性脑损伤的影像学表现 (脑血肿，脑和 / 或蛛网膜下腔出血，脑挫裂伤和 / 或颅骨骨折) C. 头部外伤或头部外伤后恢复意识的 7 天内，头痛有进展 D. 头痛持续 3 个月后头部外伤	
5.2.2	轻度头部损伤所致的慢性创伤后头痛 [S09.9]	G44.31	A. 头痛，没有典型特征，符合标准 C 和 D B. 头部外伤，合并以下所有： 1. 没有意识丧失，或意识丧失 < 30 分钟 2. 格拉斯哥昏迷量表 (GCS) ≥ 13 3. 症状和 (或) 体征诊断为脑震荡 C. 头部外伤后 7 天内头痛有进展 D. 头部外伤后头痛持续 3 个月	轻度头部外伤可能会引起复杂的认知、行为和意识异常的症状的认知，行为和意识异常的症状和 GCS ≥ 13。它可以发生在神经系统检查，神经影像学 (CT 扫描，MRI)，脑电图，诱发电位，前庭功能检查，以及神经心理测试等有或没有异常的情况下。没有证据表明，上述这些异常，能够改变疾病的预后或头痛患者的创伤后或发病中的创伤后头痛的常规检查。这些研究不应被认为是发病中的创伤后头痛的常规检查。可以用于研究目的，而对个体进行的检查

表 7-1

国际头痛学会 (IHS) 头痛分类

HIS 编码	诊断	ICD-10	诊断标准	说明
5.3	挥鞭伤所致急性头痛	G44.841	A. 头痛，没有典型特征，符合标准 C 和 D B. 与颈部疼痛时间相关的挥鞭伤的病史（突然和明显的颈部加速 / 减速运动） C. 挥鞭伤后 7 天内头痛有进展 D. 下列情况中的一条或其他： 　1. 头痛挥鞭伤后 3 个月内治愈 　2. 头痛持续存在，但挥鞭伤还不到 3 个月	"挥鞭"一词通常是指颈部突然加速和（或）减速的动作（主要指在道路上发生交通事故）。其临床表现包括颈部相关的以及颈部外的、感觉神经、认知、行为、情感性精神障碍的症状和体征，其表现与表达和进展的模式随着时间的推移可以有很大的不同。头痛在挥鞭伤后综合征中是很常见的症状。研究挥鞭伤相关疾病的魁北克工作组提出了一个群分类，有 5 个类别，可能对前瞻性研究是有用的。在不同的国家，挥鞭伤后综合征的发病率有很大的不同。可能与补偿预期有关。
5.4	挥鞭伤所致慢性头痛	G44.841	A. 头痛，没有典型特征，符合标准 C 和 D B. 与颈部疼痛时间相关的挥鞭伤的病史（突然和明显的颈部加速 / 减速运动） C. 挥鞭伤后 7 天内头痛有进展 D. 挥鞭伤后头痛持续超过 3 个月	慢性挥鞭伤后头痛往往往是创伤后症候群的一部分。没有很好的证据证实头痛时间的延长与正在进行的诉讼和结案有关。重要的是要仔细评估患者谁可能是装病和（或）想寻求病高的补偿。

选自 IHS Classification ICHD-II: chronic posttraumatic headache.International Headache Society. http://www.ihs-classifi cation.org/en/02_klassifi kation/03_teil2/05.02.00_necktrauma. html。访问 2012.6.14

CSF, 脑脊液；CT, 计算机断层扫描；EEG, 脑电图；ICD-10, 国际疾病分类（第 10 版）；MRI, 磁共振成像相仿，在一项研究报告中，二者的比例相当。然而，在另一项研究中，头痛被描述为全头痛、钝痛、酸痛、疼痛和紧箍感的混合，或者较典型的紧张型头痛。只有 3% 的头痛描述为典型的偏头痛。与创伤后头痛相比，其疼痛的持续性是短期的，85% 的头痛，持续时间只有 3 周 [17]。

2001 年的一项研究发现，挥鞭损伤后的头痛，其疼痛类型的分布是相当均匀的，按照 HIS 的诊断标准，紧张型头痛 37%，偏头痛 27%，18% 为颈源性头痛，18% 无具体的分类。然而，最重要的是，93% 的患者颈部疼痛和头痛同时存在 [18]。

颈源性头痛：术语的问题

对许多人来说，"颈源性头痛"仅仅意味着因颈椎结构引起头痛。这个名词有一个更丰富，更具争议性的历史。跟踪这一词的历史变化，不属本书的范围，但读者在文献中碰到的时候，应该知道这个词的含义，根据作者和作者的背景、出版日期和国家的不同，这个词可以有不同的内涵。

HIS 和颈源性头痛国际研究组（CHISG）已经建立了诊断标准 [9,19]。目前的问题是，已经明确上颈椎和头后部疼痛是某些原发性头痛，如偏头痛、紧张型头痛，甚至三叉自主神经性头痛的常见症状。仅有颈部疼痛尚不足以作出颈源性头痛的诊断。此外，现有的标准没有包含生物力学的概念。

自 1998 年以来，CHISG 的诊断标准，被一些有关偏头痛症状模式的研究报告弄得模糊不清。原有标准要求有单侧颈部疼痛，但某些有关偏头痛（表现为颈部疼痛）的报告把这一标准破坏了。最近的一项研究也描述了患有偏头痛的女性颈椎的活动范围减少，同样导致颈源性头痛诊断标准缺乏明确性 [20]。IHS 标准，修订后的版本，简化了导致特异性缺乏的内容。在 CHISG 标准中，基本原则是：如果没有经过 C2、"第三枕大神经"或者其他可疑的颈椎结构，包括小关节的有创

性的、诊断性的、麻醉性的神经阻滞，则不能证实诊断。

在头痛的领域中已经出现反对意见，一些新证据被提了出来，如在颈脊髓中存在三叉神经通路，还有，在各种头痛综合征之间，由于症状重叠而使诊断难以确定的一些领域。再次重申，在本书中，将不会详细讨论这些问题。在本章后面将进一步讨论三叉神经 - 颈椎复合体在头痛和颈部疼痛中的作用。

挥鞭伤加重已存在的头痛综合征

挥鞭伤可以使已经存在的头痛加重。对此观点，尚存争论，事实上，挥鞭伤仅仅会使预先存在的原发性头痛出现短暂的恶化 [21]。之所以得出这一结论是基于这样的逻辑：撞车组和匹配的对照组的患者，其长期的预后是相同的（1 年）。因此，原发性头痛加重最大的可能性是由于撞车事故的压力所致。假如这一研究是由同一研究者在立陶宛做的关于立陶宛人的研究，则会想当然地被认为存在偏差 [22]。

一项回顾性的研究调查了 2771 例头痛患者，寻找头痛与外伤之间的关系，发现偏头痛患者的 1.3%，紧张型头痛患者的 1.5%，颈源性头痛患者的 15% 具有外伤史。创伤性事件的大部分被认为包括挥鞭动作。一些头痛患者疼痛发作的时间与外伤发生时间相差很远。这一数据表明，偏头痛的加重，即使存在挥鞭伤，也不可能产生长期的影响 [23]。有趣的是，许多的头痛专家将会声称，挥鞭伤会加剧现有的头痛。不幸的是，这部分人群往往被排除研究人群之外，因此，仍有许多问题有待于解决。

颞下颌关节功能障碍

颞下颌关节功能障碍，也被称为颞下颌关节紊乱病（TMJD），即使没有直接的下颚创伤，也可以是挥鞭损伤的后遗症。如果人们没有意识到撞车事故来临，例如碰撞时张

着嘴，或者在谈话中，在挥鞭的力量下可能会导致下巴突然强行关闭。在侧面碰撞中，直接撞伤下颚的风险的有所升高。

无论是磨牙症（紧咬牙关或研磨的动作），还是明确的颞下颌关节紊乱病都会加重或触发任何同时存在的头痛类型。美国颌面疼痛学会确认了两种类型的颞下颌关节紊乱病：肌源性颞下颌紊乱（TMD）和关节源性颞下颌紊乱。肌源性颞下颌紊乱是由于磨牙、咬牙，或两者兼而有之，但缺乏关节源性的病理证据。关节源性颞下颌紊乱一定程度上继发于关节疾患，可能包括关节盘紊乱或退化。症状可能重叠，有些人可能兼具两种情况。

TMD 多发生于女性，男女比例为4：1[24]。在遇到创伤时，往往有一种倾向，把 TMD 主要归因于个人因素，而不是外伤的结果，这类似于把非创伤的慢性 TMD 患者归因于个人因素或精神疾患的倾向。

很显然，不是每个 TMD 患者都会情绪低落。研究显示，因抑郁症而接受干预的 TMD 患者与无抑郁症的 TMD 患者，二者的疼痛程度没有差异[25]。最近发现，某些 TMD 患者可能有异常的 5- 羟色胺转运体基因，这表明在某些 TMD 患者，异常的疼痛表现，有可能是一种遗传倾向[26]。

关节源性 TMD 经常出现爆裂声或咔哒声，机能紊乱通常与 TMD 有关，如不能完全张开嘴。这可能会导致各种各样的症状，而不总是这些列出的主要的特征。这些症状包括耳痛、耳鸣、耳后饱胀感、听觉敏感（对普通水平的声音敏感）和头晕。

肌源性 TMD 和关节源性 TMD 的患者，都应注意监测加重的症状和体征，如活动下颌时声音加重或出现新的声响、下颌活动范围减小、关节功能障碍、疼痛加重。出现新的耳部症状也是一个线索。

国立牙科和颅面研究所在 1996 年共识声明中建议，针对 TMD 的治疗措施在任何情况下都应该是可逆的。并提及尚缺乏被广泛接受，具有科学基础的诊断指南，尚需进一步的研究。固定夹板（夜间保护，咬合夹板），虽然得到广泛应用，但仍存在争议。

引起肌筋膜疼痛的肌源性 TMD 的自我保健措施，包括使用湿热外敷，避免嚼口香糖，严重的病例，要进食软食。加强自我意识的紧咬锻炼，可能有些困难，但为了减少这种行为，这样做还是很重要的。物理疗法或放松训练措施可能会有所帮助。关于治疗 TMD 的手法技术的讨论，请参见第 6 章。

低压头痛

低压头痛与脑脊液（CSF）漏有关，可发生在头颈部外伤后。急性脑脊液漏是罕见的，但他们对于常常持有高度怀疑态度的诊断专家而言，往往有简单直观的表现。低压头痛是典型的弥漫性钝痛，在坐起或站立 15 分钟内，头痛变得更为严重，一般都伴随着下列中至少一项：颈部僵直、耳鸣、听觉减退、恶心或畏光。

在挥鞭伤患者中，更为常见的情况是亚急性脑脊液漏导致的低压头痛，和急性脑脊液漏的症状类似，但受体位影响的可能性较小。在低压头痛（即人们熟知的颅内低压）和挥鞭伤头痛之间，有相当一部分症状是重叠的。一项有趣的研究注意到了这一问题，研究者观察了 66 例慢性挥鞭伤患者，进行了脑池的同位素扫描以判断脑脊液漏是否存在。令人惊讶的是，56% 的患者（37 例）出现阳性结果。阳性组的患者除了头痛，还有头晕、记忆力减退、视力障碍、恶心等症状，在进行硬脊膜血补片修补后，症状得以明显改善，其中一半的患者可以重返工作岗位[27]。

低压头痛的检查诊断应该从头颅增强MRI 开始。颅内低压患者可以看到硬脊膜增强，但不是总存在。如果诊断上仍存怀疑，接下来可以做脊髓或脑池造影术等检查。腰椎穿刺也需要做，开放测量脑脊液的压力是很重要的，在坐位的压力小于 $60mmH_2O$ 可以诊断颅内低压[9]。低压头痛往往对药物治疗无效，需要用硬膜外血补片修补。

合并植物神经症状的头痛

虽然不是很常见，有时，具有植物神经功能紊乱特征的头痛综合征可以在创伤后头痛和挥鞭伤头痛的人群中出现。丛集性头痛和偏头痛也有报道[28,29]。

持续性偏头痛很少见，表现为轻中度的基线疼痛，叠加重度疼痛。急性发作常常以颞叶和前额为中心，可能会有刺痛感。头痛是"一侧锁定"，意思是，发病侧不会改变。通常情况下，有相关的植物神经功能，其中包括鼻充血、眼睑水肿、流泪、结膜充血、眼睑下垂。通常情况下，有眼部不适，据报道，有坚韧的感觉，或有异物感。可伴有恶心、畏光和声音恐惧症。

传统上，持续性偏头痛对吲哚美辛有令人惊奇的反应，以至于对吲哚美辛有效成了持续性偏头痛诊断依据。然而，最近有报道称，持续性偏头痛对吲哚美辛反应迟钝。患者可能对其他非甾体类抗炎药反应敏感。

丛集性头痛也可以由创伤引起。据报道，本病可发生在挥鞭伤以及头部受伤的患者群中[29]。丛集性头痛是一种严重的头痛，一些时候俗称为"自杀头痛"，因为在发作过程中，其疼痛难以忍受。丛集性头痛之所以如此命名，是因为头痛发作的周期性，往往发生在集群期。头痛发作时间相对较短，虽然可能持续长达3小时，但通常持续30～60分钟。丛集性头痛患者每天发作两次或三次是很常见的，人们已经注意到，有时最多可达8次。通常，有一次发作会发生在夜间，可能与第一次快速眼动（REM）睡眠期有关。

丛集性头痛的发作是单侧的，集中于在眼眶或颞部。疼痛往往被描述为持续性、刺痛、烧灼感或悸动，疼痛程度严重或非常严重。大多数丛集性头痛患者在发病时感到焦躁不安或激动，可能有也可能没有相关的恶心、畏光、畏声。丛集性头痛的自主神经表现是头痛一侧的流泪和结膜充血，占患者的80%，鼻塞或流涕，也发生在同侧，占患者的75%。其他可能出现的自主神经症状，包括额头出汗、眼睑水肿、眼睑下垂、瞳孔收缩。丛集性头痛患者头部外伤的患病率据报道为5%～37%。丛集性头痛的发作可能和很久之前的挥鞭伤或头部外伤有关。

头痛患者的体检

头痛患者的检查应包括生命体征的检查和情绪与方向感的评估。发热是不正常的，应该做进一步的调查。血压升高可以是疼痛的一个指示器，但也可能预示着其他的问题。血压随着时间的推移而出现的变化趋势是一个更好的临床指标，优于待在办公室里只看一次的数值。

如果在患者神志不清，精神状态的进一步评估与简易精神状态检查或圣路易斯大学精神状态检查是必要的[30-33]。如果发现异常，应密切监测病情变化，并考虑做进一步的诊断测试。如果随着时间的推移，仍有认知困难，可以考虑转诊到神经心理学家那里。

如果患者显得焦虑或抑郁，可以利用手头的筛选工具，作出一个临时的诊断和评估严重程度和是否需要转诊[34]。同时处理焦虑或抑郁，对控制患者的头痛是很重要的。头痛患者的身体评估应包括心血管评价、头颈部检查和神经系统检查。

确定诊断是什么

大多数头痛的诊断是基于现有的临床诊断标准，在原发性和继发性头痛之间可以给出更广泛更详细的分类，原发性头痛没有其他疾病的症状，不由其他问题所引起。（偏头痛、紧张型头痛、丛集性头痛是最常见的原发性头痛）。继发性头痛由另一种状况所引起，本章中所讨论的头痛，在大多数情况下，是继发性头痛。当有所怀疑时，应进行诊断性检查，以排除性质不良的继发性头痛。

必须排除急性头部或颈部外伤后出现的几种性质不良的继发性头痛，包括急性颅脑外伤、颈动脉或椎动脉损伤所导致的脑、硬膜外、硬膜下出血。

急诊科应评估急性颅脑外伤后是否存在硬膜外、硬膜下、颅内出血。在急性期，头颅 CT 扫描提供了足够的信息，在大多数情况下，头颅 MRI 也并不是必要的。但是，在亚急性期，临床医生保持高的警觉性也是很重要的。阴性的 CT 扫描结果并不能保证没有问题。一直倾听患者的讲述是必不可少的，例如，在硬膜外血肿的情况下，有可能有细微的 CT 表现和明确的精神状态异常。在数小时或一两天内，有可能出现临床恶化，足可以出现可重复的影像学表现。如果临床上怀疑蛛网膜下腔出血，应进行腰椎穿刺。

在 CT 上，硬膜下血肿可能和脑实质密度相同，在最初的扫描中，可能不会被发现。随着时间的推移，尤其是在患者服用阿司匹林、布洛芬、银杏叶或其他抑制血小板的药物时。硬膜下血肿也可以慢慢渗出，范围逐渐扩大。持续头痛患者出现缓慢精神状态时可能会获得额外的影像学检查。

颈动脉和椎动脉夹层在颈椎疾患中的作用，尚未被充分认识和诊断。据报道，这些状况可能是自发的，或者与创伤有关。其中一些事件是相当平常的，如抬头或回头时或撞到另一个人身上等[35-37]。因此，我们有必要对一些微小的创伤保持高度警觉。据报道，受伤的身材矮小的人群中，发现了与安全带有关的颈动脉夹层瘤。同样的报道也出现在安全气囊损伤的个体中[38,39]。

一个很好的回顾性研究，把这种情况下的各种可能的风险因素进行了分类，提出了颈动脉夹层综合征的诱发因素，包括轻微外伤、颈椎手法、结缔组织疾病、使用口服避孕药、偏头痛、血管危险因素或基因多态性等。许多病例对照研究或者样本量过少，或者存在某种形式的选择性偏倚。相关性研究发现，遗传因素、轻微创伤是相关的风险因素。关于同型半胱氨酸的一项研究，发现与颈动脉夹层有弱相关性，这一结果出现偏差的风险最低[40]。

颈动脉夹层相关性头痛，往往会出现亚急性的表现形式。这可以表现为一种伴有颈部疼痛的非特异性的头痛。然而，它也可能是误导，表现和丛集性头痛相仿[41]。

大多数挥鞭伤头痛当然不会有性质不良的病程（见第 8 章）。在本章中讨论的大多数头痛将是一种或多种类型。尽管许多人，特别是那些年轻的和身体健康的患者，其挥鞭伤和创伤后头痛将在几个月内缓解，但不是所有的患者都会如此，不能被假定为规范[42,43]。更详细的有关挥鞭伤预后的讨论，请参阅第 11 章。

后期挥鞭综合征的风险因素，这往往包括挥鞭伤相关头疼，包括心理因素，车辆中缺乏头枕，颈椎的活动范围减小，这当然不是说存在直接的因果关系[43,44]。

对亚急性患者，重要的是，临床医生要对颈动脉或椎基底动脉的夹层症状保持警惕，二者均可来源于挥鞭损伤，表现为迟发类型。虽然短暂性脑缺血发作，可能预示着血管夹层，也可能是微妙的双侧视力模糊的情节。但必须给予高度怀疑。在这种情况下，CT 血管造影和（或）磁共振血管造影是有用的。

对一个怀疑低压头痛的患者检查应该从增强 MRI 开始。这又是一个在临床上需要高度怀疑的情况，虽然结果可能并不是那么糟糕。如果 MRI 没有作出明确的诊断，但临床上仍然怀疑低压头痛，可以考虑盲法给予腰椎自体硬膜外血补片。如果症状不能控制，可能需要进一步的放射学诊断。CT 造影可显示脑脊液漏的来源。如果还是没有发现病情，它可能有必要（很少）进行放射性核素脑池造影。在这些情况下，可以咨询放射科医生做为你的指导。更详细的关于挥鞭伤患者影像学资料的讨论请参见第 5 章。

挥鞭伤头痛的可能发病机制是什么?

这个问题已经得到了广泛的讨论,但并没有明确的答案。创伤前的头痛已确定为挥鞭相关头痛的危险因素,但只存在于那些临床相关性的颈椎损伤患者身上[45]。把精神疾患当成挥鞭伤头疼的原因是缺乏证据的。已经提出了一个挥鞭伤的生物 - 心理 - 社会的发病模式,但它一直在强调不同于"心身"机制。Ferrari 和 Schrader[46] 一直是坚决的生物 - 心理 - 社会模式的支持者,但也没有认识到到晚期挥鞭综合征是一种慢性损伤,而认为主要是基于文化背景和人格因素的差异所造成的。

在过去,已有声明直截了当地表示,由于 MRI 片上难以发现异常,通常用脑干诱发电位或传统的 X 线片作为诊断依据。反对"任何的用解剖异常来解释症状的理论。[44]"一些人仍持有此观点,当然,更多的人持反对意见。现在功能 MRI 研究成为家常便饭,高场强 MRI 检测,还有扩散张量成像跟踪技术等新兴的技术,可提供更精细的细节。可能过不了多久,以前的论断就会被明确否决。当然,也有基于解剖学和生理学的知识来解释挥鞭相关头疼的假定的发病机制。

1981 年,Bogduk 等人描述了与"颈椎偏头痛"综合征相关的脊椎神经的解剖学和生理学基础,该综合征以前也被称为颈后交感神经综合征,Barré-Liéou 综合征或 Bärtschi Rochaix 综合征[47-49]。这种综合征,包括眩晕、恶心、耳鸣、视力障碍,如盲点、手臂皮肤感觉异常和认知困难等,起初被认为是由颈椎关节炎所引起,后来认为任何颈椎疾患都可引起。Bärtschi Rochaix 不认为本病和椎动脉压迫有因果关系。由于当时的文献,难以给出这个区域的解剖关系,Bogduk 的研究组,只好研究猴子以及人类尸体以更好地明确此病。

他们的研究发现,没有单独的神经,可以被称为"脊椎神经",椎间孔内的椎动脉的部分伴随着一个由神经弓组成的重复系统。第三部分的椎动脉被发现是由 C1 腹侧支发出神经丝单独支配。1981 年的研究的结果没有提供解剖学或生理学的证据支持的"脊椎神经的刺激是颈椎偏头痛的原因"。并认为,在解剖学上,中下颈椎损伤刺激灰色支从而影响椎基底动脉系统的远端分支的观点是不被认可的。在生理上,椎动脉对"椎神经或交感神经干"的刺激有轻微反应[47]。因此,Barré-Liéou 综合征或 Bärtschi Rochaix 综合征一词已废而不用。但是,这并不能让我们更接近挥鞭伤头痛的发病机制。

1992 年,Bogduk 提出了三叉神经 - 颈核的存在,可以接受三叉神经和前三支颈神经的传入神经,用以解释颈源性头痛的神经解剖学基础[50]。这个概念可以扩展用以大体上了解头痛:事实上,Bogduk 后来指出,"所有的头痛都是由三叉神经 - 颈核介导的,都是由通过刺激神经本身,或解除核的抑制,神经末梢感受伤害性刺激传导至这个神经核而启动的"[51]。

这个概念得到了 Goadsby 等人的进一步细化,他把尾端的三叉神经核(位于脑干)和 C1-C2 脊髓背角命名为三叉神经 - 颈复合体[52]。偏头痛的生理变化不是我们关注的重点,但它在帮助了解挥鞭伤头痛方面确实起到了作用,二者有共同的疼痛机制,有着共同的解剖结构和生理途径。因此,无论是在偏头痛还是在挥鞭伤头痛,感受伤害的脊髓神经元可以变得敏感和兴奋,导致对传入神经的刺激的响应增加,感受范围增大或出现新的感受范围,从而兴奋其他一些正常的伤害感受传入神经。这会导致自发性疼痛、感觉过敏或皮肤触摸痛。Bartsch 认为"聚合理论和中枢敏化等理论,对于更好地理解临床上出现的疼痛扩散及牵涉痛非常重要,疼痛来源于受损组织,而感受到距离原发部位很远处的疼痛,而不能用颈椎神经外周支配理论解释"[53]。

不同的疼痛最终汇聚于三叉神经元及

上颈椎神经元构成的三叉颈丛，被认为可以部分地解释牵涉痛。同样重要的是中枢敏化理论，即中枢感觉过敏。在脊髓神经元中，可能由于神经多肽如降钙素基因相关多肽（CGRP）的释放，或是由于起 NMDA 受体作用的谷氨酸盐的释放所致。上传的刺激同时会导致局部节段脊髓抑制的降低[54]。有证据表明在硬脊膜同样会出现中枢敏化[55]。这种关系非常复杂，已经表明硬脊膜神经元的敏化导致刺激颈部肌肉及枕大神经的兴奋性增加[56]。这对于理解挥鞭伤后慢性颈部疼痛非常重要。如果硬脊膜的传入可以导致颈部疼痛，可能会导致对于颈部持续性疼痛没有任何确定的病理学解释。无论脊髓还是脑干的中枢敏化，均会导致临床上所见的自发性疼痛、感觉过敏及触痛[57]。

脑干的中枢敏化被认为是一种导致偏头痛的原因，这有大量的偏头痛的试验模型及人类神经生理学的研究所支持[57-62]。这些研究发现三叉神经兴奋可以导致三叉神经区域及颈部症状，而颈部神经兴奋可以导致颈部区域及三叉神经区域的症状[62]。

由伊拉克及阿富汗返回的美国作战部队人员的经历同样会有帮助。尽管这一部分人群的慢性头痛主要与爆炸相关，但是 1/3 的人员曾有颈部创伤。最终头痛的类型常常是偏头痛[63-66]。这种现象强调了一些理论的可能性，这些理论认为无论病因学及病理生理学的机制如何，偏头痛是最终的结果，三叉颈丛通路是头痛传导的最终通路。

当我们认为所有的慢性挥鞭伤相关头痛是由于社会心理因素、牵涉痛理论或中枢敏化所造成之前，我们不能排除一些可能被忽视的器质性损伤（见第 8 章）。很多医生担心可能会漏诊盘源性疼痛。但是对于头痛的患者来讲这是非常罕见的原因。大多数椎间盘破裂出现在下颈椎，很明显位于三叉颈丛的下方。但是有椎间盘破裂导致颈源性头痛的报道[67]。

其他的值得一提的原因是慢性脑脊液漏。

一项最近的研究对于 66 例主诉头痛、眩晕及呕吐至少超过 3 个月的挥鞭伤相关疾病病例进行放射性同位素脑池造影术。其中 37 例患者（56%）发现脑脊液漏，36 例患者接受了自体血补片治疗。全部的症状（恶心、眩晕、视觉障碍、头痛及记忆力下降）均得到了改善；值得注意的是，在 17% 的病例中头痛得到了完全的缓解，并且至少维持至治疗后的 6 个月[68]。当然还需要进行更多的研究，但是这项有益的研究提示我们对这一原因应该引起注意。

挥鞭伤患者头痛的治疗

挥鞭伤患者头痛的治疗与挥鞭样相关头痛一样，均有着很大的争议。经常会捅马蜂窝。一些治疗师倾向于针刺治疗，有人在 C2 及 C3 节段行诊断性封闭，另外一些人对可能的韧带松弛行增生疗法。应用手法治疗的医生有时倾向于应用手法治疗挥鞭伤的患者，他们常常会反对应用药物治疗头痛及尽量避免在治疗头痛中的药物滥用。这时候就需要一种以患者为中心的治疗模式。

挥鞭伤相关头痛并无明确的自然病史可循。大量的挥鞭伤的患者在最初受伤阶段都会经历不同程度的头痛，并且在几周内会缓解。如第 9 章介绍的流行病学所述，文化差异不同会对挥鞭伤相关头痛的自然病史造成非常明显的影响。并不十分清楚究竟谁会发展成为慢性头疼的患者。但是一旦进行这种慎重的检查，应再次向患者确认他们的头痛症状并不预示着任何更加严重的情况。

急性头痛的治疗

早期对患者的保证对于缓解症状非常重要。在一项丹麦的研究中，Kongsted 等发现最初的急性应激反应会增加明显的持续疼痛的风险，但这并不预示着会转变为慢性[69]。很多挥鞭伤相关头痛或创伤后头痛的患者，会表现为在最初的一周或两周内出现的每日

睡眠调查问卷

姓名：_____

日期：_____　年龄：_____　性别（男/女）：_____

a）我的理想睡眠时间是 _____ 小时（达到最佳状态和功能每晚需要的睡眠小时数）

1.工作日期间经常：　　　　　　　　2.周末期间经常：

上午/下午_____睡觉（时间）　　上午/下午_____睡觉（时间）

上午/下午_____起床（时间）　　上午/下午_____起床（时间）

睡眠时长_____（总小时数）　　　　　睡眠时长_____（总小时数）

b) 起床时感觉头痛：每天____有时____很少____从不____

c) 睡眠有助于缓解头痛：每天____有时____很少____从不____

d) 过度睡眠引起头痛：每天____有时____很少____从不____

e) 打鼾：每晚____有时____很少____从不____

f) 经过一晚上典型的睡眠，我感觉：

神清气爽_____基本恢复_____有点疲劳_____非常昏沉_____

图 7-3　睡眠调查问卷。

或近似每日的头痛，此后头痛的频率及程度会逐渐降低。在这一早期阶段，镇痛药物及对患者的保证是非常重要的。辅助性地应用治疗恶心的药物也会有帮助。并不常规应用肌肉松弛药物。

第一个月以后，如果头痛没有缓解，需要患者记录头痛日记来描述头痛的频率及程度，这可能会有帮助（见图7-1）。这会帮助决定后期预防性治疗的必要性，并且可以评估治疗头痛药物的过量应用。

慢性头痛的治疗

治疗慢性挥鞭伤相关头痛及创伤后头痛的主要方法是教育及多种方法的综合治疗，包括锻炼、生物反馈及宣教等[70,71]。Lenaerts 和 Couch 曾说过："仔细地询问病史不仅对治疗成功是有益的，并且是必须的。[70]" Stewart 等发现应用锻炼及宣教的综合治疗可以"对于治疗挥鞭伤后持续疼痛及功能障碍的患者来说比单独应用宣教效果稍好"。这在较严重的疼痛及功能障碍的患者中更加明显[72]。在治疗创伤后颈痛的生物反馈的回顾性分析中发现头痛3个月（或更多）后，至少一半以上患者获得了中位缓解，大多数获得了能力的改善[73]。认知行为治疗可以作为治疗慢性头痛的有效方法[74]。

头痛，根据本章前述内容，可能很难分类，或可能表现复杂特性，大多可以分为紧张型和偏头痛型。到目前为止，还没有关于创伤后头痛和挥鞭伤相关头痛的非随机对照试验。因此，还没有循证医学的证据。有确实文献报道了阿米替林、丙酮[75,76]和丙戊酸钠[77]的疗效，以及混和肉毒素去神经法的疗效[78-80]。

在此领域的大多数作者提倡应用药物治疗挥鞭伤相关头痛或创伤后头痛，以及与此极为相近的症状。

然而，有更明确的证据反对过度应用镇痛药。创伤后头痛患者有发展为药物过度应用性头痛的可能。确实，一些怀疑创伤后头

表 7-2

睡眠障碍的行为学治疗

放松训练	高度心理、情绪或意识觉醒	渐进性的放松训练可以缓解精神紧张（EMG 或其他形式的生理反馈可能有帮助） 自我训练，建立平静的精神状态，排除外界干扰和内在杂念。
认知疗法	睡眠时思虑过度或有竞争感、恐惧、过度担心睡眠	1．患者可能寻求自我监控或乞求信念和担心睡眠（或调查问卷）。 2．鉴定焦虑觉醒和持续性失眠的认知。 3．认知技巧的传授，可使患者在出现睡眠障碍想法或者情绪失调情况时改变功能失调和结构失调的不合理状态。
控制刺激	延后睡眠起始时间，睡眠持续时间	1．只有在犯困时才上床。 2．如果 10 ~ 20 分钟不能入睡（不需要看表，10 ~ 20 分钟约为在床上改变两次体位以试图睡着），就离开卧室。直到犯困再回卧室。 3．只在床上和卧室睡觉。 4．设定闹钟并且每天在一定的时间起床——不要打盹。 5．白天不能小睡。
限制睡眠	长时间辗转反侧，间断性睡眠/睡眠质量差	1．使用睡眠日志并标定"在床时间"和"实际睡眠时间"。 2．限制每晚"在床时间"以达到接近每晚平均"实际睡眠时间"的小时数。 3．根据日志显示，实际睡眠时间约为在床时间的 85%，延长 15 ~ 30 分钟时长。 4．保持一个确定的觉醒时间，不考虑实际睡眠时间（预期短的夜晚，在下一个晚上增加睡眠时间）。 5．如果睡眠时间连续 10 天少于在床时间的 85%，进一步限制 15 ~ 30 分钟的盈余在床时间。
睡眠卫生教育	任何过度或睡眠不足习惯	1．避免白天小憩。 2．减少刺激（咖啡、尼古丁等）。 3．坚持一个规律的每周 7 天睡眠/觉醒时间表。 4．选择黑暗、安静、舒服的睡眠环境。 5．避免饮酒。 6．规律的训练（避免睡前 5 小时运动）。 7．只在床上睡眠和性生活（诱导睡眠的行为）。

改编自 Rains JC, Poceta JS: Headache and sleep disorders: review and clinical implications for headache management, Headache ; 46(9):1344-1363, 2006; and Rains JC: Chronic headache and potentially modii able risk factors: screening and behavioral management of sleep disorders, Headache ; 48(1):32-39, 2008.

EMG, 肌电图

Epworth 睡眠量表

与只是感到累相比，以下哪些情况您更容易打瞌睡或睡着？这些问题将与您最近的常规生活方式相关。即使最近您没有做这些事情，请试着回答您可能受到的影响。使用下表，选择每种情况下最适合您的数字。

0—从不打瞌睡
1—偶尔打瞌睡
2—经常打瞌睡
3—总是打瞌睡

打瞌睡的活动和可能性

—— 就坐和阅读
—— 看电视
—— 在无活动的公共场所（会议室、影院等）就坐
—— 乘坐交通工具连续1小时不休息
—— 条件允许时下午卧床
—— 坐着与其他人交谈
—— 午餐未饮酒后静坐
—— 当交通拥堵时停车几分钟
—— 所有情况

举例

平均分（标准差）	OSA
正常对照组	11.7 (4.6)
5.9 (2.2)	嗜睡症
失眠者	17.5 (3.5)
2.2 (2.0)	特发性
初期打鼾者	睡眠过度
6.5 (3.0)	17.9 (3.1)
PLM	
9.2 (4.0)	
正常睡眠者>10	

ESS= Epworth 睡眠量表
OSA= 阻塞性睡眠呼吸暂停综合征
PLM= 周期性肢体运动

图 7-4　Epworth 睡眠量表。

痛和挥鞭伤相关头痛长期存在的异论者提出这些慢性病例仅仅由于过度应用镇痛药引起。然而，Baandrup 和 Jensen 发现 54% 过度应用镇痛药的创伤后头痛患者，随即经过脱毒治疗后，症状也未见改善[81]。这表明对于这些患者来说，过度应用药物既不是头痛的诱因，也不是加重头痛的因素。当然，另外 46% 患者有药物过度使用性头痛，这表明这种考虑是有一定道理的（见第 10 章）。

为了治疗头痛，考虑相关问题是很有必要的，比如睡眠障碍或者情绪失调。在慢性头痛人群中找到发病的规律是十分必要的（表 7-3 和 7-4）。辨别并治疗焦虑或者抑郁可以减少慢性病的发生率[70]。虽然没有针对挥鞭伤相关头痛和创伤后头痛的特殊研究，但还是有支持行为疗法和生物反馈的治疗头痛

疾病是有效的 A 类证据[82-85]。

睡眠障碍是所有慢性头痛性疾病的一般伴随症状，挥鞭伤相关头痛和创伤后头痛也不例外[86]。行为疗法对于改善睡眠规律是一种有效的治疗方法，并且其实疗效优于药物治疗（表 7-2）。患有焦虑的个体更容易罹患事故后睡眠障碍[86]。如果没有注意到这一情况，可能进展为慢性疼痛。创伤容易引起焦虑症状加重。当然，情绪低落与睡眠困难明显相关，也应被早期发现。

除了特殊类型头痛的诊断，还有一些症状提示潜在的睡眠障碍，比如惊醒、晨起头痛和慢性日间头痛[88-90]。晨起头痛可发生在睡眠中或醒后。这些可引起进一步睡眠障碍。4 个关键问题可以缩写为 REST：R（Restorative）患者睡眠的恢复性；E（Excessive）过度日间睡眠、疲劳或劳累；S（Snoring）打鼾的习惯；T（Total）总睡眠时间是否足够[91]。如果这 4 项问题提示需要进一步信息，可以加入睡眠日志。在治疗头痛中，有效治疗睡眠障碍很重要，因为睡眠治疗和疼痛有关[90]。

已经证实，枕大神经阻滞对于治疗颈源性头痛和原发头痛都是有效的[92-95]。上颈部射频神经松解术对有些患者是有效的[96]。仔细选择患者可以辨识哪些患者可从有创治疗中获益[97]。

为慢性头痛患者制订现实的期望是很重要的。现在还没用关于挥鞭伤相关头痛和创伤后头痛的随机对照研究。即使针对症状较轻的慢性头痛人群，每月 30% 的时间头痛缓解，也是慢性日间头痛研究可以接受的治疗目标。对于治疗偏头痛来说，头痛程度和频率 50% 的缓解即是一个很好的治疗结果（每月出现偏头痛的时间少于 15 天）。

小结

头部损伤和挥鞭伤患者均可出现创伤后头痛。虽然这种头痛大多是自限性的，有些还是会转为慢性。较可疑患者应排除继发性头痛，并且清晰地指出创伤后头痛可疑提示治疗的潜在危险因素。

虽然针对治疗慢性挥鞭伤相关头痛和创伤后疼痛人群的证据还不足，但是对于这类人群的研究正在增加。从军队人员获得的证据表明大多数创伤后头痛患者主要表现为偏头痛，并且对曲坦类药物敏感。

详细的病史、细致的评估和良好的持续治疗伙伴可以确保创伤后头痛患者的治疗成功。

参考文献

1. Sterner Y, Gerdle B: Acute and chronic whiplash disorders—a review, *J Rehabil Med* 36:193-210, 2004.
2. Lipton RB, et al: In-office discussions of migraine: results from the American Migraine Communication Study, *J Gen Intern Med* 23(8):1145-1151, 2008.
3. Kosinski M, et al: Development of HIT-6, a paper-based short form for measuring headache impact, *Cephalalgia* 21:334, 2001.
4. Stewart WF, et al: Reliability of the migraine disability assessment score in a population-based sample of headache sufferers, *Cephalalgia* 19:107-114, 1999.
5. Schrader H, et al: Examination of the diagnostic validity of "headache attributed to whiplash injury": a controlled, prospective study, *Eur J Neurol* 13(11):1226-1232, 2006.
6. Burke JP, et al: Whiplash and its effect on the visual system, *Graefes Arch Clin Exp Ophthalmol* 230(4):335-339, 1992.
7. Mosimann UP, et al: Saccadic eye movement disturbances in whiplash patients with persistent complaints, *Brain* 123(4):828-835, 2000.
8. Heritage J, et al: Reducing patients' unmet concerns in primary care: the difference one word can make, *J Gen Intern Med* 22(10):1429-1433, 2007.
9. International Headache Society (IHS): International classification of headache disorders, 2nd ed, *Cephalalgia* 2003.
10. Packard RC: Mild head injury, *Headache Quarterly, Current Treatment, and Research* 4(1):42-52, 1993.
11. Lenaerts ME, Couch JR: Posttraumatic headache, *Curr Treat Options Neurol* 6:507-517, 2004.
12. Couch JR: Chronic daily headache in the posttrauma syndrome: relation to extent of head injury, *Headache* 41:559-564, 2001.
13. Yamaguchi M: Incidence of headache and severity of head injury, *Headache* 32:427-431, 1992.

14. Lenaerts ME: Post-traumatic headache: from classification challenges to biological underpinnings, *Cephalalgia* 28(suppl 1):12-15, 2008.

15. Packard RC: Current concepts in chronic post-traumatic headache, *Curr Pain Headache Rep* 4:19-24, 2005.

16. Sturzenegger M, et al: Presenting symptoms and signs after whiplash injury, *Neurology* 44:688-693, 1994.

17. Pearce JMS: Headaches in the whiplash syndrome, *Spinal Cord* 39(4):228-233, 2001.

18. Radanov BP, Di Stefano G, Augustiny KF: Symptomatic approach to posttraumatic headache and its possible implications for treatment, *Eur Spine J* 10(5):403-407, 2001.

19. Sjaastad O, Fredriksen T, Pfaffenrath V: Cervicogenic headache: Diagnostic criteria, *Headache* 38(6):442-445, 1998.

20. Bevilaqua-Grossi D, et al: Cervical mobility in women with migraine [Internet], *Headache* 49(5):726-731, 2009.

21. Stovner LJ, Obelieniene D: Whiplash headache is transitory worsening of a pre-existing primary headache, *Cephalalgia* 28(suppl 1):28-31, 2008.

22. Obelieniene D, et al: Pain after whiplash: a prospective controlled inception cohort study, *J Neurol Neurosurg Psychiatry* 66(3): 279-283, 1999.

23. Vincent MB: Is a *de novo* whiplash associated pain most commonly cervicogenic headache? *Cephalalgia* 28(suppl 1):32-34, 2008.

24. Esposito CJ, Fanucci PJ, Farman AG: Associations in 425 patients having temporomandibular disorders, *J Ky Med Assoc* 98(5):213-215, 2000.

25. Gatchel RJ, Stowell AW, Buschang P: The relationship among depression, pain, masticatory functioning in temporomandibular disorder patients, *J Orofacial Pain* 20(4):288-296, 2006.

26. Ojima K, et al: Temporomandibular disorder is associated with a serotonin transporter gene polymorphism in the Japanese population, *Biopsychosoc Med* 1:3, 2007.

27. Ishikawa S, et al: Epidural blood patch therapy for chronic whiplash associated disorder, *Anesth Analg* 105:809-814, 2007.

28. Lay C, Newman L: Posttraumatic hemicrania continua, *Headache* 39:275-279, 1999.

29. Turkewitz LJ, et al: Cluster headache following head injury: a case report and review of the literature, *Headache* 32(10):504-506, 1992.

30. VAMC St. Louis University Mental Status (SLUMS) Examination. medschool.slu.edu/agingsuccessfully/pdfsurveys/slumsexam_05.pdf. Accessed July 18, 2009.

31. Tariq SH, et al: Comparison of the Saint Louis University Mental Status Examination and the Mini-Mental State Examination for detecting dementia and mild neurocognitive disorder—a pilot study, *Am J Geriatr Psychiatry* 14(11):900-910, 2006.

32. Folstein MF, Folstein SE: Mini-Mental State Examination, ed 2, (MMSE-2), Lutz, FL, Par Inc. http://www.minimental.com.

33. Folstein MF, Folstein SE, McHugh PR. "Mini-mental state": a practical method for grading the cognitive state of patients for the clinician, *J Psychiatr Res* 12:189-198, 1975.

34. Sharp LK, Lipsky MS: Screening for depression across the lifespan: a review of measures for use in primary care settings, *Am Fam Physician* 66:1001-1008, 1045-1046, 1048, 1051-1052, 2002.

35. Hinse P, Thie A, Lachenmayer L: Dissection of the extracranial vertebral artery: report of four cases and review of the literature, *J Neurol Neurosurg Psychiatry* 54:863-869, 1991.

36. Prabhakar S, et al: Vertebral artery dissection due to indirect neck trauma: an underrecognised entity, *Neurol India* 49:384, 2001.

37. Mas J-L, et al: Extracranial vertebral artery dissections: a review of 13 cases, *Stroke* 18; 1037-1047, 1987.

38. Reddy K, et al: Carotid artery dissection secondary to seatbelt trauma: case report, *J Trauma* 30(5):630-633, 1990.

39. Duncan MA, et al: Traumatic bilateral internal carotid artery dissection following airbag deployment in a patient with fibromuscular dysplasia, *Br J Anaesth* 85:476-478, 2000.

40. Rubinstein S, et al: A systematic review of the risk factors for cervical artery dissection, *Stroke* 36:1575-1580, 2005.

41. Mainardi F, et al: Spontaneous carotid artery dissection with cluster-like headache, *Cephalalgia* 22:557-559, 2002.

42. Squires B, Gargan MF, Bannister GC: Soft-tissue injuries of the cervical spine: 15-year follow-up, *J Bone Joint Surg* 78:955-957, 1996.

43. Kasch H, Bach FW, Jensen TS: Handicap after acute whiplash injury: a 1-year prospective study of risk factors, *Neurology* 56:1637-1643, 2001.

44. Pearce JMS: Polemics of chronic whiplash injury, *Neurology* 44:1993-1997, 1994.

45. Radanov BP, et al: Factors influencing recovery from headache after common whiplash, *BMJ* 307(6905):652-655, 1993.

46. Ferrari R, Schrader H: The late whiplash syndrome: a biopsychosocial approach, *J Neurol Neurosurg Psychiatry* 70(6):722-726, 2001.

47. Bogduk N, Lambert GA, Duckworth JW: The anatomy and physiology of the vertebral nerve in relation to cervical migraine, *Cephalalgia* 1:11-24, 1981.

48. Barré JA: Sur un syndrome sympathique cervical postérieur et sa cause fréquente, l'arthrite cervicale, *Rev Neurol (Paris)* 1:1246-1248, 1926.

49. Bärtschi-Rochaix W: *Migraine cervicale (das encephale Syndrom nach Halswirbeltrauma)*, Bern, 1949, Huber.

50. Bogduk N: The anatomical basis for cervicogenic headache, *J Manipulative Physiol Ther* 15(1):67-70, 1992.

51. Bogduk N: Anatomy and physiology of headache, *Biomed Pharmacother* 49(10):435-445, 1995.

52. Goadsby PJ, Classey JD: Glutamatergic transmission in the trigeminal nucleus assessed with local blood flow, *Brain Res* 875(1-2):119-124, 2000.

53. Bartsch T: Migraine and the neck: new insights from basic data, *Curr Pain Headache Rep* 4:73-78, 2005.

54. Goadsby PJ, Bartsch T: On the functional neuroanatomy of neck pain, *Cephalalgia* 28(suppl 1):1-7, 2008.

55. Burstein R, et al: Chemical stimulation of the intracranial dura induces enhanced responses to facial stimulation in brain stem trigeminal neurons, *J Neurophysiol* 79(2):964-982, 1998.

56. Bartsch T, Goadsby PJ: Increased responses in trigeminocervical nociceptive neurons to cervical input after stimulation of the dura mater, *Brain* 126(8):1801-1813, 2003.

57. Koltzenburg M: Neural mechanisms of cutaneous nociceptive pain, *Clin J Pain* 16(suppl 3):S131-S138, 2000.

58. Strassman AM, Raymond SA, Burstein R: Sensitization of meningeal sensory neurons and the origin of headaches, *Nature* 384(6609):560-564, 1996.

59. Malick A, Burstein R: Peripheral and central sensitization during migraine, *Funct Neurol* 15(suppl 3):28-35, 2000.

60. Yarnitsky D, et al: 2003 Wolff Award: possible parasympathetic contributions to peripheral and central sensitization during migraine, *Headache* 43(7):704-714, 2003.

61. Welch KA: Contemporary concepts of migraine pathogenesis, *Neurology* 61 (8 suppl 4):S2-S8, 2003.

62. Piovesan EJ, Kowacs PA, Oshinsky ML: Convergence of cervical and trigeminal sensory afferents, *Curr Pain Headache Rep* 2:155-161, 2003.

63. Theeler BJ, Erickson JC: Mild head trauma and chronic headaches in returning US soldiers, *Headache* 49(4):529-534, 2009.

64. Theeler BJ, Mercer R, Erickson, JC: Prevalence and impact of migraine among US Army soldiers deployed in support of Operation Iraqi Freedom, *Headache* 48(6):876-882, 2008.

65. Evans RW: Expert opinion: Posttraumatic headaches among United States soldiers injured in Afghanistan and Iraq, *Headache* 48(8):1216-1225, 2008.

66. Theeler B, Flynn F, Ericson, J: Search engines for the World Wide Web: Post-traumatic headaches after mild head injury in U.S. soldiers returning from Iraq or Afghanistan (AAN Abstract IN6-2.005). Poster presented at the American Academy of Neurology 2009 Annual Meeting, April 25-May 2, 2009. Seattle, WA. http://www.**aan**.com/globals/axon/assets/5305.pdf. Accessed October 9, 2009.

67. Diener HC, et al: Lower cervical disc prolapse may cause cervicogenic headache: prospective study in patients undergoing surgery, *Cephalalgia* 27(9):1050-1054, 2007.

68. Ishikawa S, et al: Epidural blood patch therapy for chronic whiplash associated disorder, *Anesth Analg* 105(3):809-814, 2007.

69. Kongsted A, et al: Acute stress response and recovery after whiplash injuries. A one-year prospective study, *Eur J Pain* 12(4):455-463, 2008.

70. Lenaerts M, Couch J, Couch J: Posttraumatic headache, *Curr Treat Options Neurol* 6(6):507-517, 2004.

71. Lenaerts M: Post-traumatic headache: from classification challenges to biological underpinnings, *Cephalalgia* 28(suppl 1):12-15, 2008.

72. Stewart MJ, et al: Randomized controlled trial of exercise for chronic whiplash associated disorders, *Pain* 128(1-2):59-68, 2007.

73. Ham L, Packard R: A retrospective, follow-up study of biofeedback-assisted relaxation therapy in patients with posttraumatic headache, *Biofeedback Self Regul* 21(2):93-104, 1996.

74. Gurr B, Coetzer BR: The effectiveness of cognitive-behavioural therapy for post-traumatic headaches, *Brain Inj* 19(7):481-491, 2005.

75. Tyler GS, McNeely HE, Dick ML: Treatment of post-traumatic headache with amitriptyline, *Headache* 20(4):213-216, 1980.

76. Weiss HD, Stern BJ, Goldberg J: Post-traumatic migraine: chronic migraine precipitated by minor head or neck trauma, *Headache* 31(7):451-456, 1991.

77. Packard RC: Treatment of chronic daily posttraumatic headache with divalproex sodium, *Headache* 40(9):736-739, 2000.

78. Freund BJ, Schwartz M: Treatment of chronic cervical-associated headache with botulinum toxin A: a pilot study, *Headache* 40(3):231-236, 2000.

79. Loder E, Biondi D: Use of botulinum toxins for chronic headaches: a focused review, *Clin J Pain* 18(suppl 6):S169-S176, 2002.

80. Peloso PM, et al: Medicinal and injection therapies for mechanical neck disorders: a Cochrane systematic review, *J Rheumatol* 33(5):957-967, 2006.

81. Baandrup L, Jensen R: Chronic post-traumatic headache: a clinical analysis in relation to the International Headache Classification 2nd edition, *Cephalalgia* 25(2):132-138, 2005.

82. Cohen M, McArthur D, Rickles W: Comparison of four biofeedback treatments for migraine headache: physiological and headache variables, *Psychosom Med* 42(5):463-480, 1980.

83. Andrasik F, Buse DC, Grazzi L: Behavioral medicine for migraine and medication overuse headache, *Curr Pain Headache Rep* 13(3):241-248, 2009.

84. Buse DC, Andrasik F: Behavioral medicine for migraine, *Neurol Clin* 27(2):445-465, 2009.

85. Andrasik F, Rime C: Can behavioural therapy influence neuromodulation? *Neurol Sci* 28(Suppl 2):S124-S129, 2007.

86. Rao V, et al: Prevalence and types of sleep disturbances acutely after traumatic brain injury, *Brain Inj* 22(5):381-386, 2008.

87. Rains JC: Optimizing circadian cycles and behavioral insomnia treatment in migraine, *Curr Pain Headache Rep* 12(3):213-219, 2008.

88. Rains JC, Poceta JS: Sleep and headache disorders: clinical recommendations for headache management, *Headache* 46(suppl 3):S147-S148, 2006.

89. Rains JC, Poceta JS: Sleep-related headache syndromes, *Semin Neurol* 25(1):69-80, 2005.

90. Moldofsky H: Sleep and pain, *Sleep Med Rev* 5(5):385-396, 2001.

91. Rains JC: Chronic headache and potentially modifiable risk factors: screening and behavioral management of sleep disorders, *Headache* 48(1):32-39, 2008.

92. Naja ZM, et al: Occipital nerve blockade for cervicogenic headache: a double-blind randomized controlled clinical trial, *Pain Pract* 6(2):89-95, 2006.

93. Peres MFP, et al: Greater occipital nerve blockade for cluster headache, *Cephalalgia* 22(7):520-522, 2002.

94. Caputi CA, Firetto V: Therapeutic blockade of greater occipital and supraorbital nerves in migraine patients, *Headache* 37(3):174-179, 1997.

95. Antonaci F, et al: Chronic paroxysmal hemicrania and hemicrania continua: anaesthetic blockades of pericranial nerves, *Funct Neurol* 12(1):11-15, 1997.

96. Govind J, et al: Radiofrequency neurotomy for the treatment of third occipital headache, *J Neurol Neurosurg Psychiatry* 74(1):88-93, 2003.

97. Bogduk N: Role of anesthesiologic blockade in headache management, *Curr Pain Headache Rep* 8(5):399-403, 2004.

第 8 章

关节及韧带结构的
挥鞭伤相关疾病

Meridel I. Gatterman

韦 兴 译

挥鞭伤可以导致颈椎的关节及韧带紊乱。颈部肌肉的快速拉伸，使颈椎关节失去保护，容易造成损伤甚至是功能障碍。如果不给予治疗，这些紊乱将会明显延长修复时间或者致慢性疾患。这类颈椎损伤后的典型症候包括颈部疼痛、活动受限和头痛，有时还会出现上肢的症状。这一章将对上述几种症状进行探讨。

颈椎的稳定性及挥鞭伤

颈椎的活动范围过大，因此其稳定性必然受到影响并且容易受伤[2]。当颈椎的活动超过其生理范围时，软组织会发生损伤。当作为抵御挥鞭伤第一道防线的颈部肌肉不能顺应碰撞时瞬间加速外力（见第 3 章）引起头部和躯干的快速位移时，韧带结构可能与颈椎关节一起受到损伤以及发生功能障碍。

颈部关节扭伤

如果从功能影像学上（见第 5 章）见到韧带及关节囊的损伤，则可以推测关节的扭伤。患者的主诉有利于鉴别扭伤与拉伤。拉伤一般表现为运动时疼痛，因为此时肌肉是收缩；扭伤则是在运动的终末期出现疼痛（见第 4 章）。根据韧带损伤的程度可将关节扭伤分为 4 种类型。轻度扭伤是指只有少数纤维的撕裂，并且可在短期内迅速恢复；中度扭伤是指较严重的纤维撕裂，但韧带仍保持完整；重度扭伤则意味着韧带完全撕裂，包括起止点或韧带内的撕裂。另外一种类型是指韧带起止点发生了撕脱性骨折。功能影像检查有助于判断韧带损伤的类型（见第 5 章）。

韧带损伤后引起的炎症反应可以产生瘢痕组织，瘢痕组织由于弹性差，可能会影响关节的活动功能。对于轻度或中度的颈部关节扭伤，一般不建议制动，以免引起创伤后关节僵硬。如果伤者主诉颈部感到非常疲劳，

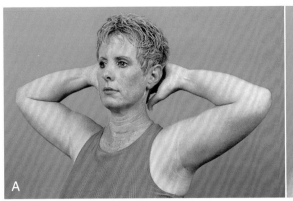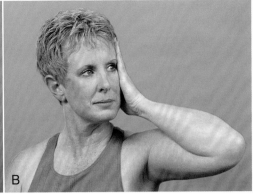

图 8-1　A，颈部对抗阻力后伸；B，颈部对抗阻力旋转。

或者是在乘车时避免再次损伤，则可以考虑佩戴围领保护，但围领不需要完全限制颈部的活动。伤后 2 周内开始指导伤者进行颈部肌肉的等长练习（图 8-1），并鼓励伤者尽早恢复正常活动。关节囊及韧带组织损伤的修复较慢，一般需要 6 ~ 8 周，在此期间伤者应避免过度牵拉受伤韧带，但无须限制正常范围内的关节活动。"挥鞭伤相关紊乱魁北克指南"对此提出了多方位的建议（见第 6 章），包括伤者应该保持在一个感到舒适的范围内重复颈部主动运动[4]。

挥鞭伤相关关节功能障碍

关节功能障碍有不同的命名。整脊医生称之为"半脱位"或"固定"，整骨医生称之为"关节功能紊乱"或者"躯体功能紊乱"，物理治疗师称之为"脊柱僵硬"，而一些手法治疗师则称之为"关节阻塞"。这些命名都包含有关节活动受限的意思。挥鞭伤后引起的颈椎关节功能障碍，包括半脱位，在造成单一关节活动受限的同时，还会伴随其他节段的过度活动的代偿，因此要将这些过度活动的节段与活动受限的节段区分出来是很重要的，因为这些节段可能更容易出现损伤。整脊医生对半脱位的定义是"排列、运动的完整性和（或）生理功能已发生改变但关节面仍保持完整的运动节段"[5]。手法治疗未必可以适

合于所有的半脱位，对于一些不稳定（不可手法复位）的半脱位则需要外科干预。再次强调区分活动受限与活动过度的节段是很重要的，因为对它们的处置方法不同。对于活动受限的节段，需要手法治疗，对于活动过度的节段，需要采取稳定的措施。活动过度是指活动范围扩大但没有超出身体耐受极限或需要外科干预，而不稳定是一种更严重的状态，超出身体耐受，甚至引起神经症状需要外科干预[6]。功能影像学检查有助于临床诊断不稳定（见第 5 章）。颈椎关节半脱位综合征还包括韧带及关节的生物机械性损伤的特征。挥鞭样动作中头部负荷产生的力矩可造成上、下颈椎关节面的半脱位和活动受限，而作为颈椎曲线顶点的中位颈椎则是过度活动、韧带受到牵拉。挥鞭伤后的影像学可见 C4-C5、C5-C6 易出现退行性改变，提示这一区域的软组织损伤发生率高。Jaeger 报告[7]11 例挥鞭伤相关颈源性头痛患者，发现 C1 横突的不对称及压痛最常见。从临床来看，活动受限多见于上颈椎[7]，其次是 C7-T1，还有第 1 肋椎关节[3,8]。

颈椎半脱位的临床表现

在医疗救助保险手册（框 8-1）[9]中列出了颈椎半脱位的临床表现，主要包括触诊及放射影像学。有关影像学见第 5 章。特征性

颈椎运动节段的触诊或影像满足以下提到的 4 个标准中的 2 个，其中 1 个必须是 A 或 B

A 颈 C0-C1 或 C1-C2 或关节突关节可触诊到不对称 / 失调，或影像学有明显表现

B 颈 C0-C1 或 C1-C2 或关节突关节可触诊到异常运动，或功能影像有明显表现

C 受影响关节触诊时存在触痛或压痛

D 受影响关节触诊时存在周围软组织紧张或挛缩

选自 Medicare Benefit Policy Manual，Chapter 5, Covered medical and other health services. http://www.cms.gov/manuals/Downloads/bp102c15.pdf

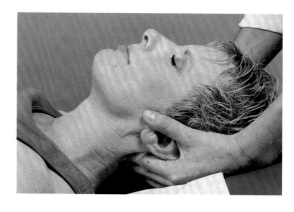

图 8-2　患者仰卧位可以让颈肌张力和质地最佳放松。

的触诊结果结合功能影像学，非常有利于对发生半脱位的运动节段椎骨关节突的提示。

颈椎半脱位的触诊

　　静态下触诊挥鞭伤后患者，了解骨与软组织的排列、压痛、张力以及质地，可以提供许多有价值的信息。触诊压痛可以理解患者的疼痛反应以及确认疼痛的扳机点。但单纯这一点还不能作为手法治疗的有效依据，因为引起疼痛或压痛的因素很多，如扭伤或牵拉伤、肿瘤或骨折等。

　　进行颈部肌肉的张力及质地触诊时应让患者仰卧位，受伤部位充分放松[10]（图 8-2）。触诊的技术需要耐心、持久地学习。如何区分正常组织和异常组织是最关键的，从某种意义上说，找到病症之所在及处置方法比具体治疗的实施更重要[11]。对于长节段的操作应注意避免触诊造成的损伤。

　　触诊骨性标志时应考虑到可能出现的骨性异常，触诊时的压力要尽可能小，这样会得到更多的信息，以免造成疼痛以及肌肉的保护性收缩。颈椎的体表解剖及骨性标志参见表 8-1。

　　触诊 C1 相对于 C2 的前屈、后伸以及旋转时的序列关系，来评估 C1 与下颌骨的间隙（图 8-3）。侧屈位环枕关节的触诊可以借助乳

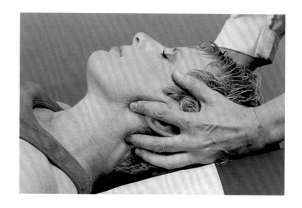

图 8-3　触诊 C1 相对于 C2 的前屈、后伸以及旋转时的序列关系，来评估 C1 与下颌骨的间隙。

突尖端到 C1 横突的间隙（图 8-4）。旋转和侧屈位环枕关节序列的触诊可以通过比较 C1 两侧横突与 C2 齿状突的关系（图 8-5）。触诊下颈椎棘突序列时，应让患者坐位，头部前屈（图 8-6）[12]。

　　对节段性运动的触诊还包括对孤立的关节小幅度的运动的评估，这种运动不依赖于自主肌肉的参与。这些触诊源于每一椎体处于中立位时的弹起（关节内活动），或者处于被动运动幅度极限时（终末感觉）。颈椎关节的关节内活动评估可以在坐位或俯卧位进行。俯卧位时患者的头部放松置于治疗床（桌）上，对于急性疼痛的患者这样会感觉更舒适。对于坐位的患者进行关节内活动及由后至前

表 8-1

颈椎的表面解剖和骨性标志

骨性标志	如何定位	临床意义
枕外隆突（EOP）	后方：在头颈交界处颅骨后方正中线上的骨性突出	枕部半脱位（C0-C1）位于枕外隆突侧方触诊点的参考标志
C2 棘突	后方：后正中线上枕外隆突向下第一个骨性触诊点	触诊点和参考标记。脊柱骨折、感染、扭伤/拉伤、肿瘤和半脱位中容易损伤
C6 棘突	后方：颈部屈曲时易于触及；颈部背伸时可向前移动从而不能触及	一般作为触诊点和参考标志
C7 棘突	后方：一般是此区最突出的棘突（一些人为 T1）。在颈椎屈曲和背伸时，C7 在 T1 上活动	参考标记和触诊点。脊柱骨折、感染、扭伤/拉伤、肿瘤和半脱位时容易损伤
颈椎小关节	后方：可于棘突外侧 1.5 ~ 2cm 触及	此区软组织在常见的扭伤和半脱位中容易损伤
C1 横突	侧方：可于乳突和下颌角间触及	一般作为触诊点，半脱位和扭伤中易于损伤

改编自 Scaringe JG, Faye LJ: Palpation: the art of manual assessment. In Redwood D, Cleveland C, editors, *Fundamentals of chiropractic*, St Louis, 2003, Mosby, 211-237.

滑移评估的方法如下：用一只手放在患者的前额稳定其头部，用另一只手的手掌、指腹及拇指指腹从两侧接触后方的关节（图 8-7）。每一个独立的运动单元均进行水平位的由后至前的流畅的滑移评估。俯卧位时，改为用指尖与后方关节接触（图 8-8）。由外至内（中间）的滑移评估可以使用示指触及相邻椎体的后外侧面，一只手将节段向中线弹拨，另一只手固定患者的颈部 [12]。

关节内活动必须双侧均衡并且无痛。一侧的抵抗或者偏离中线的旋转趋向，都有可能造成半脱位。轻微滑移时能感觉到回弹，则预示着正常的关节内活动，如果没有则为关节阻塞。如果是一种陷入沼泽地或过度绵软的感觉，可能提示活动过度或不稳定。终末感觉是指在节段运动达到最大幅度时施加压力时的感触。环枕（C0-C1）的前屈和后伸评估是通过将示指指尖放置于下颌骨支与环椎横突前顶点的空隙。这一空隙在后伸时加大，前屈时减小（图 8-9）[12]。在颈椎旋转的后程会出现枕骨的有限度的旋转。旋转时，下颌骨支与环椎横突前顶点的空隙在旋转侧是减小的，在对侧是增加的（图 8-10）。评价环枕关节侧屈时，示指放在乳突的尖部与环椎横突间的空隙（图 8-11）。侧屈时的对侧的这一空隙是增加的 [12]。

评估环枢关节（C1-C2）活动度的方法是：用示指和中指分别触及环椎和枢椎的横突的后外侧面，相当于在两者的空隙内架起了桥梁。将头轻微地向触诊这一侧侧屈，然后被动地向另一侧旋转（图 8-12），随着旋转，可以在旋转的对侧（译者注：即触诊侧）感触到 C1-C2 横突间的空隙在增大 [12]。

下位颈椎即 C2-C7 的节段活动范围的评估可以让患者坐位或仰卧位。示指放在旋转方向的对侧的后关节突上（图 8-13）。在整个

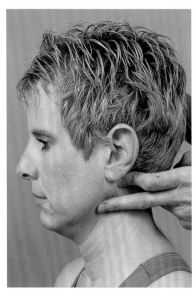

图 8-4 侧屈位环枕关节的触诊可以借助乳突尖端到 C1 横突的间隙。

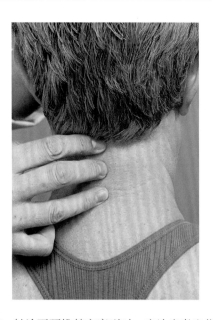

图 8-6 触诊下颈椎棘突序列时，应让患者坐位，头部前屈。

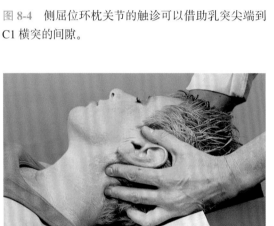

图 8-5 旋转和侧屈位环枕关节序列的触诊可以通过比较 C1 两侧横突与 C2 齿状突的关系。

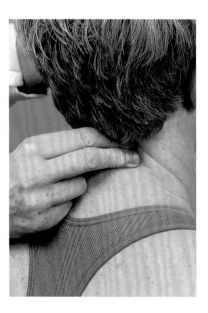

图 8-7 坐位关节触诊在中段颈椎由后至前行滑移评估。

旋转过程中，由于上位关节突相对于下位关节突向前移动，因此可以有阶梯样的感觉。

评估 C2-C7 的侧屈，患者应处于仰卧位。用两个指尖或示指触及关节突并由后向侧方中线（图 8-14）。侧屈时下关节突发生倾斜，两侧均进行评估。评估前屈和后伸时，双侧使用指尖置于后方关节突（图 8-15）。在后伸时可以触及下关节突的后滑移，前屈时可以触及上关节突的前滑移[12]。

半脱位临床指征的可靠性和有效性

Jull 等[13-16]报告应用诊断性麻醉阻滞小关节，以此作为演示半脱位的触诊可靠性和有效性的金标准，这项研究包括了有对照组和无对照组的试验。Humphrys、Delahaye 和 Peterson[17]等通过解剖学阻塞椎体来显示运动

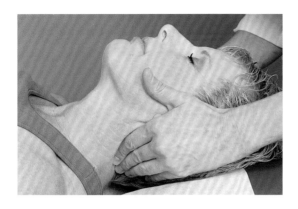

图 8-8 坐位关节触诊在中段颈椎由外至内（中间）滑移评估。

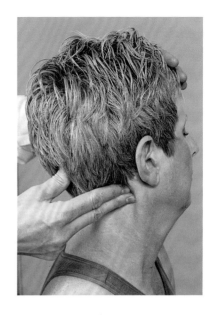

图 8-10 环枕关节左侧旋转触诊。

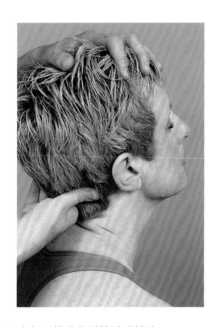

图 8-9 右侧环枕关节屈伸活动触诊。

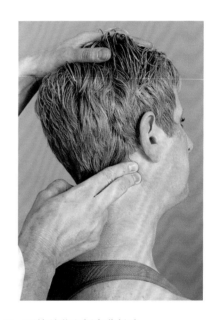

图 8-11 环枕关节左侧弯曲触诊。

触诊的有效性并视为金标准。这些研究证实了训练有素的医师是可以通过运动触诊来诊断颈椎关节的限制性运动的。

　　触诊时出现的错位和压痛，也有助于定位挥鞭伤后患者的半脱位活动节段[18]（见表 8-1）。C1 横突、C2 棘突以及 C0-C3 后关节突均可以触及其错位（见表 8-1）。Jaeger[7] 发现挥鞭伤后颈源性头痛患者的 C1 横突周围会出现错位。

颈椎关节半脱位的相关综合征

　　一些与颈椎关节半脱位相关的综合征已被证实[19,20]。无论典型的或非典型的颈椎活动节段的半脱位均可能于受累关节产生颈痛或压痛。半脱位关节引起的疼痛可以累及头颅，引起头痛[19]，下位颈椎的半脱位可以累

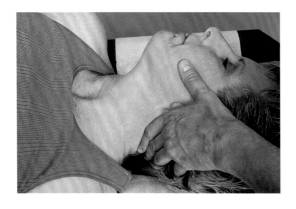

图 8-12　环枢关节右侧旋转触诊。

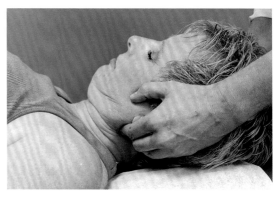

图 8-14　仰卧位颈部左侧弯曲时用指尖触诊。

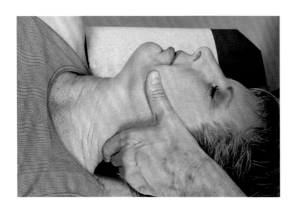

图 8-13　患者仰卧位 C3-C4 运动阶段右侧旋转触诊。

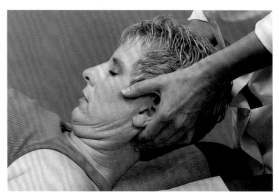

图 8-15　仰卧位颈部屈曲时触诊。

及同侧的上肢，造成颈 - 臂综合征，引起胸出口综合征的典型症状[19]。与颈椎关节较邻近的交感神经节的功能丧失，可以引起颈交感神经综合征。颈椎关节诱发的上胸部疼痛可以导致颈源性背痛[19]。

挥鞭伤相关颈痛

　　挥鞭伤后颈痛最多见于颈椎的后部[20]。这种疼痛可以放散至头部、肩部、臂部、胸部和肩胛区域[21]。这些症状的发作可能在挥鞭伤后 12 ～ 15 小时发作[22]，48 ～ 72 小时达到高峰[4]。大多数病例在 72 小时后会得到缓解[4]。软组织损伤后出现创伤性出血或水肿所需的时间正是症状发作的延迟时间[23]。腰痛有时可能伴随着颈痛，但容易被更严重的颈部主诉所掩盖，实际上挥鞭伤后脊柱的所有区域都可能出现半脱位[3]。

　　手法和松动治疗是挥鞭伤相关颈痛的有效治疗方法。表 8-2 总结了包含脊柱手法治疗在内的颈痛临床研究。对于那些没有接受手法治疗经验的患者，较有力的治疗应在伤后推迟 2 ～ 3 天进行，因为他们会担心手法可能加重疼痛[3]。RAND 研究：颈椎手法和松动治疗协会建议，对于亚急性和慢性颈痛患者，该治疗可在短时间内缓解疼痛，增加活动范围，但缺乏对于急性疼痛的文献[24]。另一应用视觉模拟评分（疼痛水平分为 0 ～ 10 分）的研究发现，手法治疗对于颈痛的缓解效果优于物理治疗[25]。一项研究观察了 100 例单侧颈痛，以斜方肌为参照，手法治疗组治疗后即刻的疼痛缓解率为 85%，松动组为 69%，手法组的疼痛强度减少了 1.5 倍[26]。

表 8-2

包括脊柱推拿的治疗颈部疼痛的临床试验

作者 / 年份	方法	病例数	主诉	结果	随访
Sloop/1982	失谐治疗， 地西泮 物理治疗	21 18	慢性部疼痛	疼痛。没有显著差异。 明显倾向于推拿	3 周
Koes/1992	推拿 松动 按摩、锻炼、热疗、 宣教	21 13 17	慢性颈部 疼痛	严重主诉、物理功能、获 得全身效果	6 周 ～ 12 个月
Skargren/1997	整脊推拿	219	慢性颈部 疼痛	疼痛症状改善	6 ～ 12 个 月
Rogers/ 1997	推拿 / 锻炼	10 10	慢性颈部 疼痛	疼痛改善率为 44%；推拿 41%，锻炼 12%	
Jordon/1998	推拿法 / 物理疗法 强化训练	40 40 39	慢性颈部 疼痛	功能障碍。应用药物。最 终全部 3 组均显示症状改 善	4 ～ 12 个 月
van Schalkwyk/ 2000	旋转推拿 侧方推拿	10 10	急慢性颈 部疼痛	疼痛。功能障碍。活动范 围。两组均有改善，两组 之间没有差异	1 个月

挥鞭伤相关头痛与关节半脱位诊断

第 7 章已有了有关挥鞭伤相关头痛的诊断分类概述，相关手法治疗见表 8-2，本节主要讨论诊断分类中的共性。用三叉神经复合体（见第 7 章）共同路径来解释病理生理过程，使得诊断良性、间歇性头痛分类，即颈源性、紧张性和突发偏头痛变得更混乱，这 3 种类型中存在有重叠情况（见第 7 章）。第 4 种头痛——椎源性头痛[27]，曾被用于源于颈椎半脱位的头痛的诊断，虽然也是精确的术语，但还是半途而废。

医疗保险诊断指南（见框 8-1）指出，结合病史及功能影像，监测半脱位对于手法治疗的反应情况，有助于头痛综合征的诊断。在缺乏准确诊断分类时（表 8-3），对治疗的

反应情况将有助于证实疼痛源于颈椎的关节。诊断性阻滞被用来证实颈源性头痛的存在。一项有关创伤后头痛的试验，设定了性别、年龄方面均具有可比性的对照组进行研究，发现在头痛组的上颈椎至少有一个节段的活动度减小，头痛组的 C0-C3 关节功能紊乱明显较对照组多。Jensen、Nielsen 和 Vosmer[28] 报道了 19 例手法治疗的创伤后头痛患者的关节活动度减小。

挥鞭伤后头痛的发生率

Radanov、Di Stephano 和 Augustiny[29] 在一项 112 例挥鞭伤后头痛的回顾性研究中报告，93% 的病例颈痛伴有头痛。多数患者是挥鞭伤后才开始头痛，其中，37% 被归于紧

表 8-3

脊柱推拿治疗头痛实验结果汇总

头痛类型	作者 / 年份	患者例数 / 治疗方法	结果	试验 方法
紧张型	Bitterli/1977	推拿 / 没有治疗	疼痛	RCT
紧张型	Hoyt/1979	22（组 1）触压；（组 2）触压加推拿治疗；（组 3）没有治疗	组 2 显示出疼痛程度明显的缓解	
紧张型	Droz/1985	332 推拿治疗	疼痛，80% 成功	RS
紧张型	Boline/1995	126 推拿治疗 / 阿米替林	频率。总的疼痛。手法治疗结束时获得明显改善 / 药物组停药后回复到最初	RCT
紧张型	Mootz/1994	11 推拿治疗 / 冷敷	频率 / 持续时间。统计学上明显减轻	
紧张型	Bove/1998	75 推拿治疗 / 激光	使用止痛药。频率 / 强度减少。所有组均改善；无显著性差异	RCT
紧张型	Vernon/2009	9 推拿治疗 / 阿米替林加手法 / 假安慰剂 / 假阿米替林 / 安慰剂	频率 / 持续时间。校正分析中，推拿和阿米替林的主要作用均未获得统计学和临床意义。联合治疗在两个方面均有效果	RCT
颈源性	Nilsson/1995	54 推拿治疗 / 镇痛药	频率 / 紧张。治疗效果手法治疗组明显优于镇痛药组	RCT
颈源性	Whittingham/2001	105 牵引手法治疗 / 假扮组	疾病影响。颈部活动不利指数。疼痛表和日记。手法治疗组在疼痛频率、严重持续时长和药物应用上有明显改善	RCT
颈源性	Jull/2002	200 推拿治疗 / 锻炼 / 结合	频率 / 强度 / 持续时长。在所有分组中疼痛的频率和强度都有改善（结合组较单组改善率多 10%）	RCT
颈源性	Haas/2004	24 推拿 剂量效应	功能障碍。头疼数。残疾组大剂量组疼痛有明显改善（9-12）	RCT
偏头痛	Parker/1978	85 运动 / 推拿 DC/ 推拿 MD	频率 / 强度 / 持续时长。手法治疗组，2 年有 47% 成功率	RCT
偏头痛	Nelson/1998	209 推拿 / 阿米替林 推拿 / 阿米替林加 OTC	频率 / 强度。全部 3 组有改善；后续治疗；手法治疗有更好的持续性改善	RCT

续

表 8-3

脊柱推拿治疗头痛实验结果汇总

头痛类型	作者 / 年份	患者例数 / 治疗方法	结果	试验方法
偏头痛	Tuchin/2000	推拿 / 去谐超声	强度 / 持续性 / 功能障碍。相关症状。药物。在疼痛发生频率、持续时长、不能活动和用药方面都有明显改善	RCT
创伤后	Jensen/1990	19 推拿 / 冷敷	疼痛指数 /ROM/ 相关症状。手法组在所有指标中都有明显改善	RCT
儿童性	Kastner/1995	12 推拿		
儿童性	Anderson/Peacock/1996	5 推拿	主诉（频率、严重程度）在所有病例中缓解	个案报道

DC, Doctor of Chiropractic; MD, Medical Doctor; OTC, 非处方药；RCT，随机临床试验；ROM, 活动范围 .

由 Rosner AJ. 改编自 Redwood D, Cleveland C, editors, *Fundamentals of chiropractic*, St Louis, 2003, Mosby, pp. 482-483.

张性头痛，27% 为偏头痛，18% 为颈源性，还有 18% 未归类。2 个关于挥鞭所致头痛的前瞻性研究结果显示：3 种主要头痛类型的比例相近。

手法治疗对头痛的转归

关于手法治疗对于头痛的转归已有较多报道，虽然这些并非都是挥鞭伤后的头痛。研究的结果证实了手法治疗对于挥鞭伤后 3 种类型头痛的治疗价值（见表 8-3）。这些研究包括随机对照[30-38]、病例系列、回顾性以及前瞻性研究等[39-42]。

颈后交感神经综合征和椎动脉

1958 年，Ruth Jackson[43] 报道了大量的挥鞭伤引起的看起来很奇特的综合征。Barré[44] 在 1926 年和 Liéou[45] 在 1928 年最早描述这些综合征。这些综合征包括视力模糊、瞳孔放大、眩晕、耳鸣、听力紊乱和头痛。Barré[44] 描述头痛主要位于枕骨下，头晕主要是出现在转动头部时，而不伴有其他前庭功能障碍。类似的症状也出现在机动车事故的伤者中[46]。Jackson[43] 在她的经典著作的颈椎综合征中也有叙述。她认为这些可能部分源于椎动脉的闭塞，她注意到颈部受伤时椎动脉容易受到伤害。骨赘突入动脉通道以及椎动脉沟骨结构异常等因素，在挥鞭伤后导致的水肿和炎症反应等刺激下，可以引起上述症状。另外，刺激椎动脉周围的椎交感神经丛也可以产生类似症状[46]。挥鞭伤头痛、头晕、耳鸣和视觉症状缘于 C3-C4 的根袖损伤，在此处 C4 的神经根与交感神经链的颈上神经节相交通，通过神经节后纤维的一个分支[47]。在临床中，半脱位可以引起部分或所有的症状。如果后伸和旋转可诱发上述症状，建议避免在后伸和旋转位置上实施手法，但并不排除在变换体位下进行颈椎手法治疗。还有一个试验可以提示椎动脉症状（图 8-16）。颈椎手法治疗可以缓解上述症状[48]。

椎动脉沟后方的环枕韧带骨化也是造成颈椎旋转或后伸时椎动脉症状的因素之一[48]。

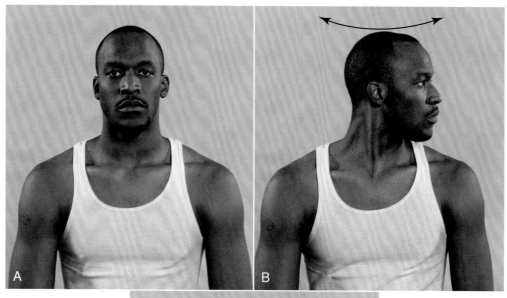

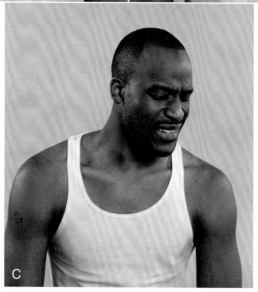

图 8-16　A，患者评估血压和脉搏时尽可能舒适地坐直。B，患者头部从一侧向另一侧尽可能旋转，这个动作缓慢开始逐渐加速直到患者不能忍受。C，椎动脉综合征症状有眩晕、眼球震颤、视力模糊、恶心或晕厥，这些症状可能单独发生也可能复合发生。当患者出现上述症状时这个试验就应停止。

这种异常的骨化中心可以在椎动脉沟上形成一个骨桥，使椎动脉孔几近封闭，形成的这种复合结构被称为 Kimerle 样异常，甚至可以在椎动脉通往头颅的走行上形成一个骨性管道[48]。有报道称部分患者接受外科手术后头晕、头痛、恶性等症状得到了缓解[49]。在一项对 2000 例患者的调查中发现有 5 例存在颈椎后伸或旋转后椎动脉压迫症状，其中 4 例的影像学提示椎动脉沟后方的异常，第 5 例患者在接受椎动脉结扎后上述症状完全缓解[49]。对于挥鞭伤后出现上述症状并有解剖异常的患者还应首选保守治疗，有些患者还可能自愈。

颈源性背痛

　　颈源性背痛是指由颈椎引起的胸背部区域的疼痛[50]。颈源性背痛其实还算不上一个精确的诊断，应该具体到某一个节段。虽然有时是姿势性压迫，但颈源性背痛可以源于挥鞭伤后的颈椎。胸背痛有时是伴随颈痛的，但并不总是这样，因此诊断有时变得很困难 [51]。依靠触诊来发现胸背痛是源于颈椎的概率是有限的，患者主动旋转头部时出现胸背部疼痛可能是最早的线索。直接对受累的颈椎运动节段进行手法治疗可以使胸痛得以缓解 [51]。

颈 - 臂综合征

颈 - 臂痛一般是指非特异性的臂痛或者颈/臂痛的综合征。综合征包括颈痛、肩痛、臂痛以及手痛，还有感觉症状，如感觉异常、感觉减退、感觉过敏等，血管舒缩的变化以及乏力等 [52]。Barnsley、Lord 和 Bogduk 等 [53] 报告在慢性挥鞭伤中这些症状经常出现，Sterling、Treleaven 和 Jull 等 [54] 也支持这一点，发现约 60% 的病程超过 3 个月的慢性挥鞭伤者中会存在臂痛。有臂部症状的患者较单纯颈痛的患者更容易丧失自理能力，甚至影响全身健康状况 [55]。

颈 - 臂痛的潜在诱因可能是炎症反应导致的神经血管的刺激或者是压迫，躯干上可能是涉及受损肌肉上的扳机点（见第 6 章），神经根病变可能涉及颈椎的椎骨关节突关节 [56]。与疼痛相关的椎骨关节突关节包括 C5-C6、C6-C7 和 C7-T1[57]。需要强调的是，应对所有可能引起症状的病源节段进行排查，以避免挥鞭伤患者忍受长期的上肢疼痛，这种牵涉痛比较像神经根性的深度痛，被描述为尖锐的、放射性的刺痛。最终还需要进行神经传导方面的检查以获得更精确的诊断。激发试验（见第 4 章），触诊寻找痛源肌肉的扳机点，以及对颈椎关节活动的触诊等都是有价值的。

颈 - 臂痛的保守治疗

文献证实对颈椎疾患进行手法治疗比超声治疗更显著和迅速地减轻疼痛 [53]。有大鼠动物实验发现，经电生理和病理学证实 [54]，手法治疗可以通过减轻腰椎背侧神经节的炎症反应，来减轻疼痛的程度和持续时间 [59]。

颈椎关节半脱位综合征

半脱位综合征被定义成与脊柱和骨盆运动节段的病理生理学或功能障碍，或与外周关节相关的体征和症状 [5]。尽管半脱位综合征的症状和体征特点并不总是由于半脱位引起，但当存在半脱位时，这种情况常常由手法和推拿过程引起。上颈椎复合体半脱位是头痛和颈部疼痛的风险因素。下颈椎和第 1 肋半脱位是颈臂综合征的风险因素。挥鞭伤者因下颈椎和第 1 肋半脱位会引起上肢症状，这也被认为是颈臂痛的风险因素。因为很多时候功能障碍都会导致手臂症状，所以必须仔细鉴别诊断以明确这个区域的半脱位。

参考文献

1. Sjaastad O: Cervicogenic headache: A mini state-of-the-art, *Headache Quarterly, Current Treatment and Research* 8:151, 1997.
2. Adams MA: Biomechanics of the cervical spine. In Gunzburg R, Szpalski M, editors: *Whiplash injuries: current concepts in prevention, diagnosis, and treatment of the cervical whiplash syndrome*, Philadelphia, 1998, Lippincott Williams & Wilkins, pp 13-20.
3. Gatterman MI, Panzer DM: Disorders of the cervical spine. In Gatterman MI, editor: *Chiropractic management of spine-related disorders*, 2nd ed, Baltimore, 2003, Lippincott Williams & Wilkins, pp 229-281.
4. Spitzer WO, et al: Scientific monograph of the Quebec task force on whiplash-associated disorders: redefining "whiplash" and its management, *Spine* 20:S8-S58, 1995.
5. Gatterman MI, Hansen D: Development of chiropractic nomenclature through consensus, *J Manipulative Physiol Ther* 17:302-309, 1994.
6. Peterson CK, Gatterman MI: The nonmanipulable subluxation. In Gatterman MI, editor: *Principles of chiropractic: subluxation*, 2nd ed, St Louis, 2005, Mosby, pp 168-190.
7. Jaeger B: Cervicogenic headache: a relationship to cervical spine dysfunction and myofascial trigger points, *Cephalalgia* (suppl 7):398, 1987.

8. Grice AS: Pathomechanics of the upper cervical spine. In Vernon H, editor: *Upper cervical syndromes*, Baltimore, 1988, Williams & Wilkins, pp 103-112.

9. Medicare Benefit Policy, Chapter 15. Covered medical and other health services. http://www.cms.gov/manuals/Downloads/bp102c15.pdf

10. Bergmann T: Chiropractic technique. In Gatterman MI, editor: *Principles of chiropractic: subluxation*, 2nd ed, St Louis, 2005, Mosby, pp 133-167.

11. Scaringe JG, Faye LJ: Palpation: the art of manual assessment. In Redwood D, Cleveland C, editors: *Fundamentals of chiropractic*, St Louis, 2003, Mosby, pp 211-237.

12. Gatterman MI, Hyland JK: Whiplash. In Gatterman MI, editor: *Principles of chiropractic: subluxation*, 2nd ed, St Louis, 2005, Mosby, pp 429-447.

13. Jull G: Manual diagnosis of C2-3 headache, *Cephalalgia* 5(suppl 5):308-309, 1985.

14. Jull GA: Headaches associated with the cervical spine: a clinical review. In Grieve GP, editor: *Modern manual therapy of the vertebral column*, New York, 1986, Churchill Livingstone, pp 322-329.

15. Jull G, Bogduk N, Marsland A: The accuracy of manual diagnosis for cervical zygapophyseal joint pain syndromes, *Med J Aust* 148:233-236, 1988.

16. Jull G, et al: Interexaminer reliability to detect painful upper cervical zygapophyseal joint dysfunction, *Aust J Physiother* 43:125-129, 1997.

17. Humphrys BK, Delahaye M, Peterson CK: An investigation into the validity of cervical spine motion palpation using subjects with congenital block vertebrae as a "gold standard," *BMC Musculoskelet Disord* 5:19, 2004.

18. Treleavan J, Jull G, Atkinson L: Cervical musculoskeletal dysfunction in post-concussion headache, *Cephalalgia* 14:273-279, 1994.

19. Gatterman MI: Introduction to Part 3. In *Principles of chiropractic: subluxation*, 2nd ed, St Louis, 2005, Mosby, pp 373-375.

20. Jull G, et al: Whiplash associated disorders. In Jull G, et al, editors: *Principles of chiropractic: subluxation*, 2nd ed, St Louis, 2005, Mosby, pp 373-375.

21. Barnsley L, Lord S, Bogduk N: Clinical review: whiplash injury, *Pain* 58:283-307, 1994.

22. Provinciali L, Baroni M: Clinical approaches to whiplash injuries: a review, *Crit Rev Phys Rehabil Med* 11:339-368, 1999.

23. Teasal RW, Shapiro AP: Whiplash injuries. In Giles LGF, Singer KP, editors: Clinical management of cervical spine pain, vol 3, Oxford, 1998, Butterworth Heinemann, pp 71-86.

24. Coulter I, et al: *The appropriateness of spinal manipulation and mobilization of the cervical spine: literature review, indications and ratings by a multidisciplinary expert panel (Monograph no DRU-982-1-CCR)*, Santa Monica, 1995, RAND.

25. Koes BW, et al: A randomized clinical trial of manual therapy and physiotherapy for persistent back and neck complaints: subgroup analysis and relationship between outcome measures, *J Manipulative Physiol Ther* 16:211-219, 1993.

26. Cassidy JD, Lopes AA, Yong-Hing K: The immediate effect of manipulation versus mobilization on pain and range of motion in the cervical spine: a randomized controlled trial, *J Manipulative Physiol Ther* 15(9):570-575, 1992.

27. Vernon HT: Vertebrogenic headache. In Vernon HT, editor: *Upper cervical syndrome: chiropractic diagnosis and management*, Baltimore, 1988, Williams & Wilkins, pp 152-188.

28. Jensen IK, Nielsen FF, Vosmer L: An open study comparing manual therapy with the use of cold packs in the treatment of post-traumatic headache, *Cephalalgia* 10:241-250, 1990.

29. Radanov B, Di Stephano G, Augustiny K: Symptomatic approach to posttraumatic headache and its possible implications for treatment, *Eur Spine J* 10:403-407, 2001.

30. Boline P, et al: Spinal manipulation vs. amitriptyline for the treatment of chronic tension type headaches: a randomized clinical trial, *J Manipulative Physiol Ther* 18:148-154, 1995.

31. Nilsson N: A randomized controlled trial of the effect of spinal manipulation in the treatment of cervicogenic headache, *J Manipulative Physiol Ther* 18:435-440, 1995.

32. Nilsson N, Christensen HW, Hartvigsen J: The effect of spinal manipulation in the treatment of cervicogenic headache, *J Manipulative Physiol Ther* 20:326-330, 1997.

33. Bove G, Nilsson N: Spinal manipulation in the treatment of episodic tension-type headache: a randomized controlled trial, *N Engl J Med* 280:1576-1579, 1998.

34. Parker GB, Tupling H, Pryor DS: A controlled trial of cervical manipulation for migraine, *Aust NZ J Med* 8:589-593, 1978.

35. Parker GB, Pryor DS, Tupling H: Why does migraine improve during a clinical trial? Further results from a trial of cervical manipulation, *Aust NZ J Med* 10:192-198, 1980.

36. Tuchin P, Pollard H, Bonello R: A randomized controlled trial of chiropractic spinal manipulative therapy for migraine, *J Manipulative Physiol Ther* 23:91-95, 2000.

37. Whitingham W: *Randomized placebo controlled clinical trial of efficacy of chiropractic treatment of chronic cervicogenic headaches*. Symposium proceedings, 6th biennial congress, World Federation of Chiropractic. Paris, May 21-26, 2001.

38. Nelson CF, et al: The efficacy of spinal

manipulation, amitriptyline and the combination of both therapies in the prophylaxis of migraine headache, *J Manipulative Physiol Ther* 21:511-519, 1998.

39. Mootz RD, et al: Chiropractic treatment of chronic episodic tension-type headache in male subjects: a case series analysis, *J Can Chiropr Assn* 38:152-159, 1994.

40. Droz JM, Crot F: Occipital headaches: statistical results in the treatment of vertebrogenic headache, *Ann Swiss Chiro Assn* 8:127-136, 1985.

41. Vernon HT: Spinal manipulation and headaches of cervical origin, *J Manipulative Physiol Ther* 12(6):455-468, 1989.

42. Stodolny J, Chmielewski H: Manual therapy in the treatment of patients with cervical migraine, *Man Med* 4:49-51, 1989.

43. Jackson R: *The cervical syndrome*, 4th ed, Springfield, IL, 1977, Charles C Thomas.

44. Barré J: Sur un syndrome sympathique cervical postérieure et sa cause fréquente: l'arthrite cervicale, *Rev Neurol* 45:1246-1248, 1926. In Sandstorm J: Cervical syndrome with vestibular symptoms, *Acta Otolaryngol* 54:207, 1961.

45. Liéou YC: *Syndrome sympathique cervical postérieur et arthrite chronique de la colonne vertebrale cervicale Étude clinique et radiologique.* Thèse de Strasborg 1928. In Sandstorm J, Cervical syndrome with vestibular symptoms, *Acta Otolaryngol* 54:207, 1961.

46. Stewart DY: Current concepts of "Barré syndrome" or the posterior cervical sympathetic syndromes, *Clin Orthop Rel Res* 24:40-48, 1962.

47. Tamura T: Cranial symptoms after cervical injury. Aetiology and treatment of the Barré-Liéou syndrome, *J Bone Joint Surg Br* 71:283-287, 1989.

48. Gatterman MI: Patient safety. In Gatterman MI, editor: *Chiropractic management of spine-related disorders*, 2nd ed, Baltimore, 2003, Lippincott Williams & Wilkins, pp 69-86.

49. Wight S, Osborne N, Breen AC: Incidence of ponticulus posterior of the atlas in migraine and cervicogenic headache, *J Manipulative Physiol Ther* 22:15-20, 1999.

50. Terrett A, Terrett R: Referred posterior thoracic pain of cervical posterior rami origin: a cause of much misdirected treatment, *Chiro J Aust* 3:42-51, 2002.

51. Engel GR, Gatterman MI: Cervicogenic dorsalgia. In Gatterman MI, editor: *Principles of chiropractic: subluxation*, 2nd ed, St Louis, 2005, Mosby, pp 448-456.

52. Cohen M, et al: In search of the pathogenesis of refractory cervicobrachial pain syndrome, *Med J Aust* 156:432-436, 1992.

53. Barnsley L, Lord S, Bogduk N: Clinical review. Whiplash injury, *Pain* 58:283-307, 1994.

54. Sterling M, Treleaven J, Jull G: Responses to a clinical test of mechanical provocation of nerve tissue in whiplash associated disorders, *Man Ther* 7:89-94, 2002.

55. Daffner S, et al: Impact of neck and arm pain on overall health status, *Spine* 28:2030-2035, 2003.

56. Fukui S, et al: Referred pain distribution of the cervical zygapophyseal joints and cervical dorsal rami, *Pain* 68:79-83, 1996.

57. Bogduk N: The neck, *Baillieres Clin Rheumatol* 13:261-285, 1999.

58. Coppieters M, et al: Aberrant protective force generation during neural provocation testing and the effect of treatment in patients with neurogenic cervicobrachial pain, *J Manipulative Physiol Ther* 26:99-106, 2003.

59. Song X-J, et al: Spinal manipulation reduces pain and hyperalgesia after lumbar intervertebral foramen inflammation in the rat, *J Manipulative Ther* 29:5-13, 2006.

第9章

挥鞭伤的流行病学

Michael T. Haneline

张宇鹏 译

　　流行病学的定义为"研究特定人群中疾病、损伤及其他健康相关事件发生原因及发生频率和分布特征的决定和影响因素，以便制定预防和控制其发展和传播措施的科学"[1]。因此，本章将涉及美国挥鞭伤患者的数量以及车祸中发生损伤或损伤后出现慢性症状的危险因素。目前已知的影响因素包括年龄、性别、个人能力、某些预先存在的条件、人在机动车内的姿势及机动车自身的防撞性能等。临床医师应当熟悉这些因素，以便制订个体化的治疗方案。

　　流行病学方法在挥鞭伤研究中之所以得到广泛应用，主要因其无法进行严格的随机对照试验，而后者被认为是临床研究的"金标准"。其原因在于，将人作为试验品来模拟各种损伤是违背伦理学原则的。因此，挥鞭伤通常是将发生车祸的人群与未损伤的人群进行对比研究。研究者或者按特定时间进行随访（如队列研究），或者比较损伤发生前后其病情的不同（如病例对照研究）。

　　目前常通过模拟车祸伤使志愿者受到类似挥鞭伤的外力作用来进行实验研究，但其强度较低，且很少产生症状[2-4]，即使有，也是轻微和短暂的。况且，此类研究从未采取随机对照方法。

　　流行病学研究通常用于公共健康领域，着眼于人群内某种疾病或状态的发生原因。找到病因后，就可以设计干预措施来防止其发生。公共卫生干预措施，比如教会人们避开危险因素的方法或将保护措施整合进日常生活方式中，能有效防止损伤和疾病，同时在损伤或疾病发生后能够促进其恢复。由于运用这些防护措施在预防或减少撞击相关损伤严重程度时存在巨大潜力，交通安全事件（包括挥鞭伤）自然就受到了公共卫生专业人员、健康护理机构以及本地、州和国家各级政府的关注。

　　流行病学其中一方面包括收集各种来源的数据进行分析。然而，挥鞭伤相关流行病学数据存在时间冲突——有时因为数据收集方式不同，而有时分析方式不同。而数据收集和分析同时出错的情况也并不罕见。这种误差可以通过依靠高质量信息源加以消除，即使其并不总是一致。除了数据收集、分析和报告之外，数据的理解方式也经常不一致。本章将通过目前一些高质量的研究来关注挥鞭伤的一些有争议的方面。

不但本领域内数据收集及解释方式不一致，而且"挥鞭伤"这个词本身就存在争议：一些人用其描述一种损伤的机制，即头颈部在外力作用下发生超过其本身解剖限制的过度活动，另一些人则用其描述这种损伤的结果。因此，1995 年魁北克的挥鞭伤专业组定义了一个词汇——挥鞭伤相关疾病（whiplash associated disorders,WAD），用以描述与挥鞭伤损伤相关的一系列临床症状[5]。按照魁北克挥鞭伤专业组的定义，WAD 包括颈部疼痛和僵硬、头痛、眩晕、耳鸣、记忆力减退、耳聋、吞咽困难、上肢综合征（例如根性症状和腕管综合征）以及颞下颌关节紊乱等。

流行病学基础术语

有一些基础术语对于理解流行病学很有必要，下面列出一部分。

- 关联（Association）——两个或两个以上因素相互间存在联系，一种改变则其他同时改变。
- 偏倚（Bias）——任何导致研究结论与真实情况不符的因素。偏倚可发生于数据收集、分析或诠释过程中。
- 病例（Case）——在流行病学研究中，经调查发现有某种疾病或状态的人。在病例对照研究中，这些人是病例组中的一员。
- 病例对照研究（Case-control study）——一种流行病学的研究方法。参与者被分为两组——一组有某种疾病或状态（病例组），另一组则没有（对照组），分别追溯其既往（发病前）所研究因素的暴露情况并进行比较。
- 队列研究（Cohort study）——通过追踪一个或多个队列的结局来确定新的疾病、状态或死亡的发生情况的流行病学研究方法。通常情况下，一组暴露于危险因素，另一组则不暴露。对两组结果进行比较，以确定是否暴露组更易产生某种疾病或状态。
- 暴露（Exposure）——外界因素作用于人体并可能对人体健康产生影响。
- 发病率（Incidence）——特定时期（常为 1 年），某特定人群暴露于某一致病病因中而发生该疾病的频率，即：将发生该病患者数作分子，暴露于该病致病因素的人数作分母，而得到的发生频率。
- 比值比（Odds ratio,OR）——对疾病与暴露因素之间关联程度的估计值。计算方法为：病例组中暴露与非暴露人数的比值除以对照组中暴露与非暴露人数的比值。
- 患病率（Prevalence）——某时点或某观察期间内处于某种疾病或状态的人数，分别称为时点患病率和期间患病率。其计算方式为病例总数除以总人数。
- 相对危险度（Relative risk,RR）——疾病在暴露人群中发生的概率除以在非暴露人群中发生的概率，通常用于队列研究。
- 风险（Risk）——人发生某种特定事件（例如损伤）的可能性。
- 危险因子（Risk factor）——可能导致人发生某种疾病或状态的行为、外在环境或固有特征。

挥鞭伤的发病情况

发病率

挥鞭伤的发病率是指特定人群中每年诊断出的新发病例。由于前面提到过的数据收集中的问题，挥鞭伤发病率在统计方面互相相差很大，从 3.4 例 /10 万[6]到 800 例 /10 万[7]。

瑞典的一份报告显示，当地挥鞭伤每年的发病率在 1 级 WAD 为 4.2 例 /1000 人，3 级 WAD 为 3.2 例 /1000 人 [8]。Holm 等 [9] 报告西方国家每年的 WAD 发病率可能至少为 300 例 /10 万人。有一个数字被广泛引用——美国每年产生 100 万挥鞭伤病例 [10]。

公路安全保险协会（IIHS）的报告指出，每年大约有 200 万份挥鞭伤保险，需要支付超过 85 亿美元保险费用 [11]。事实上，在美国颈部扭伤和拉伤是最常见的到保险公司报案的损伤类型，占保险公司每年全部损伤相关赔付额的 25%。该机构也指出，约 10% 的挥鞭伤会导致长期的医疗问题。1994—1995 年期间，在加拿大萨斯喀彻温省83% 的交通伤报案为挥鞭伤，导致每年 677 例 /10 万人保险报案 [12]。

除了 IIHS 所提供的数据外，或许还有其他发生挥鞭伤却没有报案的情况。其原因是伤者可能选择不报案（或许他们不想提高报案率，或者认为自己的伤情微不足道）或者根本未投保。因此，美国每年实际的挥鞭伤数量几乎肯定超过 200 万，特别是将非交通伤也考虑在内之后。

有一些原因导致各个报告之间的数据不同。例如，国家事故抽样系统（NASS）提供所有类型 MVC 数据，包括那些导致挥鞭伤的案例。NASS 从警察报告的交通事故中获取数据 [13]，但这会在获取挥鞭伤真实情况时产生很大问题。许多导致挥鞭伤的 MVC 没有报告给警察，因为当机动车损伤轻微时警察并不进行事故调查，而许多导致挥鞭伤的车祸车辆损伤确定很轻微。这些受伤者成了"漏网之鱼"，并未被包括进 NASS 数据库中，这可能导致损伤数量被低估数十万。即使警察对导致损伤的 MVC 进行调查，症状也有可能延迟数小时到数天时间；因此，这些病例亦未报道。

患病率

WAD 的患病率不仅包括先前提到的发病病例（比如新的损伤），也包括在统计新发病例时未计算在内的有持续症状和身体损伤的病例。它代表某一人群中在任意时间点有 WAD 表现的人数。许多人在挥鞭伤后数年仍有后遗症，其中一些永远无法恢复。这些病例每次都统计在内，直至治愈或死亡。此后便不再被计算在患病者之列。

疾病的持续时间对它的发病率和患病率有影响。比如，像感冒之类持续时间较短的疾病每年发病率较高，但患病率却较低。因为人们很快就会康复，在每一时间点上患病的人不会很多。另一方面，像糖尿病之类持续时间较长的疾病每年发病率较低，但患病率却相当高，因为病例总数一直累积增加。这个规律同样适用于 WAD，因为许多患者的症状持续时间较长。荷兰的一份研究指出，MVC 相关颈部扭伤的最高患病率是 28.3/10 万，年龄段为 25 ~ 29 岁，而 40 ~ 44 岁年龄段则以 27.9/10 万的患病率位列第二 [6]。如前所述，美国 WAD 的发病例数可能高达数百万，其中大约一半在颈部损伤后一年仍有颈部疼痛 [14]，其患病率无疑非常之高。事实上，据 Freeman [15] 等人的一项病例对照研究估计（包含 419 例慢性颈部疼痛病例以及 246 例慢性腰痛对照病例），6.2% 的美国人有挥鞭伤相关慢性颈部疼痛。

长期性

围绕着慢性 WAD（或称为晚期挥鞭伤综合征）到底受哪些因素影响的论题存在大量争议，而有些仅仅是碰巧与之相关。并且，有人甚至质疑慢性 WAD 的合理性，把它作为一种社会心理现象，而非躯体疾病 [16]。作为对立的结果，在挥鞭伤相关文献中有许多关于此话题的争论。正如 Dr. Murray Allen 所说："世界上有两大引起人们争论的难解之谜，一个是宇宙，另一个则是挥鞭伤。"

在美国，相当大一部分有慢性颈部疼痛

的患者最初曾遭遇 MVC 损伤。这个估计基于一项包括 419 例病例和 246 例对照的病例对照研究，它指出 45% 有慢性颈部疼痛的患者先前曾有 MVC 损伤[15]。然而，一项基于瑞典北部两个县 6000 个随机样本的调查指出，42% 的患者有慢性颈部疼痛，其中仅 8% 先前曾有挥鞭伤[18]。

大多数 WAD 患者能够及时痊愈，然而许多人遗留长期的甚至永久性疼痛和损伤。例如，加拿大的一项对 MVC 导致的 2627 例挥鞭伤病例进行的队列研究随访长达 7 年[19]，平均痊愈时间是 32 天，而 12% 的病例在 6 个月时仍有症状。本研究确认了几种与慢性症状有关的危险因素，包括颈部压痛、肌肉疼痛、自颈部到上肢的放射性疼痛或麻木，以及头痛。有上述危险因素的 60 岁以上女性痊愈的平均时间为 262 天，而无此危险因素的年轻男性痊愈时间则为 17 天。

有研究指出，约 50% 的 WAD 患者在伤后 1 年仍有症状[20-22]。而另外一些研究则发现，WAD 的长期症状发生率较低[8,23-25]，其中一些甚至非常之低[26-28]。对此问题进行深入研究后发现，挥鞭伤后长期疼痛症状的患病率与同期全部人群中慢性颈部疼痛的患病率十分接近[29]。

颈肩痛是慢性 WAD 最常见的症状。还有包括身体其他部位以及全身性的症状，比如头痛、腰背痛、下颌痛、疲劳、头晕、感觉异常、恶心、睡眠紊乱以及健康欠佳[30,31]。挥鞭伤后发生抑郁也有报道。在一项涉及 5211 例患者的研究中，42.3% 的人伤前无心理健康问题，却在伤后 6 周出现抑郁症状[32]。并且，其中约 40% 的病例表现为持续性或复发性症状。因此 Berglund 等[30] 得出结论，MVC 导致的挥鞭伤对于健康有相当大的影响，即使受伤已过很长时间。

一个以挥鞭伤为分析对象、包括 38 项队列研究的系统回顾和 Meta 分析报告指出，各项研究的痊愈率之间差别相当大[33]。多数

在伤后 3 个月痊愈，3 个月后痊愈率变化趋于平缓。作者认为很难确定导致恢复差的影响预后的因素，因为不同研究所使用的评估体系不同，数据报道方式不同，其结果评价方法也不同。

挥鞭伤危险因素

发展为 WAD 的危险因素

已经有大量与 MVC 后发展为 WAD 有关的可能的危险因素研究。其中包括车内乘客的位置、头部位置（例如旋转）、女性、头 - 颈比例、先前的颈部损伤、安全带的使用，以及碰撞的严重程度。这些研究的结果大部分互相不一致，但仍有一些 WAD 危险因素相当重要。

头部相对于躯体的突然运动所导致的颈部畸形可以很好地解释挥鞭伤的潜在机制。因此，设计出了汽车头枕和反应性坐椅来尽可能减小头和躯干之间的相对速度。如果头部与躯干之间的相对速度很小甚至没有，那么即使在导致汽车大量损坏的严重车祸中颈部可能也不会损伤。事实上，有研究指出挥鞭伤在高能量车祸以及乘员遭受多发伤的情况中发生率相当低[34,35]。

最近有一篇文献[9] 系统回顾了 MVC 后发展为 WAD 的相关影响因素，其中包括乘员的座椅位置（比如前座和后座）和碰撞的方向。作者发现了提示头枕和（或）汽车座椅限制头部过伸对于 WAD 有预防作用的初步证据，但是这种联系主要在女性比较明显。虽然年轻人和（或）女性更倾向于索赔或治疗 WAD，但这仍然不足以支持其结论。其中一篇文献指出的初步证据显示，疼痛和痛苦相关保险费用的减少与 WAD 损伤索赔的发生率低有关。

Holm 等[36] 在瑞典进行了一项研究，将问卷寄给 1187 个 MVC 后发生 WAD 并向保险公司索赔者。问卷内容包括先前的健康状

况、碰撞的细节及碰撞后的症状。下列因素与颈部疼痛的严重程度相关：教育水平低（OR 2.8），家庭中唯一的成年人（OR 1.6），先前的颈部疼痛（OR 2.9），先前的头痛（OR 2.2），先前健康状况差（OR 2.6），以及在 MVC 时翻车（OR 1.9）。结论是，社会人口统计学与经济学情况、伤前健康状况以及碰撞因素与颈部初始疼痛严重程度相关。

包括工作作风、损伤严重程度以及社会阶层等多个因素都对挥鞭伤后离开工作的时间产生影响[37]。此项研究的数据是从私人骨科诊所的 800 个案例中得到的。离开工作的平均时间取决于损伤的严重程度：轻伤 10.6 天，中等伤情 12.1 天，严重伤情 13.8 天，特重伤情则为 24.9 天。重体力劳动的工人离开工作平均 20.5 天，轻体力劳动者为 15.7 天，司机为 13.9 天，秘书为 9.2 天，坐办公室的人则为 12.8 天。对每个社会阶层的分析显示，专业人员 7.0 天，熟练的非体力劳动工人 16.1 天，熟练的体力劳动工人 34.2 天，不熟练的体力劳动工人 11.5 天。800 例中约 31% 不离开工作岗位，52% 在 4 天后即回归工作岗位，90% 在 30 天后返回工作。仅 4.9% 在 12 周以后仍然未返回工作。

Sturzenegger 等回顾性研究了 137 例 MVC 后发生持续性 WAD 的患者，发现更严重的症状与 3 种损伤机制有关，包括乘员无准备、碰撞力来自后方以及受伤时头部处于旋转或倾斜位置[38]。

一些研究指出，汽车安全带的普及增加了挥鞭伤的发生率和严重程度[39-41]，但另外一些研究则未发现其间有联系[6,38]。最近的一项证据等级较高的研究亦未发现安全带的使用或其类型与 WAD 的预后有相关性[14]。一份从 20 世纪 90 年代早期开始的研究提示，自 1982 年安全带立法以来英国医院急诊科的挥鞭伤患者持续增加[42]，但作者同时指出病例数增加与安全带的使用未必有关。因此，安全带影响挥鞭伤发生率的证据似乎

并不充足。目前还是应当鼓励使用安全带，因为其在减少严重损伤风险以及降低死亡率方面有明显效果。

发展为慢性 WAD 的危险因素

挥鞭伤发展为慢性 WAD 的危险因素包括一些与在初始位置导致损伤风险增加相同的因素。已经研究了大量可能导致发展为慢性 WAD 的危险因素（比如，高龄、女性、颈部压痛、从颈部到上肢的放射性麻木或疼痛、头痛、创伤前颈部疼痛、教育水平低、乘员受伤时的姿势）。然而，大多数研究表明其相关性并不强，甚至有时会矛盾，并且许多研究方法也有问题[45]。最终，仅有少部分影响因素被确认。表 9-1 列出了目前报道的发展为慢性 WAD 的常见危险因素。

最近 Carroll 等[14]将研究 WAD 后慢性颈部疼痛的预后因素中高质量的研究证据进行了综合。以文章的相关性和质量来作为入围标准，以保证最佳证据被包括在内。作者研究了 47 篇相关文献，发现初始疼痛程度越重、症状越多以及伤残越明显，预示恢复速度越慢。碰撞相关因素，比如碰撞的方向和头枕的类型，与预后无关。他们认为，WAD 后的恢复有多因性，因为在对一个 WAD 人群进行研究时发现不止与一个危险因素相关。

一项 Meta 分析包含了 14 项队列研究以及共 2933 例挥鞭伤病例，发现损伤后 3 周时较重的颈部疼痛（数字疼痛量表测量值 VAS ≥ 5）是慢性疼痛的最佳预测指标。此危险因素的比值比是 5.34，说明如果伤后 3 周有明显颈部疼痛的话则慢性疼痛的可能性增加 5 倍[46]。其他明显的危险因素包括不适症状超过 9 个、头痛、低教育水平、WAD2 或 3 级、未应用安全带、有颈部疼痛病史、女性。而年龄、碰撞因素和职业状况则非预测因素。为便于理解，作者将 WAD 危险因素分为 4 大类：①人口统计学方面；②碰撞参数；③病史；④主要症状[47]。

表 9-1

发展为慢性 WAD 的常见危险因素

分类	危险因素
患者人口统计学	• 高龄
	• 女性
	• 教育水平低
	• 有家属
	• 未被全职聘用
	• 要求赔偿
	• 伤后早期精心保健
	• 无康复愿望
碰撞参数	• 碰撞时的位置
	• 作为乘客
	• 碰撞来自后方
	• 移动物体的碰撞
	• 迎头或垂直撞击
	• 使用安全带
	• 不适当的头枕
	• 机动车类型
	• 车辆安装拖杆
既往史	• 头痛
	• 颈部疼痛
	• 全身广泛疼痛
	• 头部外伤
症状	• 颈部剧烈疼痛
	• 颈部明显活动受限
	• 颈部压痛
	• 根性刺激症状
	• 肌肉痛
	• 非特异性疼痛
	• 头痛
	• 情感或心理压力
	• WAD 症状
	• WAD 等级高
	• 睡眠障碍
	• 反应速度降低
	• 神经质
	• 抑郁

WAD，挥鞭伤相关疾病。

一项队列研究报道，有数个社会人口统计学因素导致 WAD 康复期延长，包括高龄、女性、有家属、非全职工作[48]。每种因素可使康复概率降低 14% ~ 16%。

另一项队列研究对 765 个 WAD 患者伤后 3、6、12 个月分别进行了问卷调查。每组中 27% 有症状[49]。作者指出，MVC 后颈部持续疼痛最有价值的预测因素包括心理压力、碰撞前全身广泛疼痛症状、WAD 症状，以及颈部最初有明显活动障碍。而机动车的类型（比如卡车、公共汽车、小汽车等）是导致慢性病变的唯一碰撞相关因素。

Pobereskin[22] 对 503 例挥鞭伤患者进行了 12 个月随访，发现年龄和颈部疼痛病史是早期颈部疼痛最重要的预测因素，而患者最初的颈部疼痛 VAS 分数以及赔偿请求则是 1 年时最重要的预测因素。作者也对可能影响结果严重程度的措施进行了调查，发现影响很小。

对一项 117 例挥鞭伤人群最初以及 3、6、12 个月后随访的调查结果表明，初始症状有根性刺激和颈部严重疼痛者则进展不良[25]。除了受伤严重程度之外，先前有头部外伤、头痛、睡眠障碍、反应速度降低以及伤后神经质的患者也预后不佳。在另一项包含同样挥鞭伤病例的论文中[50]，作者指出即使患者有心理疾病或认知障碍，其症状的改善仍然与躯体症状的康复相关。作者认为，研究数据支持挥鞭伤患者的心理疾病或认知障碍主要与他们的躯体疾病相关这一结论。

在对一组 186 例急性挥鞭伤的研究中发现，先前的颈部疼痛和 MVC 后强烈的情感痛苦被认为是发展为慢性颈部疼痛的独立危险因素[51]。患者随访 1 年，分别在 MVC 后 1 周、3 周、6 周、12 周和 1 年进行评估。1 年后仍有 18% 的患者有明显颈部疼痛。慢性颈部疼痛与患者的个体差异、而非损伤体征或随访制度相关。

另一项研究包括来自医院急诊科和基层

医疗单位的 740 例患者[52]。研究目的是确定碰撞后疼痛等级和碰撞前心理压力与伤后 12 个月时的工作能力和颈部疼痛是否相关。作者认为，受伤前的非特异性疼痛（相对于特异性疼痛）与将来恢复不佳和工作能力降低相关。而且，伤前心理压力较大与随访时明显的颈部疼痛相关。伤前颈部疼痛程度或 MVC 严重程度与预后无明显相关性。

一项加拿大的研究从保险公司数据库和警察交通伤记录中提取资料，发现数个社会人口统计学因素，包括女性、高龄、有家属、非全职工作等，是导致挥鞭伤康复速度减慢的独立危险因素。作者同时确认了数个与康复速度减慢相关的损伤因素，包括在卡车或公共汽车内，作为机动车的乘客，与移动物体相撞，迎头或垂直相撞[28]。

挥鞭伤患者对康复的期望是其 6 个月后残障等级的重要预测因素[53]。尽管本研究中症状的严重性和精神因素的影响被对照研究所降低，然而认为自己"恢复的希望很小"的人比那些认为自己"很有希望恢复"的人更容易有较高的残障等级。此项关联的比值比高达 4.2。作者指出，患者康复的愿望越强烈，随访时的残障等级越低。

在对一项 1693 例挥鞭伤人群的队列研究中，Côté 等[54]报道挥鞭伤后早期的强化护理导致恢复不佳。本研究中，在伤后最初 30 天内接受强化护理的频度与康复效果呈负相关，也就是说，护理越多则康复越晚，反之亦然。作者认为接受早期积极护理者康复延迟的原因在于：因为患者压力是医疗行为的预测因素，医生可能在患者不再需要治疗时仍然进行治疗、安排随访、指导患者。这可以导致副作用，甚至因恐惧而使康复期延长，或制造不必要的焦虑[54]。同时，早期过度护理使用的消极策略会给患者一种挥鞭伤将导致残障的暗示，从而导致康复期延长。

Côté 等的研究以及另一项 2005 年发表[55]的应用相似方法的研究结论并未被保健行业人员认可。例如，Freeman 等[56]指出其研究中的大量缺陷，认为早期接受严密护理的挥鞭伤患者可能是因为本身损伤比较严重，因此导致康复期延长。

因此，他们认为对于疼痛性损伤的治疗导致康复期延长的结论并不能得到数据支持。这似乎比前述观点更加合理。

社会影响

肌肉骨骼系统的问题在美国是导致残障的最常见因素，在发达国家中超过一半的慢性病由此引起[57]。在美国骨与关节相关的直接与间接花费在 2004 年估计为 8490 亿美元，占国内生产总值的 7.7%。MVC 是导致肌肉骨骼系统损伤的主要原因，占医院急诊科非致命性意外损伤的 11%。

大约一半 MVC 的患者会有扭伤或拉伤，而当患者有骨骼肌肉系统扭伤或拉伤时 MVC 也是最常见的原因[57b]。

挥鞭伤对社会经济是一个巨大的负担，2002 年美国挥鞭伤患者平均花费 9994 美元。其中 6843 美元是经济成本，3151 美元是生活质量相关花费。根据此项数据，后续影响的年度总费用估计为 27 亿美元[58]。除了治疗花费和丧失劳动能力的损失之外，还有心理、认知和情感方面应当考虑在内，以便确定对社会的总体影响[59]。

鉴于挥鞭伤的巨大花费，政府部门、汽车行业及保险业在尽力降低其发生率和严重程度。然而，这些努力并未取得效果。事实上，在过去 30 年内挥鞭伤的发生率增加了[9]。例如，Holm 等[60]报道，瑞典在 1989—1994 年 WAD 相关的医疗花费增加了 16% ~ 28%。作者同时指出，某些预测因素与劳动力不同程度的丧失有关，包括年龄超过 40 岁，医疗损害判决在 15% 以上，以及专业化程度较低。

挥鞭伤文化

一些研究指出了不同国家由于数据收集方式不同导致挥鞭伤后发展为慢性症状的不同。例如，一项希腊的前瞻性队列研究报道，全部180个挥鞭伤患者在伤后6个月内恢复到了伤前的状态，没有慢性残障出现[61]。另一项来自立陶宛的队列研究[62]包括了202例挥鞭伤病例，尽管35%的病例有初始颈部疼痛和头痛，但它与从正常人群中随机选择的对照组之间并无明显差异。而且，没有一例由于MVC而导致残障或持续症状。另一项德国的研究结论与希腊和立陶宛的类似[63]。

这些研究的结论进一步说明，挥鞭伤后发生慢性症状的可能性很大程度上取决于研究人群的文化差异，从而促使Ferrari和他的同事们[64]确认：如果所有这些国家都发生晚期挥鞭伤综合征，那么将是不可思议的。Ferrari等[64,65]设计了一个生物-社会-心理学模型试图解释不同国家晚期挥鞭伤综合征流行病学方面的差异。这个模型假定这些症状并不仅仅是焦虑或其他心理疾病的外在表达，而且是这些国家的社会心理因素在挥鞭伤文化中的反映，即发生晚期挥鞭伤综合征的情况很常见。这个生物-社会-心理学模型部分受到不同国家之间慢性挥鞭伤发生率研究数据不同的启发（例如，立陶宛和希腊vs.美国和英国），同时也受到指出人们如何对他们的症状有某种预期，即急性挥鞭伤可导致慢性症状和残障之类研究的启发。这些文化差异的结果，以及患者的阻碍他们康复的预期，导致某些患者的疾病行为发生变化，使其易被长期问题所影响[64]。

在有挥鞭伤文化的国家，人们一般把慢性挥鞭伤作为一个客观存在，即相当大比例的挥鞭伤将发展为慢性症状。相反，在没有挥鞭伤文化的国家，人们并不总能接受现实，极少会发展为慢性WAD症状[65,66]。然而，Carroll等[14]指出所报道的不同国

家之间挥鞭伤后康复率的差异并未被正确理解。这些作者列举了造成这种不同的大量原因，包括社会信仰和人生态度。不过，他们同时认为其他因素也有影响，包括研究的方法学问题、损伤发生的背景，以及赔偿政策。

在更早的一篇论述慢性挥鞭伤综合征发生率的文献里比较了两个地区的不同，在新加坡人们对于此类损伤造成疾病并未广泛接受，而在西方国家如澳大利亚，挥鞭伤却被广泛认可[67]。作者认为，根据观察到的情况，慢性挥鞭伤综合征的发展作为一个社会疾病在各种文化之间是不同的。然而，这项研究也有其局限性，因为它是"以新加坡医生的传闻证据与澳大利亚数据进行对比"[68]。

挥鞭伤文化的概念也基于"症状期望"理论，即一些国家的人比其他国家的更倾向于设想挥鞭伤后的长期症状。这个理论起源于对一项关于"挥鞭伤文化"的研究的质疑，即挥鞭伤患者更期望哪种症状[69]。本课题预期结果与它实际报道的非常接近，而与其他没有"挥鞭伤文化"的国家之间未进行比较。因此，事实上并不知道各个国家之间的差异。Ferrari和Lang也引用了其他研究来支持"症状期望"理论，来处理轻微头部损伤后6个月发生的一系列症状[70]，但任何与挥鞭伤的比较都是推测性质的。然而基于这些研究，Ferrari[71]指出："在北美有大量关于挥鞭伤后潜在慢性疼痛可能性的信息"。因为北美信息发达，患者更易期望发展为慢性WAD。

上面提到的希腊[61]和立陶宛[62]的研究被大量学者所诟病。例如，Merskey[72]指出，由挪威健康与社会事务部创建的挪威卫生技术评估中心，就对立陶宛研究的合理性提出了质疑。他们指出，每组研究人群超过4000例才有80%可能性获得统计学差异。而且，Barnsley[68]指出，没有任何一项研究有足够的统计学强度来证明各个有或没有挥

鞭伤文化的国家的慢性挥鞭伤症状发生率的不同。

北美和许多欧洲国家的居民倾向于在挥鞭伤后期望慢性症状与残障的观点是有争议的。例如，Aubrey 等[69] 发现外行人对于挥鞭伤和头部损伤的概念存在误解。他们对 43 个人进行了问卷调查，涵盖了挥鞭伤和头部损伤的躯体和认知知识。多数被调查者错误地认为急性 WAD 相关的躯体症状需要高能量损伤才能导致。他们同时也对伤后认知症状产生错误认识。然而，他们关于挥鞭伤躯体症状的知识与挥鞭伤文献中的一致。作者总结，"挥鞭伤后的持续症状源于人们对于此种状态后遗症的认识"这种观点是不正确的。

Ferrari 和他的同事们的工作以及慢性挥鞭伤在不同国家之间由于文化差异造成的不同的观点，因为未进行前瞻性研究而被质疑。正如 Barnsley[68] 所指出的："他们强烈质疑不支持他们观点的研究，同时不加鉴别地接受与他们观点相同的文献"。然而，在对 Ferrari 及其同事们关于挥鞭伤文化的研究工作进行质疑的同时，也要承认他们在某些方面的可取之处。或者确实存在没有挥鞭伤文化的国家与北美居民由于诉讼处置导致的差异。另一个可能的原因是许多美国人喜欢大型机动车（比如卡车和 SUV），这对于损伤的严重性以及晚期挥鞭伤综合征的数量有较大影响。最后，尽管没有证据支持，有挥鞭伤文化的国家的市民与没有挥鞭伤文化的国家的更加坚忍的人相比可能对疼痛的耐受性更差。

在慢性 WAD 的基础研究方面仍然有许多尚待解答的问题。它的发生率几乎肯定不单独与生物心理社会问题相关，但它也肯定并非全部都是躯体问题。无疑，大多数慢性 WAD 患者的组织损伤被各种生物 - 心理 - 社会因素所加重。

预防

按照流行病学的观点，挥鞭伤的预防包括初级、二级和三级预防。因此，损伤预防有三个等级的目标。初级预防包括防止损伤发生，一旦发生，则尽可能降低其程度。例如，制定法律来防止人们在药物或酒精影响下驾车，从而避免后方撞击影响。二级预防包括加强个人损伤管理。例如，在社区装备足够的应急设备。三级预防是改善个人损伤的最终结局。比如，懂得 WAD 患者最佳处理程序的训练有素的医生。

初级预防

预防挥鞭伤的努力包括各种车辆设计以便在 MVC 时防止躯体突然移动，以最终降低头部加速度。例如，使头与其后方距离最小化的头枕，同时使头枕水平足够高，包括主动头枕[73]。研究证实，合适的头枕对于挥鞭伤的初级预防非常重要，尤其是对女性[74,75]。Chapline 等[76] 建议机动车乘员应当将头枕调整至使其与头部后方中心尽可能接近的位置（图 9-1）。

Farmer 等[74] 通过保险报案记录数据研究了头部后方受到撞击的汽车司机颈部损伤率，并通过公路安全保险协会的头部损伤评级办法进行评定。作者发现当司机在车内较好的位置时承受 24% 以下的颈部损伤[74]。同一作者同样方法的另外一项研究中，比较了是否应用重新设计的头枕和座椅对颈部损伤率造成的差异[75]。作者发现，几何学设计上更加合适的头枕能够大大降低女性司机挥鞭伤的发生率，但对男性司机无明显作用。然而，新型座椅则通过和头枕配合，在头部后方发生撞击时使头枕更加靠近乘员头部，从而使男女司机损伤风险均降低了 43%。

有人建议使用能够吸收能量的减震器来预防挥鞭伤，但已经有证据表明其无效[77]。驾驶相关法律法规的强制执行可能是真正有效的（例如，清醒检查站和驾驶中禁止使用手机）。

二级和三级预防

已经有大量关于 WAD 治疗方面的研究[78-92]，但是，非手术治疗中没有任何一项有明显优势[93]。一项关于非侵袭性治疗最佳证据的 Meta 分析表明，教育视频、动员和锻炼对 WAD 患者来说比传统的护理或物理方式更加有效[94]。作者还发现，对于普通颈部疼痛的患者来说，手法治疗加上锻炼比其他替代方法效果更佳。其他综述也同意上述观点[95,96]，但多数注意力集中在急性挥鞭伤上面。而在慢性挥鞭伤的治疗中，几乎没有证据支持任何特殊治疗的有效性[23,97]。

另一方面，Suissa 等[98] 的一项研究比较了两组挥鞭伤患者的不同结局，一组接受标准化治疗，即按照挥鞭伤处理模型（Whiplash Management Model, WMM）进行，另一组（对照组）则接受常规医疗和护理。WMM 包括初始和后续治疗，由一名家庭医生进行，他指导患者进行物理治疗和锻炼。若状况改善，则继续进行；若无明显进步，则由指定的职业治疗师进行评估。内科医生和心理学家此时对患者进行评估，以确定诊断或寻找阻碍康复的原因。依据评估结果启动多学科联合康复。此模型效果良好，停止保险赔偿的比例在 WMM 组明显高于对照组（RR：3.2；95% CI 2.8-3.6）。同时，WMM 组的平均花费也较对照组低的多。

结论

挥鞭伤是现代社会的常见损伤，能够导致急慢性颈部疼痛。WAD 相关颈部疼痛代价巨大，在许多层面对社会造成影响（例如，金钱花费、劳动力丧失、心理问题）。很少有明确的真正对挥鞭伤发生率造成影响的因素，以及有效的治疗和预防策略。

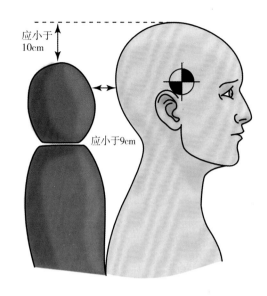

图 9-1　头部后方与头枕的距离应尽可能小，且头枕应正对头部重心。

有关挥鞭伤的最新的文献综述仅能确认少数变量对预测急性 WAD 的发生率或患者发展为慢性疼痛的变化有价值。乘员在前座或后座，以及撞击的方向，均是急性挥鞭伤的预测因素。尽管如此，建议人们在乘车时避免坐在后座或许并不是合适的预防措施。

有证据表明，更合适的头枕对女性挥鞭伤有预防作用，而动态头枕对男女均有效。因此，建议人们调整好头枕（见图 9-1）并引导他们购买合适的能够在 MVC 中保护颈部的车辆将是有效的初级预防措施。

初始疼痛等级较高，症状更多，初始残障更明显，这些均预示着较慢的康复速度。因此，医疗从业者在为 WAD 患者制订治疗计划和判断预后时应当考虑这些因素。支持挥鞭伤文化的证据非常弱，甚至在某些情况下会导致错误判断。报道的不同国家之间 WAD 患者康复率的差异（这是挥鞭伤文化的基础）并没有被很好地理解，并且可能被大量其他因素影响。

尚无有力的证据支持任何特殊治疗对慢

性 WAD 相关的颈部疼痛有效。然而，手法治疗（例如颈部活动及按摩）及锻炼对急性 WAD 相关颈部疼痛患者来说，似乎是最有效的非侵袭治疗方式。而当患者在经过一段时间传统治疗后没有明显改善的情况下，通过合适的专家进行多学科评估和治疗将使其受益。

参考文献

1. Dorland's illustrated medical dictionary, 30th ed, Philadelphia, 2003, Saunders, pp xxvii.

2. Szabo TJ, et al: *Human occupant kinematic response to low speed rear-end impacts.* SAE Tech Paper no. 940532, 23-35, 1994.

3. Brault JR, Siegmund GP, Wheeler JB: Cervical muscle response during whiplash: evidence of a lengthening muscle contraction, *Clin Biomech (Bristol, Avon)* 15(6):426-435, 2000.

4. McConnell WE, et al: Human head and neck kinematics after low velocity rear-end impacts—Understanding "whiplash." SAE Tech Paper no. 952724, November 1, 1995. In 39th Stapp Car Crash Conference, Society of Automotive Engineers, San Diego, California, 1995.

5. Spitzer WO, et al: Scientific monograph of the Quebec Task Force on Whiplash-Associated Disorders: redefining "whiplash" and its management, *Spine* 20(suppl 8):S1S-S73, 1995.

6. Versteegen GJ, et al: Neck sprain in patients injured in car accidents: a retrospective study covering the period 1970-1994, *Eur Spine J* 7(3):195-200, 1998.

7. Cassidy JD, et al: Effect of eliminating compensation for pain and suffering on the outcome of insurance claims for whiplash injury, *N Engl J Med* 342(16):1179-1186, 2000.

8. Sterner Y, et al: The incidence of whiplash trauma and the effects of different factors on recovery, *J Spinal Disord Tech* 16(2):195-199, 2003.

9. Holm LW, et al: The burden and determinants of neck pain in whiplash-associated disorders after traffic collisions: results of the Bone and Joint Decade 2000-2010 Task Force on Neck Pain and Its Associated Disorders, *Spine* 33(suppl 4): S52-S59, 2008.

10. Evans RW: Some observations on whiplash injuries, *Neurol Clin* 10(4):975-997, 1992.

11. Insurance Institute for Highway Safety (IIHS): *New crash tests of SUVs: Nissan Murano is top safety pick; 3 SUVs are marginal or poor for protection in side crashes (news release)*, Arlington, VA, 2008, Insurance Institute for Highway Safety, February 22, 5.

12. Côté P, et al: The association between neck pain intensity, physical functioning, depressive symptomatology and time-to-claim-closure after whiplash, *J Clin Epidemiol* 54(3):275-286, 2001.

13. National Accident Sampling System (NASS): Washington, DC, 2008, U.S. Department of Transportation.

14. Carroll LJ, et al: Course and prognostic factors for neck pain in whiplash-associated disorders (WAD): results of the Bone and Joint Decade 2000-2010 Task Force on Neck Pain and Its Associated Disorders, *Spine* 33(suppl 4):S83-S92, 2008.

15. Freeman MD, et al: Chronic neck pain and whiplash: a case-control study of the relationship between acute whiplash injuries and chronic neck pain, *Pain Res Manag* 11(2):79-83, 2006.

16. Ferrari R, et al: The best approach to the problem of whiplash? One ticket to Lithuania, please, *Clin Exp Rheumatol* 17(3):321-326, 1999.

17. Allen M: *Musculoskeletal pain emanating from the head and neck: current concepts in diagnosis, management, and cost containment*, New York, 1996, Haworth Medical Press, pp xiv, 1.

18. Guez M, et al: The prevalence of neck pain: a population-based study from northern Sweden, *Acta Orthop Scand* 73(4):455-459, 2002.

19. Suissa S, Harder S, Veilleux M: The relation between initial symptoms and signs and the prognosis of whiplash, *Eur Spine J* 10(1):44-49, 2001.

20. Buitenhuis J, Spanjer J, Fidler V: Recovery from acute whiplash: the role of coping styles, *Spine* 28(9):896-901, 2003.

21. Mayou R, Bryant B: Outcome of "whiplash" neck injury, *Injury* 27(9):617-623, 1996.

22. Pobereskin LH: Whiplash following rear end collisions: a prospective cohort study, *J Neurol Neurosurg Psychiatry* 76(8):1146-1151, 2005.

23. Cassidy JD, et al: Does multidisciplinary rehabilitation benefit whiplash recovery? Results of a population-based incidence cohort study, *Spine* 32(1):126-131, 2007.

24. Herrström P, Lannerbro-Geijer G, Högstedt B: Whiplash injuries from car accidents in a Swedish middle-sized town during 1993-95, *Scand J Prim Health Care* 18(3):154-158, 2000.

25. Radanov BP, et al: Relationship between early somatic, radiological, cognitive and psychosocial findings and outcome during a one-year follow-up in 117 patients suffering from common whiplash, *Br J Rheumatol* 33(5):442-448, 1994.

26. Schrader H, et al: Natural evolution of late whiplash syndrome outside the medicolegal context, *Lancet* 347(9010):1207-1211, 1996.

27. Obelieniene D, et al: Pain after whiplash: a prospective controlled inception cohort study, *J Neurol Neurosurg Psychiatry* 66(3):279-283, 1999.

28. Harder S, Veilleux M, Suissa S: The effect of socio-demographic and crash-related factors on the prognosis of whiplash, *J Clin Epidemiol* 51(5):377-384, 1998.

29. Bovim G, Schrader H, Sand T: Neck pain in the general population, *Spine* 19(12):1307-1309, 1994.

30. Berglund A, et al: The association between exposure to a rear-end collision and future health complaints, *J Clin Epidemiol* 54(8):851-856, 2001.

31. Ferrari R, et al: A re-examination of the whiplash associated disorders (WAD) as a systemic illness, *Ann Rheum Dis* 64(9):1337-1342, 2005.

32. Carroll LJ, Cassidy JD, Côté P: Frequency, timing, and course of depressive symptomatology after whiplash, *Spine* 31(16):E551-E556, 2006.

33. Kamper SJ, et al: Course and prognostic factors of whiplash: a systematic review and meta-analysis, *Pain* 138(3):617-629, 2008.

34. Malik H, Lovell M: Soft tissue neck symptoms following high-energy road traffic accidents, *Spine* 29(15):E315-E317, 2004.

35. Giannoudis PV, Mehta SS, Tsiridis E: Incidence and outcome of whiplash injury after multiple trauma, *Spine* 32(7):776-781, 2007.

36. Holm LW, et al: Factors influencing neck pain intensity in whiplash-associated disorders in Sweden, *Clin J Pain* 23(7):591-597, 2007.

37. Hagan KS, Naqui SZ, Lovell ME: Relationship between occupation, social class and time taken off work following a whiplash injury, *Ann R Coll Surg Engl* 89(6):624-626, 2007.

38. Sturzenegger M, et al: Presenting symptoms and signs after whiplash injury: the influence of accident mechanisms, *Neurology* 44(4):688-693, 1994.

39. Crouch R, et al: Whiplash associated disorder: incidence and natural history over the first month for patients presenting to a UK emergency department, *Emerg Med J* 23(2):114-118, 2006.

40. Thomas J: Road traffic accidents before and after seatbelt legislation—study in a district general hospital, *J R Soc Med* 83(2):79-81, 1990.

41. Bourbeau R, et al: Neck injuries among belted and unbelted occupants of the front seat of cars, *J Trauma* 35(5):794-799, 1993.

42. Galasko CS, et al: Neck sprains after road traffic accidents: a modern epidemic, *Injury* 24(3):155-157, 1993.

43. Zhu M, et al: Association of rear seat safety belt use with death in a traffic crash: a matched cohort study, *Inj Prev* 13(3):183-185, 2007.

44. Schlundt D, Warren R, Miller S: Reducing unintentional injuries on the nation's highways: a literature review, *J Health Care Poor Underserved* 15(1):76-98, 2004.

45. Williamson E, et al: A systematic literature review of psychological factors and the development of late whiplash syndrome, *Pain* 135(1-2):20-30, 2008.

46. Walton D, et al: Risk factors for persistent problems after whiplash: a meta-analysis. In *World Congress on Neck Pain*, Los Angeles, CA, January 20-22, 2008.

47. Walton DM, et al: Risk factors for persistent problems following whiplash injury: results of a systematic review and meta-analysis, *J Orthop Sports Phys Ther* 39(5):334-350, 2008.

48. Suissa S: Risk factors of poor prognosis after whiplash injury, *Pain Res Manag* 8(2):69-75, 2003.

49. Atherton K, et al: Predictors of persistent neck pain after whiplash injury, *Emerg Med J* 23(3):195-201, 2006.

50. Radanov BP, et al: Common whiplash: psychosomatic or somatopsychic? *J Neurol Neurosurg Psychiatry* 57(4):486-490, 1994.

51. Kivioja J, Jensen I, Lindgren U: Neither the WAD-classification nor the Quebec Task Force follow-up regimen seems to be important for the outcome after a whiplash injury. A prospective study on 186 consecutive patients, *Eur Spine J* 17(7):930-935, 2008.

52. Carstensen TB, et al: Post-trauma ratings of pre-collision pain and psychological distress predict poor outcome following acute whiplash trauma: A 12-month follow-up study, *Pain* 139(2): 248-259, 2008.

53. Holm LW, et al: Expectations for recovery important in the prognosis of whiplash injuries, *PLoS Med* 5(5):e105, 2008.

54. Côté P, et al: Early aggressive care and delayed recovery from whiplash: isolated finding or reproducible result? *Arthritis Rheum* 57(5):861-868, 2007.

55. Côté P, et al: Initial patterns of clinical care and recovery from whiplash injuries: a population-based cohort study, *Arch Intern Med* 165(19):2257-2263, 2005.

56. Freeman MD, et al: Greater injury leads to more treatment for whiplash: no surprises here, *Arch Intern Med* 166(11):1238-1239, 2006, author reply 1239-1240.

57. Watkins-Castillo SI, project coord: *Burden of musculoskeletal diseases in the United States: Prevalence, societal and economic cost*, Rosemont, IL, 2008, American Association of Orthopaedic Surgeons, pp ix.

57b. Ibid, 127-128.

58. Request to list in the compendium of candidate global technical regulations (compendium of candidates). The United States of America Federal Motor Vehicle Safety Standard (FMVSS) No. 202—Head restraints, in No. WP.29-135-17. UN Economic and Social Council: World Forum for Harmonization of Vehicle Regulations (WP.29), 139th session, 2005, p. 6.

59. Gargan M: Psychological aspects of whiplash injuries, *J Bone Joint Surg Br* 88-B(Suppl 1):12, 2006.

60. Holm L, et al: Impairment and work disability due to whiplash injury following traffic collisions. An analysis of insurance material from the Swedish Road Traffic Injury Commission, *Scand J Public Health* 27(2):116-123, 1999.

61. Partheni M, et al: A prospective cohort study of the outcome of acute whiplash injury in Greece, *Clin Exp Rheumatol* 18(1):67-70, 2000.

62. Schrader H, Obelieniene D: Natural evolution of late whiplash syndrome outside the medicolegal context, *Lancet* 347(9010):1207-1211, 1996.

63. Bonk AD, et al: Prospective, randomized, controlled study of activity versus collar, and the natural history for whiplash injury, in Germany, *J Musculoskel Pain* 8(1/2):123-132, 2000.

64. Ferrari R, et al: Laypersons' expectation of the sequelae of whiplash injury. A cross-cultural comparative study between Canada and Lithuania, *Med Sci Monit* 8(11):CR728-CR734, 2002.

65. Ferrari R, Lang C: A cross-cultural comparison between Canada and Germany of symptom expectation for whiplash injury, *J Spinal Disord Tech* 18(1):92-97, 2005.

66. Ferrari R: *The whiplash encyclopedia: the facts and myths of whiplash*, ed 2, Sudbury, MA, 2006, Jones & Bartlett, pp xxxviii, 3.

67. Balla JI: The late whiplash syndrome: a study of an illness in Australia and Singapore, *Cult Med Psychiatry* 6(2):191-210, 1982.

68. Barnsley L: Epidemiology of whiplash, *Ann Rheum Dis* 59(5):394, 2000; author reply 395-396.

69. Aubrey JB, Dobbs AR, Rule BG: Laypersons' knowledge about the sequelae of minor head injury and whiplash, *J Neurol Neurosurg Psychiatry* 52(7):842-846, 1989.

70. Mittenberg W, et al: Symptoms following mild head injury: expectation as aetiology, *J Neurol Neurosurg Psychiatry* 55(3):200-204, 1992.

71. Ferrari R: Prevention of chronic pain after whiplash, *Emerg Med J* 19(6):526-530, 2002.

72. Merskey H: Social influences on the concept of fibromyalgia, *CNS Spectr* 13(3 Suppl 5):18-21, 2008.

73. Voo L, et al: *Performance of seats with active head restraints in rear impacts (Paper No. 07-0041)*. In 20th International Technical Conference on the Enhanced Safety of Vehicles, Washington, DC, 2007, National Highway Traffic Safety Administration.

74. Farmer CM, Wells JK, Werner JV: Relationship of head restraint positioning to driver neck injury in rear-end crashes, *Accid Anal Prev* 31(6):719-728, 1999.

75. Farmer CM, Wells JK, Lund AK: Effects of head restraint and seat redesign on neck injury risk in rear-end crashes, *Traffic Inj Prev* 4(2):83-90, 2003.

76. Chapline JF, et al: Neck pain and head restraint position relative to the driver's head in rear-end collisions, *Accid Anal Prev* 32(2):287-297, 2000.

77. Kornhauser M: *Delta-V thresholds for cervical spine injury*. SAE Tech Paper No. 960093, 1-13, 1996.

78. Padberg M, de Bruijn SF, Tavy DL: Neck pain in chronic whiplash syndrome treated with botulinum toxin. A double-blind, placebo-controlled clinical trial, *J Neurol* 254(3):290-295, 2007.

79. Vikne J, et al: A randomized study of new sling exercise treatment vs traditional physiotherapy for patients with chronic whiplash-associated disorders with unsettled compensation claims, *J Rehabil Med* 39(3):252-259, 2007.

80. Soderlund A, Lindberg P: Cognitive behavioural components in physiotherapy management of chronic whiplash associated disorders (WAD)—a randomised group study, *G Ital Med Lav Ergon* 29(1 Suppl A):A5-A11, 2007.

81. Kongsted A, et al: Neck collar, "act-as-usual" or active mobilization for whiplash injury? A randomized parallel-group trial, *Spine* 32(6):618-626, 2007.

82. Lemming D, et al: Managing chronic whiplash associated pain with a combination of low-dose opioid (remifentanil) and NMDA-antagonist (ketamine), *Eur J Pain* 11(7):719-732, 2007.

83. Scholten-Peeters GG, et al: Education by general practitioners or education and exercises by physiotherapists for patients with whiplash-associated disorders? A randomized clinical trial, *Spine* 31(7):723-731, 2006.

84. Aigner N, et al: Adjuvant laser acupuncture in the treatment of whiplash injuries: a prospective, randomized placebo-controlled trial, *Wien Klin Wochenschr* 118(3-4):95-99, 2006.

85. Ferrari R, et al: Simple educational intervention to improve the recovery from acute whiplash: results of a randomized, controlled trial, *Acad Emerg Med* 12(8):699-706, 2005.

86. Schnabel M, et al: Randomised, controlled outcome study of active mobilisation compared with collar therapy for whiplash injury, *Emerg Med J* 21(3):306-310, 2004.

87. Rosenfeld M, et al: Active intervention in patients with whiplash-associated disorders improves long-term prognosis: a randomized controlled clinical trial, *Spine* 28(22):2491-2498, 2003.

88. Byrn C, et al: Subcutaneous sterile water injections for chronic neck and shoulder pain following whiplash injuries, *Lancet* 341(8843):449-452, 1993.

89. Foley-Nolan D, et al: Low energy high frequency pulsed electromagnetic therapy for acute whiplash injuries. A double blind randomized controlled study, *Scand J Rehabil Med* 24(1):51-59, 1992.

90. Mealy K, Brennan H, Fenelon GC: Early mobilization of acute whiplash injuries, *Br Med J (Clin Res Ed)* 292(6521):656-657, 1986.

91. Olson VL: Whiplash-associated chronic headache treated with home cervical traction, *Phys Ther* 77(4):417-424, 1997.

92. Stewart MJ, et al: Randomized controlled trial of exercise for chronic whiplash-associated disorders, *Pain* 128(1-2):59-68, 2007.

93. van der Velde G, et al: Identifying the best treatment among common nonsurgical neck pain treatments: a decision analysis, *Spine* 33(suppl 4):S184-S191, 2008.

94. Hurwitz EL, et al: Treatment of neck pain: noninvasive interventions: results of the Bone and Joint Decade 2000-2010 Task Force on Neck Pain and Its Associated Disorders, *Spine* 33(suppl 4):S123-S152, 2008.

95. Gross AR, et al: Conservative management of mechanical neck disorders: a systematic review, *J Rheumatol* 34(5):1083-1102, 2007.

96. Gross AR, et al: Manipulation and mobilisation for mechanical neck disorders. *Cochrane Database Syst Rev* (1):CD004249, 2004.

97. Verhagen AP, et al: Conservative treatments for whiplash. *Cochrane Database Syst Rev* (2):CD003338, 2007.

98. Suissa S, et al: Assessing a whiplash management model: a population-based non-randomized intervention study, *J Rheumatol* 33(3):581-587, 2006.

第 **10** 章

挥鞭伤常见治疗方法的
安全性和有效性

William J. Lauretti

张宇鹏 译

判断安全性和有效性：运用循证医学方法

过去，WAD 都是基于传统治疗方法、简单常识和专家意见进行处理。然而，从循证基础来讲，许多方法都缺乏安全性和有效性。即使进入了循证医学新时代，许多挥鞭伤的治疗方案仍然依靠医生的经验进行。

考虑到挥鞭伤相关疾病给现代社会造成的巨大财政和生产负担，已经有越来越大的压力来促使这些常见的、昂贵的、使人更加衰弱的治疗方式纳入循证医学研究内。

最近的研究使各种用于 WAD 的常见治疗方法的安全性和有效性进一步明确。近期的两篇综述已经明确了当前挥鞭伤的最佳治疗方法：魁北克协作组的 WAD 研究和骨与关节十年协作组的颈部疼痛与相关疾病研究。

魁北克协作组的 WAD 研究

魁北克协作组进行的各种治疗挥鞭伤常规方法安全性和有效性的研究是最早的研究之一。这个多学科研究组包括来自北美和欧洲的顶尖学者和临床医生，并由加拿大魁北克省的公共汽车保险公司赞助。魁北克协作组于 1995 年提交了一份关于 WAD 的报告，其中特别关注 WAD 的预防、诊断和治疗。该协作组的专题论文《挥鞭伤及其处理方法的再探讨》（*Redefining "Whiplash" and Its Management*）于 1995 年 4 月 15 日发表于 Spine 杂志 [1]，并于 2001 年 1 月份再次更新 [2]。

协作组的结论包括进行关节控制和活动以便提高其活动度并减轻疼痛，同时基于早期恢复功能和活动的管理策略的一部分，对休息和应用颈托持反对态度。而且，某些处方药可能对病情有利，但在简单 WAD 病例中不建议应用外科处理。值得注意的是，协作组所进行的综述研究中检索到的以挥鞭伤为主题的文献（超过 1 万篇）总体来讲科学性很差。

骨与关节十年协作组

联合国宣布 2000—2010 年为骨与关节十年（Bone and Joint Decade,BJD）。这个横跨多个国家、多个学科的组织目的是提高全世界患有肌肉骨骼系统疾病的患者的生活质量。BJD 实施的一个主要项目就是建立颈部疼痛及其相关疾病协作组。这个协作组将它的主要成果发表在 2008 年 *Spine* 杂志的一个 250 页的增刊上，并于 2009 年 2 月份再版于《手法和生理治疗》杂志（*Journal of Manipulative and Physiological Therapeutics*）。这其中包括了 Hurwitz 等进行的颈部疼痛非侵袭性治疗方法的综述研究 [4]。由于这份报告，特别是 Hurwitz 等的综述，是目前有关挥鞭伤常见治疗手段风险和证据的最好总结，其结果将在本章内容中占据重要位置。

常见治疗方法的有效性和安全性的比较

常见的药物治疗

非甾体类抗炎药（NSAIDs）

大多数肌肉骨骼系统疼痛疾病的常用一线药物是 NSAIDs，包括阿司匹林、布洛芬、萘普生等。NSAIDs 一般被认为是安全的，是美国最常见的处方药。NSAIDs 在非处方药领域每年也有数百万美元的销售额。

尽管 NSAIDs 被认为是安全的，它仍然有各种严重的不良反应发生，包括胃肠出血和溃疡、中风、肾病（包括肾衰竭）、致命的过敏反应，以及肝衰竭 [5]。

在《新英格兰医学杂志》（*The New England Journal of Medicine*）发表的一篇研究报告估计每年美国至少有 10.3 万人由于严重的 NSAIDs 相关胃肠道并发症而就医。按照人均花费 1.5 ~ 2 万美元来估计，每年在并发症治疗上的直接花费超过 20 亿美元。而每年与 NSAIDs 有关的死亡人数估计达 16 500 人。

这个数字与每年死于 AIDS 的人数接近，同时大大超过多发骨髓瘤、哮喘、宫颈癌和霍奇金病的死亡人数。如果将 NSAIDs 导致的胃肠毒副作用相关死亡人数单独列在国家重大统计报告中，它将成为美国第 15 大最常见的致死原因。

NSAIDs 的并发症显然并不仅仅由慢性长期应用导致。一项双盲研究发现，32 名志愿者在应用萘普生仅 1 周后即有 6 名在胃镜下发现了胃溃疡（按照常规剂量 500mg bid）[7]。

肾并发症尽管比胃肠并发症发生率低，但非常严重。一项研究发现 [8]，应用 NSAIDs 的住院患者肾衰竭发生率增加 4 倍，呈剂量依赖性表现，特别是第一个月。

简单的止痛剂

简单的止痛剂比如扑热息痛（对乙酰氨基酚）是 WAD 治疗中最安全、最稳妥的药物。按照推荐剂量，扑热息痛（许多是商品名，比如泰诺和安纳辛 -3）并不像 NSAIDs 一样刺激胃和影响凝血功能。尽管按照推荐剂量服用一般来讲是安全的，突然超量服用（成年人单剂量超过 1000mg 或每天超过 4000mg，或饮酒后服用超过 2000mg）仍然会引起致命性的肝损害；而在个别人，常规剂量即可导致上述严重后果。饮酒则明显加大其风险。扑热息痛的毒性反应是西方国家急性肝衰竭最常见的原因，且在美国远远超过其他所有致病因素的总和 [9]。造成这种情况的原因主要在于，其治疗剂量与中毒剂量相距较近 [10]。这个问题由于扑热息痛与 NSAIDs 和阿片类止痛药联合应用于疼痛治疗而更显突出。扑热息痛也在许多非处方药市场中应用广泛，用来缓解感冒和流感的症状、偏头痛、痛经等。

其他药物

骨骼肌肉松弛剂，包括苯二氮䓬类药物，比如地西泮（安定），经常用来治疗急性或亚急性 WAD。最常见的副反应是嗜睡、疲劳、肌无力和运动失调。其他较少见的副反应还有思维混乱、抑郁、眩晕、便秘、视物模糊、低血压和记忆力丧失。

有时用来治疗 WAD 的其他药物，比如皮质激素和阿片类药物，均有广泛而严重的不良反应。阿片类药物尤其易被滥用或非法应用。而几乎没有证据表明这些药物对于 WAD 或非特异性颈部疼痛有效。

药物治疗学证据

尽管 WAD 治疗中药物应用广泛，但几乎所有用于挥鞭伤后疼痛治疗的常用药物均缺乏有力的证据支持。Hurwitz 等[4] 在他们的 BJD 综述中说："在 WAD 治疗中，我们没有发现任何评价常用止痛药物有效性的研究，包括对乙酰氨基酚、NSAIDs、镇静催眠药或肌肉松弛剂、抗抑郁药，然而药物治疗却是几项研究中的常规治疗手段之一"。而对于非特异性颈部疼痛（例如，无挥鞭伤病史的颈部疼痛）的治疗来说，常用药物同样缺乏有效性研究。

保守物理治疗

手法治疗：松动手法/推拿

根据掌握的证据，Hurwitz 等[4] 认为松动手法对急性 WAD "似乎有效"，而对于推拿的有效性却"证据不足"。

然而，对非特异性颈部疼痛来说，他们发现 17 项着眼于各种类型手工治疗的研究提供了松动手法和推拿总体上有效的证据，尤其是当联合功能锻炼时。这使他们得出结论，即松动手法和推拿等手工治疗方法对非特异性颈部疼痛"似乎有效"。然而，他们同时也发现一项随机对照试验（randomized controlled trial, RCT）报道，与松动手法相比，推拿对于多数亚急性或慢性颈部疼痛病例有轻微的副作用。

报道的推拿的并发症包括扭伤或拉伤、肋骨骨折、治疗后疼痛，以及症状加重。虽然这些轻微的不良反应比推拿的主要并发症更常见，但他们呈现出自限性和良性的特点。在一项前瞻性的临床研究中，102 位按摩师为 1058 例患者应用了 4712 项治疗，Senstad、Leboeuf-Yde 和 Borchgrevink[13] 发现 55% 的患者在治疗过程中有至少一个"不舒服的反应"。最常见的是局部不适（53%）、头痛（12%）、疲劳（11%）和放射性不适（10%）（图 10-1）。85% 的患者表现为轻度或中度反应，其中 74% 的反应在 24 小时内消失。本研究中未见严重并发症报道。

有一些健康专业人士认为整脊手法用于颈椎治疗能引起椎动脉夹层，进而导致大脑后循环缺血[14]。尽管近期的证据表明在整脊治疗和随后的中风之间可能有某种关联，但同时也有证据显示初期保健医生和中风之间存在同样的关联。本研究说明，任何这些现象之间的联系可能源于患者本身未曾诊断出来的椎动脉夹层，患者由于伴随夹层进展的颈部疼痛或头痛而求医（而与初级保健医生和按摩师无关）。因此，手法治疗和中风之间无因果关系（见框 10-1）。

制动（颈托）

用颈托来制动是挥鞭伤保守治疗的主要传统手段，以至于它几乎成了一种陈词滥调。然而越来越多的证据表明，应用颈托制动没什么好处，如果应用时间较长则还会起反作用。

Hurwitz 等[4] 指出："有两项随机对照研究和一项非随机研究认为，对于急性 WAD 来说，软的或硬的颈托单独或联合其他治疗手段应用，与休息、锻炼、松动手法、传统治疗或无治疗相比，对于短期或长期疼痛或功能障碍的减轻均无明显优势"。

尽管如此，许多医疗从业人员仍然在挥鞭伤治疗中常规应用颈托长期制动。国家神经疾病和中风研究所网站认为："挥鞭伤的治

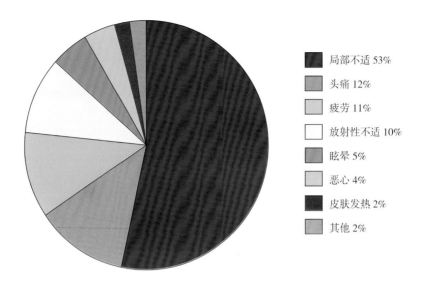

局部不适 53%

头痛 12%

疲劳 11%

放射性不适 10%

眩晕 5%

恶心 4%

皮肤发热 2%

其他 2%

图 10-1 颈部推拿治疗的并发症类型。

疗包括应用止痛药、NSAIDs、肌松药及颈托（常规应用 2～3 周）"[16]。

制动可能的并发症理论上包括颈椎退变、骨质疏松和肌肉萎缩。

短期应用颈托能减轻患者疼痛并提供心理安慰，而长期应用却会造成心理依赖，使其害怕正常的颈部活动，甚至可能诱发医源性功能障碍。

物理方法

挥鞭伤治疗中常用的物理治疗方法包括牵引、超声治疗、经皮神经电刺激以及各种其他类型的治疗性电刺激（包括高压刺激、低压刺激、干扰刺激和各种波形电刺激）。所有这些方法都有明确的禁忌证，但如果正确应用，并发症出现得很少。然而，论证其有效性的证据不足。例如，最近一篇文献就认为急性颈部疼痛中的电疗法缺乏有效性[17]。

非保守治疗手段

A 型肉毒毒素注射

Hurwitz 等[4] 的 Meta 分析中提到一项包含安慰剂组的双盲随机对照试验对失能性颈部疼痛进行了至少为期 3 个月的治疗[18]，认为在 WAD 治疗中肌注 A 型肉毒毒素是无效且有害的。研究发现，在治疗完成 16 周后，两组的颈部疼痛和失能评分均降低，触发点压力阈值均升高，而 A 型肉毒毒素组的不良反应发生率则比安慰剂组高的多。

外科手段

另一项由"骨与关节十年颈部疼痛及其相关疾病协作组"实施的 Meta 分析[19]发现，现有证据不支持对于无放射痛或严重潜在病理的病例进行前路颈椎融合或椎间盘成形术。而且，在行开放颈椎手术后约 4% 的患者发生了严重并发症。较轻的并发症（比如吞咽

框 10-1	颈椎推拿安全吗？

颈椎推拿：安全性的争论

对颈椎推拿持批评态度者往往强调上颈椎治疗中的严重并发症，特别是椎 - 基底动脉的夹层导致脑干循环障碍。一般都认为，这是罕见情况。然而，其潜在危险很大，可能导致永久性功能障碍、死亡或闭锁综合征，即患者清醒、有意识，却自颈部以下永久性地麻痹。

颈部动脉夹层和中风的病理

颈部创伤无论轻重，都可能对椎动脉造成压迫，多发生在寰枢间或寰枕间。这会导致椎 - 基底动脉夹层，即内膜部分撕脱。这种夹层会引起局部血液湍流，进而在动脉壁上形成血肿或血栓。

这种血肿表现方式不同，造成的最终结果也不同：

织有明显梗死，则造成完全性梗阻。

4．外膜下夹层、外膜破裂，造成蛛网膜下腔出血。

椎 - 基底动脉夹层是一种罕见现象，与正常活动如游泳、瑜珈、天文观测、高空作业等引起的颈椎轻度受压有关[20]。甚至常见活动如扛着电话交谈、性交、睡觉等都能导致此结果出现。由洗头时颈部过伸引起的"美容院中风"也有记载。

多数病例的动脉夹层是缓慢发生的，没有明显突发事件或创伤。相反，这种动脉夹层在严重颈部外伤中则较为罕见，例如重大机动车交通事故。换句话说，正常的椎动脉似乎结构相当牢固，在遭受较大创伤时不受破坏。然而，不正常的椎动脉在受到很小压力时就会损伤。

那么，不正常椎动脉的征象有哪些？有几种

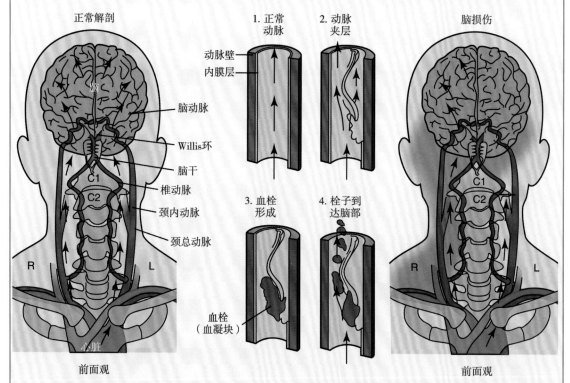

1．血肿闭锁，如果较小，则对脑部循环仅造成轻微影响，无明显症状。

2．血肿扩张，造成动脉完全阻塞，可能导致脑干或小脑梗死（中风），如果对侧椎动脉能够代偿，则症状也很轻微。

3．血肿扰乱血流，形成栓子，移动到较小动脉内和动脉末梢，造成一过性缺血，如果脑组

遗传性结缔组织病与椎动脉和其他头颈部动脉夹层风险的增加有关[21]：

• Ehlers-Danlos 综合征（也称为 EDS Ⅳ型）的血管类型：一种以血管和肠内皮薄弱为特征的遗传病。与大家熟知的常见 EDS（有时指"橡胶人病"）类型不同，Ⅳ型 EDS 皮肤薄弱，关节过伸，并有易受伤的显著特征。受累患者动脉或肠

框 10-1　颈椎推拿安全吗?

自发性破裂的风险不断增加，并在 30 或 40 岁左右达到高峰。皮肤活检可明确诊断。

• Marfan 综合征：累及骨骼、眼睛和心血管系统的全身性结缔组织病。较为明显的特征是，患者为瘦高个，四肢较长，两臂伸展距离大于身高。手指常常细长并过伸。此类患者往往有脊柱后凸和胸骨畸形，似漏斗胸或鸡胸。

• 成骨不全症 I 型：一种全身性结缔组织遗传病。这是成骨不全症中最常见和最轻的类型，伴有骨骼脆性增加、易伤、关节松弛、肌张力低等。患者易发脊柱弯曲，有三角形脸，巩膜呈蓝、紫或灰色。

其他可能与动脉夹层风险增加相关的疾病包括同型半胱氨酸水平升高和偏头痛。

如果患者在动脉夹层进展期，则没有特异性的神经症状和体征，除非大的血栓完全堵塞椎动脉，或栓子阻塞部分脑部血供。潜在的早期危险信号是颈部侧方突发性疼痛，头部一侧或枕部疼痛。如果这种疼痛与患者以前所经历过的不同，或其他检查未发现肌肉骨骼系统疼痛来源，症状就会表现的很明显。这提示疼痛可能源于缺血性发作前的动脉夹层。但是，这些征象比较轻微，很难与常见的肌肉骨骼来源的颈部疼痛和颈源性头痛区分开来。

尽管进展性颈部动脉夹层的症状和体征与常见的颈部良性疼痛和头痛很难鉴别，但如果栓子穿破动脉壁并干扰了脑部血供，患者就会表现出"危险信号"，进而提示椎基底动脉系统循环障碍。其症状包括：

• "有史以来最严重的头痛"，或与其他头痛都不同

• 严重的头晕、眩晕、恶心、呕吐
• 摔倒或晕厥
• 复视、眼球震颤，或其他视觉障碍
• 吞咽或说话困难
• 步态不稳
• 身体一侧感觉运动缺失

头晕的问题

患者以头晕为主诉对诊断特别有挑战性。头晕或眩晕可能起源于颈椎肌肉骨骼系统病变（例如脊柱功能障碍、半脱位或肌筋膜疼痛综合征）。若果真如此，则颈椎治疗是应当做的选择。

然而，头晕或眩晕也可能是椎 - 基底动脉缺血的早期表现，颈椎治疗可能导致其完全梗阻。尚无简单可靠的方法对其进行区分。需要判断是否颈部旋转和过伸使头晕加重（提示血管病变），是否存在其他"危险信号"，或是否先前的颈部按摩导致症状加重。上述任何一种情况均提示存在血管因素和颈椎按摩的禁忌证。

如果不能确定，那么谨慎的做法是应用除了按摩以外的其他保守方法，比如软组织推拿、物理治疗或非力量性的人工手段。如果头晕经过治疗后好转，则提示为肌肉骨骼系统、非血管病变，可适当增加轻柔的骨性颈部治疗手段。

因果关系的问题

由骨与关节十年协作组组织的关于颈部疼痛及其相关疾病的原创性研究对过去曾行颈椎按摩治疗与随后发生的椎 - 基底动脉系统中风的关系进行了探讨[15]。此课题基于病例对照和病例交叉研究，收集了加拿大安大略省普罗旺斯 1993—2002 年所有住院患者的数据，在 9 年时间内通过诊断编码确认了 818 例与椎 - 基底动脉系统中风有关的病例（反映了 109，020，875 人•年的观察）。同时，从安大略省健康卡登记者中随机选取了 4 个年龄和性别匹配者作为上述病例的对照。

为了确定脊椎按摩与随后的椎基底动脉中风是否有关联，研究者们从保险公司的数据中选取了那些全额报销门诊费用，且在发生中风之前行脊椎按摩或基础理疗的中风患者及其对照者。

研究结果显示，尽管脊椎按摩和椎 - 基底动脉中风有关系，但进行基础理疗和中风之间也有相似的关系（在某些人群中，这种关系可能更明显）。因此得出结论，任何观察到的脊椎按摩师或家庭医生进行的治疗与椎 - 基底动脉中风之间关系很可能是患者原本就存在的未诊断出的椎动脉夹层引起颈部疼痛或头痛而促使其就医，而不是治疗引发了中风。

本研究结果强调了鉴别来源于进展期椎 - 基底动脉夹层及中风的颈部疼痛或头痛和普通颈部疼痛的重要性。这种鉴别常常很困难，要依靠一些细微的征象。因此，对于所有医疗从业者来说，无论他们是否进行手法治疗，如果病史或检查提示任何颈椎相关症状，都要认真探究，因其可能存在严重病变。

困难、声音嘶哑、供区疼痛）更多，但会随时间逐渐治愈。

行微创手术比如颈椎间孔或硬膜外注射者，不良反应发生率相对较低（< 1%），但会导致较高的轻度并发症发生率（5% ~ 20%）。

结论

尽管研究者们为寻找颈部疼痛的最佳治疗方法已经付出了巨大努力，"骨与关节十年协作组"也对相关证据进行了系统回顾，但结果仍无法令人满意，甚至会有挫败感。到目前为止唯一确定的结论是，科学支持的治疗颈部疼痛的大多数临床手段是不完整且常常互相矛盾的，特别是治疗挥鞭伤造成的颈部疼痛时。Hurwitz 等进行的回顾分析显然同意这个意见："尽管过去 10 年中有关颈部疼痛治疗的文献增长迅速，其中包括几项在方法学上质量非常高的研究，给予 WAD 患者的常规治疗方法仍然是有限或互相矛盾的"[4]。

虽然很模糊，但是还可以得出一些一般性的结论。首先，人们对"更富有侵袭性的方法与微创方法相比证据少得多"的结论有了深刻印象。例如，Hurwitz 等进行的回顾分析发现，在 30 篇科学性比较强的文献中，有 24 篇涉及非侵袭性治疗手段。

然而，急性期 WAD 常用治疗手段的证据不确定且远未形成结论，对急性期未康复进而转为慢性期的病例如何处理基本未提及。Hurwitz 等[4] 指出："因为证据矛盾且缺乏高质量研究，无法确定对慢性 WAD 最有效的非侵袭性手段"。这种证据缺乏的情况相当麻烦，因为这些慢性和无效病例使挥鞭伤患者在经济和精神上均付出了巨大代价。

建议

由于在挥鞭伤治疗方面没有达成一致，

甚至由 Hurwitz 等进行的全面回顾分析仍然不能确定哪种方法更好，医患双方均面临着 WAD 治疗中各种各样的选择。因为 Hurwitz 文章中难以定夺的情况、其他因素，比如患者的偏好和他们对待风险的态度，将在决定最佳治疗方案时起重要作用。

基于能够得到的最佳证据，一项科学上正当有效且以患者为中心的处理 WAD 的方法应当遵循以下原则：

• 在患者病史和陈述中注意"危险信号"（表 10-1）。

• 如果没有"危险信号"，则进行更深入和广泛的诊断性检查不能提供任何有用信息。

• 治疗应当避免医源性功能障碍；应当使 WAD 患者消除疑虑，并建议其保持积极性，避免不必要的工作缺岗。

• 很重要的一点是，医务人员并非不能消除疼痛对患者生活的影响；但是，疼痛和功能障碍不应成为治疗的重点。相反，功能恢复和独立性应当成为重点。

• 应当向患者提供已证明是有效和安全的治疗手段来供其选择，同时应当尊重患者个人的偏好。

一般来讲，强调有效的患者教育和早期回归正常活动水平，以及短期的积极治疗，包括锻炼和手法治疗，似乎是最科学、有效的方法。这有别于传统的鼓励休息、制动、被动治疗比如药物治疗（有时包括药效很强的药）和过度使用被动的物理疗法的治疗理念。

WAD 治疗中有最多有效性证据的是保守治疗和非侵袭性治疗方法。因此，各种拥有执照的健康从业人员，包括一般的执业医师、骨科医师、理疗师和脊椎按摩师均能够提供相应治疗。换句话说，当寻求挥鞭伤高效治疗时，健康从业人员的执照和证件不如他们保守治疗、循证、以患者为中心的理念重要。

表 10-1

颈部疼痛患者的"危险信号"*

症状或体征	排除条件
有明确外伤史，比如摔倒或车祸	可能有创伤性骨折
骨质疏松病史，应用激素治疗，或内分泌疾病，年龄大于50岁	可能有病理性骨折，或严重骨质疏松症
近期不明原因的体重减轻或身体不适，有癌症或其他严重疾病病史	可能有病理性骨折或代谢性疾病
最近有细菌感染病史（例如尿路感染）；静脉应用药物或类固醇引起的免疫抑制，或 HIV 感染；近期体温高于 100°F（译者注：37.8℃）	可能有椎管内感染或脑膜炎
非机械性疼痛模式：持续、进展性疼痛，与活动无关，休息后不缓解，或严重夜间痛	可能有代谢性疾病或源于器官病变的牵涉痛
严重的或进展性的上肢麻木、无力，特别是发展到肘部以下时	可能有椎间盘突出导致的神经根型颈椎病
颈部疼痛导致刺痛放射至上肢或下肢，或颈部前屈时非常僵硬	可能有颈椎间盘突出或脑膜炎
头痛或颈部疼痛，伴有麻木、无力、头晕、恶心、呕吐	可能有 CVA、颅内出血或 CNS 肿瘤
头痛或颈部疼痛，伴有惶惑、视觉紊乱、说话或吞咽困难，或意识改变	可能有 CVA、椎 - 基底动脉灌注不足、颅内出血或 CNS 肿瘤
严重的或进展性的头痛，或突然发作的"史上最严重的头痛"	可能有 CVA、椎 - 基底动脉灌注不足、颅内出血或 CNS 肿瘤

* 患者如果表现出一项或更多危险信号，则需要进一步深入检查，以排除潜在的严重疾病。出现任何危险信号都未必是保守治疗的禁忌证；它只是提示，在实施任何保守治疗前应当行进一步的诊断性检查。CNS，中枢神经系统；CVA，脑血管意外。

参考文献

1. Spitzer WO, et al: Scientific monograph of the Quebec Task Force on Whiplash-Associated Disorders: redefining "whiplash" and its management, *Spine* 20(suppl 8):S1-S73, 1995.

2. Côté P, et al: A systematic review of the prognosis of acute whiplash and a new conceptual framework to synthesize the literature, *Spine* 26(19):E445-E558, 2001.

3. Haldeman S, et al: The Bone and Joint Decade 2000-2010 Task Force on Neck Pain and Its Associated Disorders: executive summary, *Spine* 33(suppl 4):S5-S7, 2008.

4. Hurwitz EL, et al: Treatment of neck pain: noninvasive interventions: results of the Bone and Joint Decade 2000-2010 Task Force on Neck Pain and Its Associated Disorders, *Spine* 33(suppl 4):S123-S152, 2008.

5. FDA medication guide for non-steroidal anti-inflammatory drugs (NSAIDs), http://www.fda.gov/downloads/Drugs/DrugSafety/ucm088657.pdf. Accessed November 23, 2010.

6. Wolfe MM, Lichtenstein DR, Singh G: Gastrointestinal toxicity of nonsteroidal antiinflammatory drugs, *New Engl J Med* 340(24):1888-1889, 1999.

7. Simon LS, et al: Preliminary study of the safety and

efficacy of SC-58635, a novel cyclooxygenase 2 inhibitor, *Arthritis Rheum* 41:1591-1602, 1998.

8. Pérez Gutthann S, et al: Nonsteroidal anti-inflammatory drugs and the risk of hospitalization for acute renal failure, *Arch Intern Med* 156:2433-2439, 1996.

9. Larson AM, et al: Acetaminophen-induced acute liver failure: results of a United States multicenter, prospective study, *Hepatology* 42(6):1364-1372, 2005.

10. Joint Meeting of the Drug Safety and Risk Management Advisory Committee with the Anesthetic and Life Support Drugs Advisory Committee and the Nonprescription Drugs Advisory Committee. Meeting announcement, June 29-30, 2009. http://www.fda.gov/AdvisoryCommittees/Calendar/ucm143083.htm. Accessed November 23, 2010.

11. Data sheet for VALIUM brand of diazepam tablets. http://www.accessdata.fda.gov/drugsatfda_docs/label/2008/013263s083lbl.pdf. Accessed November 23, 2010.

12. Hurwitz E, et al: A randomized trial of chiropractic manipulation and mobilization for patients with neck pain: clinical outcomes from the UCLA neck-pain study, *Am J Public Health* 10:1634-1641, 2002.

13. Senstad O, Leboeuf-Yde C, Borchgrevink C: Frequency and characteristics of side effects of spinal manipulative therapy, *Spine* 22(4):435-440, 1997.

14. Ernst E: Spinal manipulation: its safety is uncertain, *CMAJ* 166:40, 2002.

15. Cassidy JD, et al: Risk of vertebrobasilar stroke and chiropractic care: results of a population-based case control and case crossover study, *Spine* 33(suppl):S176-S183, 2008.

16. National Institute of Neurological Disorders and Stroke: NINDS whiplash information page, http://www.ninds.nih.gov/disorders/whiplash/whiplash.htm. Accessed November 23, 2010.

17. Kroeling P, et al: A Cochrane review of electrotherapy for mechanical neck disorders, *Spine* 20:E641-E648, 2005.

18. Wheeler AH, Goolkasian P, Gretz SS: Botulinum toxin A for the treatment of chronic neck pain, *Pain* 94:255-260, 2001.

19. Carragee EJ, et al: Treatment of neck pain injections and surgical interventions: results of the Bone and Joint Decade 2000-2010 Task Force on Neck Pain and Its Associated Disorders, *Spine* 33(suppl 4):S153-S169, 2008.

20. Okawara S, Nibblelink D: Vertebral artery occlusion following hyperextension and rotation of the head, *Stroke* 5(5):640-642, 1974.

21. Schievink WI: The treatment of spontaneous carotid and vertebral artery dissections, *Curr Opin Cardiol* 15(5):316-321, 2000.

22. Fitz-Ritson D: Assessment of cervicogenic vertigo, *J Manip Physiol Ther* 14(3):193-198, 1991.

第11章

挥鞭伤相关疾病的预后

Meridel I. Gatterman

张宇鹏 译

毫无疑问，颈部软组织损伤会导致顽固性症状[1]。Jackson[2]对创伤后症状持续时间远超预期的慢性病例进行了研究。她发现，有一种认为患者有心理疾病而对其进行简单地打发了事的倾向，认为随着担忧和焦虑的消除症状将缓解。Hohl[3]在1974年报道，这些持续症状包括断断续续的颈部疼痛、僵硬以及头痛，常伴有肩胛间区和上肢的疼痛和麻木。这些发现与最近Squires、Gargan和Banister的研究一致[1]，同时也和1970年[4]Balla和Moraitis及1982年[5]Mendelson的一致。而Parmar和Raymakers[6]发现，大多数患者在2年后症状最终不再变化，少数则随时间逐渐改善。

Holm[8]认为，在WAD患者的早期处理中，除了损伤的生物医学因素之外，心理状况、康复意愿、社会环境很重要。这些因素在判断挥鞭伤预后时必须考虑在内。WAD康复的自然进程和预后存在争议。有人认为，此类损伤及其预后完全由物理损伤决定[9-11]。

另一些人则反对这个观点，认为心理因素也起一定作用[11,8]。已知有些因素和预后不良有关。

影响预后的因素

尽管文献中存在有关挥鞭伤预后的观察偏倚[8,12]，仍然有几项公认的影响预后的因素[8]。这些因素包括损伤严重程度[3,13]、发生撞击时头部的位置[8,13,17]、性别[8,14-16]、年龄[1,13-15]。Holm[8]也总结了导致预后不良的心理因素，比如教育程度低、应对态度消极、心理健康状况不佳、疼痛耐受差。尽管挥鞭伤后不同的恢复结果有各种各样的解释，还是必须强调患者预后个体化差异的重要性，并以患者为中心进行处理以获得最佳结果。

损伤严重程度

如果损伤程度重，有广泛软组织损伤，则会造成不良预后。发生进展性病理状况或功能障碍的患者未必有骨折或脱位。在一项研究中，主诉头痛的患者中 27% 在伤后 6 个月仍有症状，而另一项研究则发现伤后 2 年有症状者比例高达 42%。Squires 等[1] 进行的一项 15 年随访的研究发现，事故发生 15 年后仍有 70% 的患者有症状，症状有轻有重。这远远高于上述 2 年随访时 27% 的症状残留率[13]。

晚期挥鞭伤症状必须排除不稳定因素。不稳定无法通过静态测试进行诊断[18]。触诊时没有明显的滑移震击感觉则提示不稳定，需要行动态影像学检查（见第 5 章）以确诊。一组病例利用功能性磁共振成像（见第 5 章）进行研究，有了戏剧性的发现[18]。影像显示，侧位像上寰枢关节囊撕裂、关节不稳定，伴有齿突尖周围瘢痕增生，压迫脊髓，同时头部旋转受限。这与患者主诉和手术中证实的畸形一致。先前讨论患者症状时强调精神因素，却往往忽略病理因素。Bogduk 认为，WAD 精神因素模型不可靠且不合法，尽管其前景诱人且简单易行[18]。

撞击时头部的位置

撞击时头部处于横向位置易导致更严重的损伤和更差的预后[8,13,17]。如果撞击发生时头部转向一侧，比如看后视镜时，则一侧面部向前，撞击力则由侧前方的带状肌承受。这些肌肉受损伤后不仅引起颈部疼痛，而且导致头痛（见第 5、6、7 章）和同侧上肢症状（见第 6 章）。顽固的颈部和上肢疼痛则导致预后不佳。1996 年一项随访研究中的疼痛图[1] 证实了 Hohl[3] 的观点，即放射痛伴随着更加严重的功能障碍。这些病例中的单侧关节突关节受累也应当考虑在内（见第 8 章）。Bogduk 和 Marsland[19] 认为，疼痛更接近于以关节突关节为中心的放射状分布，而非按皮节分布。

性别

许多作者认为，疼痛和功能障碍与性别无关[17,21,22]。女性 WAD 患者预后较差的现象可通过生物和社会因素来解释[8,20]。Krafft 等[16] 指出，女性在车祸中遭受挥鞭伤损害的风险更高。这可能因为与男性相比，她们身体更轻，肌肉保护能力较差，并且喜欢驾驶较小的汽车。Croft[23] 指出，尽管女性发生急性损伤的风险更高，但她们与男性发展为晚期慢性挥鞭伤的概率大致相同。而据 Squires 等[1] 报道，妇女和老人在 15 年后的预后更差。

年龄

似乎存在这样一种共识，即年龄比性别对预后的影响更大[1,17,20,24-25]。长期来看，与年轻人相比，老年人症状更多（尤其是疼痛）[17,25]。年龄是功能障碍很好的预测因素，年龄越大则功能障碍发生率越高[24]。

阻碍康复的心理和心理社会因素

Holm[8] 研究有关挥鞭伤预后的文献时发现，生物、心理和社会因素均有影响且相互作用。Bogduk[26] 指出，回顾文献时发现相当多的生物力学和实验室数据试图证明患者症状的不同机制，而对挥鞭伤的症状的理解不够，或误认为是神经症。许多时候患者的主诉被当作精神因素对待，且认为与挥鞭伤创伤无关[2,18]。在当前的肌肉骨骼疼痛多维模型和以患者为中心的治疗模式下，心理和心理社会因素作为挥鞭伤长期症状原因的一部分必须考虑在内。然而，疼痛和功能障碍、身体伤害、心理社会因素之间关系复杂，尚未被充分理解[27]。临床医生在考虑这些因素之间可能的联系时应当保持开阔的思维[28]。对颈椎相关的疼痛和功能障碍的调查资料与腰痛相比要少得多[28]。从腰痛的研究中进行推断似乎并不合适。最近的证据表明，颈部疼痛的发展和持续也许牵涉到此状况下特有的心理因素[29-31]。在较早的一项由 Squires 等[1] 进行的 15 年长期随访研究中，约一半患者存在心理障碍[1]。1992 年的一项研究中，Gargan、Bannister 和 Main[7] 发现在受伤前心理状况正常的人，如果病程超过 3 个月，则都会产生不正常的心理状况。Wallis、Lord 和 Bogduk[32] 证实，对慢性 WAD 患者进行关节突关节封闭可使心理状况得到有效改善。这表明，心理异常状况可能受症状持续的影响。

创伤后应激症状，如果误诊或治疗不当，将延长挥鞭伤的康复时间[31,33]。症状可能包括侵入性想法和 (或) 撞击的图像，逃避行为如不愿驾车或通过滥用药物进行逃避，觉醒过度如惊恐发作、过度警觉，以及睡眠障碍[28]。创伤后应激反应症状与更高的疼痛和功能障碍程度、更严重的挥鞭伤主诉以及更差的预后有关[17,33]。挥鞭伤与其他原因导致的颈部损伤不同，它是由车祸伤引起的。事件发生后，与无颈部疼痛症状者不同，有颈部疼痛等挥鞭伤症状的患者可能在 12 个月后发生创伤后应激障碍[34]。WAD 患者发生的中度创伤后应激障碍，是不良预后的强烈预测因素[35,36]。

已知教育背景是影响挥鞭伤预后的因素[8]。教育水平较低的人更易在挥鞭伤后产生困扰和应激[37]。在各种应激因素作用时，慢性 WAD 患者与正常人相比更加脆弱并产生更多应激反应。应激反应在保持或恶化挥鞭伤症状中起重要作用。在 WAD 患者的早期处理中，除了损伤的生物因素之外，心理因素、对于康复的预期以及社会环境都是应当考虑的重要因素。

自 1977 年 Engel[38] 提出生物—心理—社会医学模式以来，其作为疾病的生物医学模式的取代者一直在被研究。作为生物医学模式的反对者，生物—心理—社会医学模式强调在患者和社会内部，病理、心理、医生态度的行为调节多方面的相互作用。生物—心理—社会医学模式，加上以患者为中心的理念[39]，是理解 WAD 患者临床病程最合适的概念。Holm[8] 在 Gallagher 诊断矩阵的基础上进行修改，将其转化为适合 WAD 患者的矩阵（表 11-1）。这个生物—心理—社会网总结了在面对 WAD 患者时应当考虑在内的预后因素。此模式考虑到了文化预期的影响、导致症状扩大及转归的文化因素，以及生理和心理因素共存的可能性，似乎更加有用[40]。

由于 Meta 分析往往混淆苹果和桔子，不提石榴和菠萝，最近一项研究对引起挥鞭伤慢性症状的预后因素进行了总结[41]。结果发现，由于不同的起始时间、结果应用和多相性，很难对预后和干预的证据进行解读。尽管如此，本研究仍总结出了挥鞭伤影响预后的 9 项预测因素：未进行中学之后的教育、女性、先前有颈部疼痛病史、颈基底部疼痛、颈部疼痛强度、存在头痛、灾难化倾向、WAD2~3 级（更加严重的损伤）、碰撞时没有安全带。值得注意的是，颈部疼痛强度、头痛、WAD 分级和中学之后的教育较少受文献偏倚的影响。作者建议，在采集病史和判断预后时应当常规评估危险因素。他们指出，临床医生应当牢记，"证据缺乏"与"证据冲突"不同，当缺乏明确的体征作为显著预测因素时这一点尤其重要[41]。

晚期挥鞭伤综合征并不只受精神影响。如果处理得当，WAD 的预后一般还是不错的[18]。颈部疼痛在几乎所有情况下均会出现，而颈部外伤则会促使疼痛广泛扩散[8]。WAD 病程的一个重要方面是，颈部损伤是否为随后的广泛疼痛的启动因素（见第 6 章）。当 3 个月后疼痛仍持续存在，或其他症状未得到缓解，患者通常需要更加细致的处理[18]。功能影像，包括功能性磁共振成像，对确定运动障碍很有必要（见第 5 章）。"挥鞭伤可以表现出损害"[18]，但不能通过静态检查确诊，需要动态检查[18]。预先存在的条件，包括先前的损伤和先天异常，使损伤严重程度更加复杂化。结构变异、退行性改变或炎症过程，同时影响愈合能力和事故中的伤害承受能力[20]。挥鞭伤发生时，椎管狭窄将使患者发生神经损伤的风险增加。如果患者最初进行了运动

表 11-1

WAD 可能的预后因素

	易感性	突然性	持续性
生理	年龄、性别、先前的疼痛情况、病理或退变状况	组织损伤（神经、血管、肌肉、韧带、关节）	组织损伤、其他并发损伤、神经生理紊乱（中枢敏感化）、免疫应答障碍
心理	年龄、性别、教育程度、个性脆弱、疼痛阈低、创伤后应激、创伤后精神障碍、滥用药物	损伤严重性、创伤后应激、负罪感或激怒	抑郁情结、焦虑、认知、负罪感或激怒、疾病归因、心理应对和疼痛行为、无助感觉、康复期望不确定或降低、其他并发伤害
社会	滥用药物或创伤与医疗保健制度或保险系统的关系，家庭其他成员疾病或社会功能障碍，经济压力，媒体信息（先前的知识）	碰撞的严重程度和方向，汽车设计，工作和家庭的舒适和社会支持，健康护理管理，医疗辅助管理	社会支持：家庭网络和依赖性强化。工作相关因素：失业，身体和精神紧张。医疗保健不足：协调不够，医源性影响。保险体系：财政刺激，过程漫长，先前的知识。

改编自 Holm L：*Epidemiological aspects on pain in whiplash associated disorders*, Stockholm, Sweden, 2007, Karolinska Institute.

节段障碍（半脱位）的评估[42,43]，则一些与关节突关节紊乱有关的晚期挥鞭伤症状就能够预防（见第 8 章）。症状持续和关节突关节紊乱患者的疼痛图可以提示这一点[19,26,32]。

患者的兴趣

以患者为中心的治疗方式着眼于个体的康复，在许多病例中能够防止挥鞭伤创伤的长期不良效应，并产生良好的预后。

尽管存在一些合理的争论，至少有一些受伤的患者存在病理解剖学病变[44]，而这在未进行适当调查研究的情况下不应当只用心理学诊断来解释[18]。以患者为中心的治疗方式的本质是，患者是独特的，对任何损伤的反应也是独特的，尤其是 WAD 的患者[2]。不应当教条地基于群体政策来控制每个 WAD

患者的治疗费用[45]。

治疗 12 周后仍无明显反应者应当进行彻底的重新评估[46]。过度医疗不仅造成巨大花费，而且在一些病例中是有害的，并导致康复期延长。导致治疗无反应的原因可能是诊断不正确，治疗不适当，医患之间不协调，继发获益（患者从疼痛行为中获益），以及共存状态[46]。以患者为中心的治疗方式要求医生详细采集病史，进行适当的物理检查并启动任何有临床指征的专科诊断程序，评估患者的总体健康状况，并在给予治疗措施前做出系统诊断。如果有指征，则不断进行会诊，或在必要时转给其他专家。总之，以患者为中心的医务人员要与患者发展成为伙伴关系，积极解决患者的康复问题[47]。这些步骤将带来良好的预后，防止不必要的痛苦和过度花费。

参考文献

1. Squires B, Gargan MF, Bannister GC: Soft-tissue injuries of the cervical spine: 15-year follow-up, *J Bone Joint Surg* 78B(6):955-957, 1996.

2. Jackson R: *The cervical syndrome*, 4th ed, Springfield, IL, 1977, Charles C Thomas, pp 334.

3. Hohl M: Soft tissue injuries in automobile injuries of the neck in automobile accidents, *J Bone Joint Surg* 56-A:1675-1682, 1974.

4. Balla JI, Moraitis S: Knights in armour: a follow-up study of injuries after legal settlement, *Med J Aust* 2:355-361, 1970.

5. Mendelson G: Not "cured by verdict": effect of legal settlement on compensation claimants, *Med J Aust* 2:132-134, 1982.

6. Parmar HV, Raymakers R: Neck injuries from rear impact road traffic accidents: prognosis in persons seeking compensation, *Injury* 24:75-78, 1993.

7. Gargan MF, Bannister GC, Main CJ: *Behavioural response to whiplash injury.* Paper presented at the British Cervical Spine Society. Bowness-on-Windermere, UK, November 7, 1992.

8. Holm L: *Epidemiological aspects on pain in whiplash associated disorders*, Stockholm, Sweden, 2007, Karolinska Institute.

9. Ferrari R: *The whiplash encyclopedia: the facts and myths of whiplash*, Gaithersburg, MA, 1999, Aspen Pub.

10. Partheni M, et al: A prospective cohort study of the outcome of acute whiplash injury in Greece, *Clin Exp Rheumatol* 18(1):67-70, 2000.

11. Ferrari R, et al: Laypersons' expectation of the sequelae of whiplash injury. A cross-cultural comparative study between Canada and Lithuania, *Med Sci Monit* 8(11):CR728-CR734, 2002.

12. Freeman M, et al: A review and methodologic critique of the literature refuting whiplash syndrome, *Spine* 24(1):86-98, 1999.

13. Radanov BP, Sturzenegger M, Stefano G: Factors influencing recovery from headache after common whiplash, *Br Med J* 307:652-655, 1993.

14. Bannister G, Gargan M: Prognosis of whiplash injuries: a review of the literature, *Spine State of Art* 7:557-569, 1993.

15. Dolinis J: Risk factors for "whiplash" in drivers: a cohort study of rear-end traffic crashes, *Injury* 28(3):173-179, 1997.

16. Krafft M, et al: Soft tissue injury of the cervical spine in rear-end car collisions, *J Traffic Med* 25(3-4):89-96, 1997.

17. Radanov BP, Sturzenegger M, Stefano GD: Long term outcome after whiplash injury: a 2-year follow-up considering features of injury mechanism and somatic, radiologic, and psychosocial findings, *Medicine* 74(5):281-297, 1995.

18. Bogduk N: Whiplash can have lesions, *Pain Res Manag* 11(3):155, 2006.

19. Bogduk N, Marsland A: The cervical zygapophyseal joints as a source of pain, *Spine* 13:610-617, 1988.

20. Foreman SM, Hooper PD: Factors affecting long-term outcome. In Foreman SM, Croft AC, editors: *Whiplash injuries: the cervical acceleration/deceleration syndrome*, ed 3, Baltimore, 2002, Lippincott Williams & Wilkins, pp 499-520.

21. Deans GT, et al: Neck sprain—a major cause of disability following car accidents, *Injury* 18:10-12, 1987.

22. Soderlund A, Lindberg P: Long-term functional and psychological problems in whiplash associated disorders, *Int J Rehabil Res* 22(2):1-7, 1999.

23. Croft AC: Soft tissue injury: long and short-term effects. In Foreman SM, Croft AC, editors: *Whiplash injuries: the cervical acceleration/deceleration syndrome*, 3rd ed, Baltimore, 2002, Lippincott Williams & Wilkins, pp 334-428.

24. Kyhlback M, Thierfelder T, Soderland A: Prognostic factors in whiplash-associated disorders, *Int J Rehabil Res* 25:181-187, 2002.

25. Gargan MF: Banister GC: Long-term prognosis of soft-tissue injuries of the neck, *J Bone Joint Surg* 72B(5):901-903, 1990.

26. Bogduk N: The anatomy and pathophysiology of whiplash, *Clin Biomech* 1:92-101, 1986.

27. Linton S: Psychological risk factors for neck and back pain. In Nachemson A, Jonsson E, editors: *Neck and back pain. The scientific causes, diagnosis and treatment.* Philadelphia, 2000, Lippincott Williams & Wilkins, pp 57-78.

28. Jull G, et al: *Whiplash, headache and neck pain. Research-based directions for physical therapies*, New York, 2008, Churchill Livingstone.

29. Peebles J, McWilliams L, MacLennan R: A comparison of Symptom Checklist 90-Revised profiles from patients with chronic pain from whiplash with other musculoskeletal conditions, *Spine* 26:766-770, 2001.

30. Wenzel H, Haug T, Mykletun A: A population study of anxiety and depression among persons who report whiplash traumas, *J Psychosom Res* 53:831-835, 2002.

31. Sterling M, et al: The development of psychological changes following whiplash injury, *Pain* 106:481-489, 2003.

32. Wallis B, Lord S, Bogduk N: Resolution of psychological distress of whiplash patients following treatment by radiofrequency neurotomy: a randomized, double-blind, placebo controlled trial, *Pain* 73:15-22, 1997.

33. Buitenhuis J, et al: Relationship between posttraumatic stress disorder symptoms and the course of whiplash complaints, *J Psychosom Res* 61:681-689, 2006.

34. Freidenberg B, et al: Posttraumatic stress disorder and whiplash after motor vehicle accidents. In Young G, Kane A, Nickolson K, editors: *Psychological knowledge in court*, New York, 2006, Springer, pp 215-224.

35. Sterling M, et al: Physical and psychological factors predict outcome following whiplash injury, *Pain* 114:141-148, 2005.

36. Sterling M, Jull G, Kenardy J: Physical and psychological predictors of outcome following whiplash injury maintain predictive capacity at long term follow-up, *Pain* 122:102-108, 2006.

37. Blokhorst MG, et al: Daily hassles and stress vulnerability in patients with a whiplash-associated disorder, *Int J Rehabil Res* 25:173-179, 2002.

38. Engel GL: The need for a new medical model: a challenge for biomedicine, *Science* 196(4286):129-136, 1977.

39. Gatterman MI: A patient-centered paradigm: A model for chiropractic education and research, *J Altern Complement Med* 1:371-386, 1995.

40. Ferrari R, Shrader H: The late whiplash syndrome: a biopsychosocial approach, *J Neurol Neurosurg Psychiatry* 70:722-726, 2001.

41. Walton DM, et al: Risk factors for persistent problems following whiplash injury: results of a systematic review and meta-analysis, *J Orthop Sports Phys Ther* 39:334-350, 2009.

42. Peterson C, Gatterman MI: The nonmanipulable subluxation. In Gatterman MI, editor: *Principles of chiropractic: subluxation*, 2nd ed, St Louis, 2005, Mosby, pp 168-190.

43. Jull G, Bogduk N, Marsland A: The accuracy of manual diagnosis for cervical zygapophyseal joint pain syndromes, *Med J Aust* 148:233-236, 1988.

44. Bogduk N: Point of view, *Spine* 27:1940-1941, 2002.

45. Cassidy JD, Cote P: Is it time for a population health approach to neck pain? *J Manipulative Physiol Ther* 31:442-446, 2008.

46. Jaquet PE: *An introduction to clinical chiropractic*, Geneva, Switzerland, 1994, Grounauer.

47. Hawk C, Dusio ME: A survey of 492 U.S. chiropractors on primary care and prevention related issues, *J Manipulative Physiol Ther* 18:57-64, 1995.

图片来源说明

Figures 2-1, 2-2, 2-19, 2-20, 2-21, 2-22, 2-23, 2-24, 2-25, 2-26, 2-27, 2-29, 2-30, 2-31, 2-32, 2-33, 2-34, 2-35, 6-1, 6-3, 6-5, 6-7, 6-9, 6-11, 6-13, 6-17, 6-19, 6-21, 6-23: Modified from Muscolino JE: *The muscular system: the skeletal muscles of the human body*, St Louis, 2010, Mosby.

Figures 2-3A-C, 2-4A-C, 2-6A-B, 2-10, 2-12, 2-13, 2-14, 2-15, 2-16, 2-17, 2-18, 2-28, 2-40: From Cramer GD, Darby SA: *Basic and clinical anatomy of the spine, spinal cord, and ANS*, 2nd ed, St Louis, 2005, Mosby.

Figures 2-8, 2-9, 2-36, 2-37, 2-38, 2-39: Modified from Cramer GD, Darby SA: *Basic and clinical anatomy of the spine, spinal cord, and ANS*, 2nd ed, St Louis, 2005, Mosby.

Figures 2-5A-D, 4-1: Gatterman, ML: *Chiropractic management of spine related disorders*, 2nd edition, Philadelphia, 2004, Lippincott, Williams & Wilkins.

Figure 2-11: Modified from Yu S, Sether L, Haughton VM: Facet joint menisci of the cerviczl spine: correlative MR imaging and cryomicrotomy study, *Radiology* 164:79–82, 1987.

Figures 4-2A-C, 4-3A-B, 4-4A-B, 4-5A-C, 4-6, 4-7A-B, 4-8A-D, 4-9, 4-10, 4-11, 4-12, 4-13A-C, 4-14A-B, 4-15A-D, 4-16, 4-18A-C, 8-16A-C: Evans, RC: *Orthopaedic illustrated physical assessment*, 3rd edition, St Louis, 2009, Mosby.

Figure 4-17: Jull G, Sterling M, Falla D, Treleavan J, O'Leary S: *Whiplash, headache and neck pain: research-based directions for physical therapies*, New York, 2008, Churchill Livingstonem, p. 138.

Figures 5-1, 5-2, 5-3: Courtesy of Dr. Lisa Hoffman.

Figure 5-5: Images courtesy of Cliff Tao, DC, DACBR and Dio Kim, DC, Lac, Anaheim, CA.

Figure 5-6: Images courtesy of Los Angeles College of Chiropractic.

Figures 5-7, 5-8, 5-9: Images courtesy of Siker Medical Imaging, Portland, OR.

Figure 7-1: http://www.headquartersmigraine.com/about.htm.

Figure 7-2: From Stewart WF, Lipton RB, Kolodner K et al: Reliability of the migraine disability, assessment score in a population-based sample of headache sufferers, *Cephalatgia* 19(2):107-114, 1999.

Figure   7-4:   http://epworthsleepinessscale.com Copyright Murray Johns.

Figures 8-1A-B, 8-2, 8-3, 8-4, 8-5, 8-6, 8-7, 8-8, 8-9, 8-10, 8-11, 8-12, 8-13, 8-14, 8-15: Gatterman MI: *Foundations of chiropractic: subluxation*, 2nd edition, St Louis, 2005, Mosby.

Figures 10-1: Adapted from Senstad O, Leboeuf-Yde C, Borchgrevink C: Frequency and characteristics of side effects of spinal manipulative therapy, *Spine* 22(4):435-40, Feb 15, 1997.

索 引